中医药畅销书选粹·方药存真

古代世传补肾壮阳名方444首

主审 李 飞

编著 华中健 张钢钢

中国中医药出版社·北京

图书在版编目（CIP）数据

古代世传补肾壮阳名方444首/华中健，张钢钢编著.
—2版．—北京：中国中医药出版社，2013.6
（中医药畅销书选粹．方药存真）
ISBN 978-7-5132-1453-7

Ⅰ．①古…　Ⅱ．华…②张…　Ⅲ．①温补肾阳—方剂—
方向—古代　Ⅳ．①R289.5

中国版本图书馆 CIP 数据核字（2013）第 098077 号

中国中医药出版社出版
北京市朝阳区北三环东路 28 号易亨大厦 16 层
邮政编码　100013
传真　010 64405750
三河市鑫金马印刷有限公司印刷
各地新华书店经销
*
开本 880×1230　1/32　印张 10.25　字数 264 千字
2013 年 6 月第 2 版　2013 年 6 月第 1 次印刷
书号　ISBN 978-7-5132-1453-7
*
定价　25.00 元
网址　www.cptcm.com

如有印装质量问题请与本社出版部调换
版权专有　侵权必究
社长热线　010 64405720
购书热线　010 64065415　010 64065413
书店网址　csln.net/qksd/
官方微博　http://e.weibo.com/cptcm

◆ 出版者的话

　　中国中医药出版社作为直属于国家中医药管理局的唯一国家级中医药专业出版社，自创办以来，始终定位于"弘扬中医药文化的窗口，交流中医药学术的阵地，传播中医药文化的载体，培养中医药人才的摇篮"，不断锐意进取，实现了由小到大、由弱到强、由稚嫩到成熟的跨越式发展，短短的20多年间累计出版图书3600余种，出书范围涉及全国各级各类中医药教材和教学参考书；中医药理论、临床著作，科普读物；中医药古籍点校、注释、语译；中医药译著和少数民族文本；中医药政策法规汇编、年鉴等。基本实现了"只要是中医药书我社最多，只要是中医药教材我社最全，只要是中医药书我社最有权威性"的目标，在中医药界和社会上产生了广泛的影响。2009年我社被国家新闻出版总署评为"全国百佳图书出版单位"。

　　为了进一步扩大我社中医药图书的传播效应，充分利用优秀中医药图书的价值，满足更多读者，尤其是一线中医药工作者的需求，我们在努力策划、出版更多更好新书的同时，从早期出版的专业学术图书中精心挑选了一批读者喜欢、篇幅适中、至今仍有很高实用价值和指导意义的品种，以"中医药畅销书选粹"系列图书的形式重新统一修订、刊印。整套图书约 100 种,根据内容大致分为七个专辑:"入门进阶"主要是中医入门、启蒙进阶类基础读物;"医经索微"是对中医经典的体悟、阐释;"名医传薪"记录、传承名医大家宝贵的临证经验;"针推精华"精选针灸、推拿临床经验;"特技绝活"展现传统中医丰富多样的特色疗法;"方药存真"则是中药、方剂的精编和临床应用;"临证精华"汇集临床各科精妙之法。可以说基本涵盖了中医各主要学科领域,对于广大读者学习中医、认识中医和应用中医大有裨益。

今年是"十二五计划"的开局之年,我们将牢牢抓住机遇,迎接挑战,不断创新,不辱中医药出版人的使命,出版更多、更好的中医药图书,为弘扬、传播中医药文化知识作出更大的贡献。

中国中医药出版社

2011 年 12 月

内 容 提 要

　　本书汇集了中国古代疗效显著，有温补肾元、壮阳回春、延年益寿作用之补肾壮阳名方 444 首，溯古发微，系统整理，按方源、组成、用法、功效、主治及现代应用、按语等项详细加以论述，是整理古代补肾壮阳方剂，并进行组方结构规律研究的一部专著。这些名方治疗"下元虚冷"、"命门火衰"、"元阳不足"及"肾虚精亏"等所致的阳痿早泄、遗精滑精、宫寒阴冷、不孕不育、性机能衰退、早衰健忘、腰膝酸冷等病证有显著效果，故对提高临床疗效有重要的指导价值。

　　本书适合于各级各科中医、中西医结合医务人员、医药院校师生及方剂研究人员阅读。也可供一般中医爱好者参考。

序　言

　　补肾壮阳方，是以补肾壮阳药为主组成的一类方剂，属于中医方剂学中补益剂的范畴。凡辨证属于肾阳不足所产生的诸证，以及人体衰老出现肾阳不足症状者，均可选用这一类方剂治之。

　　肾虚阳衰能够导致诸病丛生，历代医家为此所创造的补肾壮阳之方为数甚多，但这些方剂均散见于古代各种方书中，由于寻检不便，迄今乏人汇集整理，这对研究与运用这些方剂带来极大的困难。

　　华中健与张钢钢两位同志有鉴于此，在最近几年内，从古代数十部著名方书中选出400余首补肾壮阳的名方、验方，编成《古代补肾壮阳名方444首》一书，为研究补肾壮阳方的作用机理和治疗肾阳不足之证提供了丰富的素材。

　　本书中有三点值得介绍：一是在所载的方剂中，既有专用温补肾阳药所组成的补肾壮阳方，以便用于纯属肾亏阳虚而无其他病邪的虚损病证；又有补肾壮阳药与其他祛邪药相配而组成的方剂，既能补正，又能祛邪，可用于肾阳不足兼有其他病邪的疾患。二是"按语"一项，叙述各方所治病证的病因，阐发其组方配伍的妙义，说理清楚，文字浅显易懂，对读者理解与运用书中之方极有裨益。三是书中所选之方，均从原著收录，内容详实可靠。此外，书前设有方名目录，均据方名首字笔画顺序编排，检索极为方便；书后附有病证索引，可以按病检方。是书出版，对中医临床、科研与教学工作者均有一定的参考价值。

就目前有关新编的方剂文献来看，多数依据功用分类，由于篇幅所限，以致很多确有实效的古方未能收录，甚为可惜。华中健同志等所编此书，专载补肾壮阳之方，内容专一，载方较多，切合实用。这种整理古方的方法，值得进一步推广。

彭怀仁

1991 年 3 月 1 日于南京

前　言

中医学认为：肾为先天之本，内寄元阳，具有激发和维持机体各种生理功能的独特作用，直接关系到人体的疾病转归和生命寿夭。肾之元阳虚弱，则机体各种机能随之减退，百病滋生，衰老日至。因此，人类（尤其是中老年人）却病强身，抗衰防老，延年益寿，尤当以维护元阳（即肾阳）为首事。

历代医家都非常重视固护人之元阳，在长期的医疗实践中，积累了丰富的经验，并创立了大量行之有效的补肾壮阳方剂。然而，这些凝聚着前贤心血和智慧的宝贵遗产，至今还大多湮没在古籍书海中，使人觅之犹如大海捞针，不免望洋兴叹。有鉴于此，我们几经寒暑，在茫茫古籍书海中"寻珍探宝"，从中遴选出444首补肾壮阳名方，细加整理，溯源探流，释疑解难，辨同别异，阐其义理，述其应用，昭其规律，编成是书，以期为临床医师索方用方辟一捷径，既为科研人员的研究、探索输送素材，也为理论教学者提供依据。

本书方剂收集条件以功用、主治病证为主要依据。凡原书所载方剂明确载有"补暖下元"、"壮阳补肾"、"补暖肾经"等作用，或主治病证明确有"下元虚冷"、"下焦虚冷"、"命门火衰"、"元阳不足"等，或主治证中具有肾阳不足表现者（参照《中医虚证辨证参考标准》）均在收集之列。若有重复，则只保留最先出现者。所收方剂均采用原方方名，少数无方名者，则从原方之功用或主治病证命名，如"治诸腰痛方"、

"补肾兴阳方"等。每首方剂分 [方源]、[组成]、[制剂]、[服法]、[功用]、[主治]、[按语] 等七项介绍。前六项均按原书录之,其中如功用和/或主治原书缺如者,则参照后世引用书,或根据原书主治病证与功用,以及方药作用,予以适当补充。按语主要包括方解及现代应用与实验研究,并对前六项不详之处,加以必要的解释和补充。

本书的编写,是在恩师李飞教授的指导下进行的,并蒙其拔冗审阅书稿;方剂学前辈彭怀仁研究员也给予热情指导,并为之作序。此外,还曾得到方剂教研室全体教师的大力帮助及好友府强、倪诚、庞国明等的鼎力相助。在此,一并表示诚挚的谢意。

由于编者水平有限,加之时间仓促,因此书中疏漏、错误之处在所难免,祈望同道批评、指正,以便今后进一步研究修订。

编者
1991 年 2 月于南京中医学院

目　录

二 画

001 二气丹 （《太平惠民和剂局方》卷五）

【组成】硫黄（细研） 肉桂（去皮，为末）各一分 干姜（炮，为末） 朱砂（研，为衣）各二钱 附子（大者一枚，炮，去皮脐，为末）半两

【制剂】上药研匀，用细面糊为丸，如梧桐子大。

【服法】每服三十丸，煎艾汤放冷送下，空腹，食前服。

【功用】助阳消阴，温里逐寒。

【主治】内虚里寒，冷气攻击，心胁脐腹胀满刺痛，泄利无度，呕吐不止，自汗时出，小便不禁，阳气渐微，手足厥冷；伤寒阴证，霍乱转筋，久下冷痢，少气羸困，一切虚寒痼冷。

【按语】本方所治诸症，皆因阳衰阴盛所致，法当温阳消阴。方以调整阴阳二气为主，故冠以"二气"之名。方中硫黄"能补命门真火不足"；附子、肉桂大辛大热，温补肾阳，助阳消阴，合硫黄共治沉寒痼冷；炮姜"守而不走"，温中除寒；艾叶辛热，"入肝脾肾三经，为血中之阳，有升有降，合和以调气血而即以固脱也"。朱砂为衣，既可作赋形剂，又能"入肾逐水邪而走骨髓"。诸药合用，可温补命门之火，而消退阴寒。放冷后送服药丸，是取其得气。

清《赤水玄珠全集》收藏此方时，改以盐汤送服，是取其"味咸走肾"而作引经之用。

002 二至丸 （《世医得效方》卷五）

【组成】鹿角（镑） 麋角（镑）各二两 附子（炮，去

皮脐）　桂心（不见火）　补骨脂（炒）各一两

【制剂】上为末，酒糊丸，如梧子大。

【服法】每服七十丸，空心用胡桃肉细嚼，以盐酒、盐汤任下。

【功用】温阳补肾，强腰壮骨。

【主治】老人虚弱，肾气虚损，腰痛不可屈伸。

【按语】肾藏精，主骨，"腰为肾之府"。肾阳虚弱，精血不足，以致腰痛不能俯仰屈伸。治宜补肾阳，益精血，强腰脊，壮筋骨。方中鹿角、麋角温肾壮阳，补益精血，强筋健骨。麋角为我国特产麋鹿之角，其性能与鹿角相似，"尽皆甘温补阳之物"（《医学入门》）。附子、桂心温肾助阳，祛寒止痛；杜仲、补骨脂及胡桃肉补肝肾，强筋骨；酒可"助肾兴阳"，并能行药势；青盐味咸入肾，作引经之用。诸药配伍，使肾阳得充，精血得养，筋骨强健而腰痛可除。

本方温补之力较宏，除用于肾虚腰痛外，凡属肾阳亏虚、精血不足诸症均可应用。由于本方多为辛温大热之品，如需久服，宜酌配熟地、当归等滋养阴血之品，以免温燥伤阴。

003　十补丸 (方1《太平惠民和剂局方》卷五)

【组成】附子（炮，去皮脐）　肉桂（去粗皮）　巴戟天（去心）　破故纸（炒）　干姜（炮）　远志（去心，姜汁浸，炒）　菟丝子（酒浸，别研）　赤石脂（煅）　厚朴（去粗皮，姜汁炙）　川椒（去目及闭口者，炒出汗）二两

【制剂】上药研为细末，酒糊为丸，如梧桐子大。

【服法】每服三十至五十丸，温酒、盐汤任下。

【功用】温阳补肾，益精髓，进饮食。

【主治】肾阳亏损，下焦虚寒，脐腹强急，腰脚疼痛，遗泄白浊，大便滑泄，小便频数；或三消渴饮，饮食倍常，肌肉消瘦，阳事不举。

【按语】方以附子、肉桂温肾助阳，菟丝子、巴戟天、破

故纸补肾壮阳益精，共为君药；辅以干姜、川椒温里散寒，厚朴温中燥湿除寒，远志"强志益精"，赤石脂"入下焦血分而固脱"，共助君药温补之力。诸药配伍，温补肾阳，益精强腰，则诸症得除。

004　十补丸 (方2《重订严氏济生方》)

【组成】附子（炮，去皮脐）　五味子各二两　山茱萸（取肉）　山药（锉，炒）　牡丹皮（去木）　鹿茸（去毛，酒蒸）　熟地黄（洗，酒蒸）　肉桂（去皮，不见火）　白茯苓（去皮）　泽泻各一两

【制剂】上为末，炼蜜为丸，如梧桐子大。

【服法】每服七十丸，空心，温酒、盐汤下。

【功用】温补肾阳。

【主治】肾脏虚弱，面色黧黑，足冷足肿，耳鸣耳聋，肢体羸瘦，足膝软弱，小便不利，腰脊疼痛。

【按语】本方是在《金匮》肾气丸的基础上，加鹿茸、五味子而成。鹿茸甘咸而温，补肾壮阳，以加强温补之力，且可益精髓，强筋骨；"肾者主蛰，封藏之本"，肾阳虚弱，封藏固涩无权，则精气外泄耗损，而阳气更无所依，化生乏源，故配酸涩之五味子，以益肾涩精纳气，《本草汇言》谓其"入肾有固精养髓之功"。诸药合用，共奏温补肾阳之功。药共十味，功在温补，故名"十补丸"。

005　十补丸 (方3《类编朱氏集验医方》卷八)

【组成】茴香（炒）二两　胡芦巴（炒）　破故纸（炒）苍术（米泔水浸一宿）　菟丝子（酒浸一宿，炒）　大川乌（好酒浸三宿）各一两　青盐　木通（好酒一碗煮干）各半两丁香二钱　麝香半钱

【制剂】前五味，用煮酒浸三宿，后五味研细末，并用前浸药酒煮面糊丸，如桐子大。

【服法】每服四五十丸，空心温酒送下。

【功用】补元阳，益真气。

【主治】诸虚不足。

【按语】元阳，即肾阳，是人体一身阳气之根本，如《医原》所云"肾中真阳之气，细缊煦育，上通各脏腑之阳"。肾阳虚衰，可导致诸脏腑之阳虚，机能衰退，并且由于阳不制阴，气化失司，而生阴寒、水湿。方中以胡芦巴、破故纸、菟丝子温补肾阳；川乌、茴香、丁香温阳散寒；苍术燥湿，木通"逐水气、利小便"；佐以少量麝香，意取其辛温芳香走窜之性，自内达外，以散凝滞之阴寒，并能引药透达。然其毕竟为芳香走窜之品，易于耗伤正气，故用之宜慎，只能少量、暂用，正如《本草述》所云"即虚而病于壅结闭者，亦必借之为先导，但贵中节而投，适可而止耳"。诸药配伍，可使元阳充，阴寒除，而诸虚自复。

006　十补丸 （方4《重订瑞竹堂经验方》卷七）

【组成】肉苁蓉（酒浸）　菟丝子（酒浸）　牛膝（酒浸）干山药　熟地黄　川乌头　泽泻　人参　当归　官桂（不见火）各等分

【制剂】上为细末，酒糊为丸，如梧桐子大。

【服法】每服五十丸，空心，温酒送下。

【功用】补肾阳，暖丹田，益气血。

【主治】久虚下冷，夜频起。

【按语】本方治证由肾阳不足，气血虚弱所致。其温煦、固摄作用减弱，可见腰膝酸冷、夜尿频多诸症。治宜温补肾阳为主。方中肉苁蓉、菟丝子补肾阳，益精血，其中菟丝子兼有固精缩尿之功；乌头、官桂辛热，可助阳散寒；山药、熟地补肾益精；牛膝补肝肾，强筋骨，并能引诸药下行；人参大补元气，当归养血行血，泽泻利水渗湿。诸药合用，温补肾阳，益气养血，刚柔相济，补泻兼施。

丹田，位于人身脐下三寸，是男子精室、女子胞宫所在地，亦是"血气交会，化精成胎之所"，而"肾藏精，主生殖"，女子胞、精室之功能根源在肾，故暖丹田实为温肾之阳。

007　十精丸（《普济方》卷二一九）

【组成】巴戟（天之精）　人参（药之精）　苁蓉（地之精，酒浸焙干）　菟丝子（人之精，酒煮，另研）　五加皮（草之精）　石斛（山之精，金丝色者）　柏子仁（木之精）　菊花（日之精）　鹿茸（血之精）　白术（日之精）各一两

【制剂】上为细末，炼蜜为丸，如桐子大。

【服法】每服三十丸，温酒下，空心，食前米饮送下。

【功用】大补虚冷，接引真气。

【主治】肾阳虚衰，精气不足证。

【按语】本方用鹿茸、巴戟天、肉苁蓉、菟丝子等补阳药，以大补元阳，兼以益精；人参、白术补气，有助于培育肾之精气，以化生阳气；用五加皮壮筋骨，填精髓；石斛可补肾积精，柏子仁能"益心肾、养心气、润肾燥"，两药俱为质润之品，以缓诸药之温燥之性。肾阳不足，精血亏虚，不能上注于目，致目视昏花，故用菊花，取其甘凉轻清，惟以明目，如《本草新编》云菊花"滋补之方间有用之者，以为明目也"。诸药合用，补元阳、益精气，温补而不燥，元阳复，则真气充足。

008　七圣丸（《圣济总录》卷九十二）

【组成】原蚕蛾（炒）　牛膝（酒浸一宿，焙，锉）　龙骨　白石脂　桑螵蛸（炒）各半两　肉苁蓉（酒浸一宿，切，焙）山芋各一分

【制剂】上七味，捣罗为末，酒煮面糊和丸，如梧桐子大。

【服法】每服二十丸，温酒下，空心食前。

【功用】补肾，固精，止浊。

【主治】虚劳，下元虚冷，小便白浊，精滑不禁。

【按语】方中原蚕蛾（即家蚕之雌蛾）与桑螵蛸皆为咸温之品，可补益肾阳，固精止浊；肉苁蓉温补肾阳，山芋（即山药）补肾涩精，龙骨、白石脂收敛固涩。诸药配伍，共奏补肾、固精、止浊之功。牛膝酒浸可减其滑利之性，而用其益肾之功，并能引诸药下行。《本草衍义》谓牛膝与"苁蓉浸酒服，益肾"；《纲目》也云"牛膝所主之病，大抵得酒则能补肝肾"。然毕竟其"性主下行，且能滑窍"（《本草通玄》），故肾虚而滑精者用之宜慎。

009　八神散 （《普济方》卷二二一）

【组成】附子（去皮脐）一两　川乌（去皮脐）　草乌（每个锉作三段，同盐二两慢火煮一日，焙干用）各二两　防风（以上四味并锉，令块子相似）半斤　蛇床子　莨菪子　马蔺子　吴茱萸各三两

【制剂】上药同用慢火，炒令烟出，急倾在净地上，拣取附子、防风、乌头等四味。杵罗为末散，以磁盒盛。

【服法】每服一钱，空心，取井花水，面东调下，日后渐加至三钱。

【功用】温补肾阳，驱逐寒湿。

【主治】四肢沉重，脚膝无力，骨髓冷疼。

【按语】肾阳虚衰，寒湿侵袭而致四肢沉重，脚膝无力，骨髓冷痛。治疗非大辛大热之品，不足以温其阳，逐其邪。方中川、草乌，并附子、吴萸等温阳散寒，除湿止痛，力大而效宏。《本草述》谓"草乌辈之用，固沉寒痼冷，足以相当，或寒湿合并，结聚癖块，阻塞真阳，一线未绝，非是不足以相当而战必克"。蛇床子合附子温补肾阳，以御寒湿；莨菪子（即天仙子）辛温善于止痛，治"风痹厥痛"；马蔺子主"风寒湿

痹,坚筋骨"(《本经》);复重用防风,即可祛风止痛,"治一身尽痛,随所引而至",又能"解乌头……诸热药毒"。诸药合用,温补肾阳,驱逐寒湿,以除顽痛。肾主骨,开窍于耳,肾阳复,寒湿除,则筋骨壮,耳聪目明,故原方云"壮筋骨,明耳目"。

010　人参补肾汤 (《外台秘要》卷十六)

【组成】人参　甘草(炙)　桂心　橘皮　茯苓各三两
杜仲　白术各四两　生姜五两　羊肾(去膏,四破)　猪肾
(去膏,四破)各一具　薤白(切)一升

【制剂】上十一味切,以水三斗,煮取六升,去滓。

【服法】分为六服,昼四夜二服,覆头眠。忌海藻、菘菜、生葱、酢物、桃、李、雀肉等。

【功用】补肾温阳,益气健脾。

【主治】肾劳虚寒,关格塞,腰脊强直,饮食减少,日日气力羸。

【按语】所谓关格,是指小便不通与呕吐不止并见的病症。《寿世保元》云:"溺溲不通,非细故也,期朝不通,便令人呕,名曰关格。"此系癃闭的严重阶段。肾阳不足,气不化水,致小便不通;火不暖土,脾气虚弱,水湿不运,上攻于胃,胃失和降而见呕吐不止;腰脊强直,饮食减少,气力羸弱,均为脾肾不足之象。治当补肾温阳、益气健脾为主,兼以祛湿降逆。方中人参大补元气为君药,以复肾之气化功能;杜仲、羊肾、猪肾补肾强腰;桂心补火助阳,白术、茯苓、甘草合人参(即四君子汤)甘温益气,健脾渗湿,茯苓与桂心相伍,可温阳化气利水,俱为臣药;橘皮行气健脾燥湿,生姜温中宣散水气,二药并可和胃降逆止呕;薤白辛散体滑,行气通阳,合桂心可温通阳气,以助膀胱气化,合而为佐。诸药配伍,使肾阳得充,膀胱气化复常,则小便自通;脾胃健运,水湿邪浊尽去,而呕吐自止。

本方以人参大补肾中元气而得名。临床可治疗尿潴留及无尿症属脾肾两虚、湿浊上泛证。

011　入药灵砂丸 《世医得效方》卷七

【组成】当归（酒浸）　鹿茸（去毛，盐水、酒炙）　黄芪　沉香　远志　酸枣仁　龙骨（煅）　附子　巴戟　灵砂各一两　北五味半两　茴香（炒）　吴茱萸（去核）　破故纸（炒）　牡蛎（煅）　熟地　人参各二两

【制剂】上为末，酒糊丸。

【服法】每服五十至七十丸，温服，盐汤下。

【功用】补肾壮阳，涩精止浊，宁心安神。

【主治】诸虚百损，白浊，耳鸣。

【按语】白浊一证，其含义有二：一指小便混浊色白，称为尿浊；一指尿道口经常流出少量白色黏液，但小便并不混浊，称为精浊，都与肾虚有寒相关。肾藏精气，心主神明，心肾相交，保持着生理功能的协调，若上下不得交通，心肾受病，肾虚不能固秘而致白浊。治宜补肾固精，宁心安神，以交通心肾。方中鹿茸、破故纸、巴戟天、附子、黄芪、人参、当归、熟地等药补肾益精；沉香、茴香、吴茱加强前药的补肾散寒作用；灵砂、牡蛎、龙骨、酸枣仁、远志等均入心肾二经，可宁心安神、协调心肾；五味子酸涩补肾，与龙骨、牡蛎配合，以涩精止浊，临床并可治遗精。

灵砂，为人工制成的赤色硫化汞，有毒，《纲目》云"升降阴阳，既济水火，为扶危拯急之神丹，但不可久服耳"，现在一般不用。

012　九子丸 《永类钤方》卷十五

【组成】鹿茸（去毛，酥炙黄）　仙茅（糯米泔浸三宿，去皮）　远志肉　川续断（打碎，酒浸一宿）　蛇床子（微炒）　巴戟肉　车前子　蘹香子（舶上者）各一两　苁蓉（酒浸三

宿，切焙）四两

【制剂】上为细末，用鹿角髓五条，去血脉、筋膜，以无灰酒一升，煮成膏，更研烂，同炼蜜少许和丸，如梧桐子大。

【服法】每服五十丸，温酒空心下。

【功用】强阳补肾，益精气，壮筋骨。

【主治】虚劳。男子阳痿不举，早泄精冷，女子宫冷不孕，腰膝酸冷疼痛，神疲乏力。

【按语】本方集鹿茸、肉苁蓉、仙茅、川断、蛇床子诸温热补肾之品以补肾壮阳，益精气，强筋骨，药众效宏。蘹香子（即茴香）亦能暖丹田，补命门不足；车前子"行肝疏肾，畅郁和阳，同补肾药用，令强阴有子"（《本草汇言》）。诸药合用，补中寓泻，可壮元阳、益精血、起阳痿、暖腰膝。凡肾阳虚衰所致之阳痿、早泄、精冷，宫冷不孕及腰膝冷痛等，均可应用。

方名九子丸，是因方中九味药，可补肾壮阳益精，恢复其主生殖之功能而能有子。

三 画

013　三阳丹 (《鸡峰普济方》卷二十)

【组成】附子（先泡去皮脐，为末，酒一升半，同羊肉烂煮如糜，沙碗内研为膏）二两　羊肉（酒炒加服）四两　肉桂　干姜　硫黄　阳起石　鹿茸　白术各一两

【制剂】上为细末，与研药合匀，以前附子和膏，丸如梧桐子大，以朱砂为衣。

【服法】每服三十丸，空心米饮下。

【功用】补肾助阳，祛寒除湿。

【主治】肾虚生寒，腰脊疼痛。

【按语】肾阳不足，腰脊失养，则发疼痛，并可见酸软无力，喜按喜柔，得温痛减等症。方中羊肉味甘大热，补肾壮阳，以强腰膝；阳起石能"助人阳气，主男子下虚，阳气衰乏"；硫黄"秉纯阳之精，赋大热之性，能补命门真火不足"，三药与鹿茸合用，以温补肾阳。配以附子、肉桂、干姜，加强温肾助阳之功，并能祛除寒湿；用白术益气健脾，使脾运湿除，符合腰痛"惟补肾为先，而后随邪之所见者以施治……久痛宜补真元，养血气"的治疗原则。

014　三建丹 (《太平惠民和剂局方》卷五)

【组成】阳起石（煅，通赤）　附子（炮，去皮脐）　钟乳粉各等分

【制剂】上为细末和匀，用糯米糊为丸，如桐子大。

【服法】每服二十至三十丸，米饮下，食前服。忌豉汁、羊血。

【功用】壮元阳，补真气。

【主治】劳伤虚损，下经衰竭，肾气不固，精溺遗失，脏腑自利，手足厥冷，或脉理如丝，形肉消脱，或恶闻食气，声嘶失音。

【按语】本方所治之证属肾阳虚衰，封藏失固所致，治当温补元阳。方中阳起石温补命门；钟乳温壮元阳，有"补命门，破痼冷，温脾胃，生气血"之功（《医林纂要》）；附子补火助阳。三药合用，相辅相成，以达到壮元阳、补真气之目的。

对于豆豉汁、羊血（其性咸平，能补血、凉血）等寒凉之品，为本方所忌。

015　三建汤（《太平惠民和剂局方》卷五）

【组成】天雄（炮，去皮脐）　附子（炮，去皮脐）　大川乌（炮，去皮脐）各等分

【制剂】上为粗末。

【服法】每服四钱，水二盏，生姜十五片，煎至八分，去滓温服，不拘时候。

【功用】益火助阳，散寒止痛。

【主治】真气不足，元阳久虚，寒邪攻冲，肢节烦疼，腰背酸痛，自汗厥冷，大便滑泄，小便白浊；以及中风涎潮，不省人事，伤寒阴证，厥逆脉微。

【按语】天雄为附子或草乌头之形长而细者，与附子、川乌均为补火助阳，散寒止痛之品。三味合用，功专力宏，尤善治疗寒邪袭入、腰背久痛之症，但三药均有毒，故用生姜汤调服，以解其毒，并加强散寒之力。

016　干地黄丸（方1《备急千金要方》卷八）

【组成】干地黄　山茱萸　天门冬　桂心　续断各一两半柏子仁　杜仲　牛膝　苁蓉各四十二铢　茯苓　天雄　钟乳各

二两　松脂　远志　干姜各三十铢　菖蒲　薯蓣　甘草各一两

【制剂】上为末，蜜丸如梧子大。

【服法】酒服三十丸，日二，加至四十丸。

【功用】补肾温阳，强腰宁神。

【主治】肾虚呻吟，喜恚怒，反常心性，阳气弱，腰背强急，髓冷。

【按语】肾阳不足，寒湿内生，不能温养腰脊筋骨以致腰背强急、髓冷等症，并借助呻吟以求舒缓；心肾不安而致烦躁易怒。方中用续断、杜仲、牛膝、干姜等温补之药，以温肾壮阳；配以干地黄、麦门冬以补肾益精，并可减前药的温燥之性；薯蓣（即山药）、甘草益气健脾，以助先天；柏子仁、远志安神定志，交通心肾；松脂止痛，菖蒲、茯苓以祛湿，菖蒲并能止痛，以除腰背强急疼痛。诸药合用，共奏补肾温阳、强腰宁神之功。

017　干地黄丸 (方2《圣济总录》卷五十二)

【组成】熟地黄三两半　白茯苓（去黑皮）　肉苁蓉（酒浸，去皮，切，焙）各一两　远志（去心）　牛膝（酒浸，切，焙）　山芋　山茱萸　续断　蛇床子（炒）　附子（炮，去皮脐）　黄芪（淡）　覆盆子　石斛（去根）　巴戟（去心）泽泻各一两半　菟丝子（酒浸，别捣）　牡丹皮　桂（去粗皮）　杜仲（去皮，炒）　人参　鹿茸（去毛，酥炙）各一两一分

【制剂】上二十一味，捣罗为末，炼蜜为丸，如梧桐子大。

【服法】空腹，温酒下三十丸，加至四十丸，日再服。

【功用】温补肾阳，强壮筋骨。

【主治】肾脏虚损，腰重不举，阳气痿弱，肢体瘦悴。

【按语】肾气虚损，阳气痿弱，常由嗜欲不节，劳伤肾气，精血耗竭，血气不能充养所致。本方以《金匮》肾气丸

为基础，加入肉苁蓉、牛膝、蛇床子、菟丝子、杜仲、巴戟、鹿茸、续断等温补之药，以加强肾气丸的补肾助阳、强壮腰膝作用；石斛也有"补肾积精"之功，配以人参、黄芪益气健脾，化生阳气；覆盆子与山芋相合，可补肾固涩，防止精气散失；并用远志，以安神益智，协调心肾。

018　干地黄散（《圣济总录》卷五十一）

【组成】生干地黄（焙）一斤　肉苁蓉（酒浸，焙干）白术　巴戟天（去心）　麦门冬（去心，焙）　白茯苓（去黑皮）　甘草（炙，锉）　牛膝（酒浸，切，焙）　五味子　杜仲（去皮，炙）各八两　车前子　干姜（炮）各五两

【制剂】上十二味，捣罗为散。

【服法】每服二钱匕，温酒调下，日进三服。

【功用】补肾壮阳强腰，温中健脾祛湿。

【主治】肾虚寒阴痿，腰脊痛，身重缓弱，言语混浊。

【按语】阴痿，即阳痿，乃因肾阳虚衰，宗筋无力所致；肾虚脊髓失养，可见腰脊疼痛；由于脾肾阳虚，湿浊中阻，清阳不升，以致身重缓弱、言语混浊。治宜温补脾肾为主，佐以祛湿。方中重用生干地黄为君药，补肾益阴，以助阳气之化生；配伍肉苁蓉、巴戟天、杜仲、牛膝补肾壮阳强腰；五味子、麦冬既可助地黄以益阴，与诸补肾药同用又有交通心肾，协调阴阳之效；干姜、白术、甘草、茯苓、车前子温中健脾祛湿。诸药配伍，可使肾阳振奋，脾阳旺健，湿浊尽祛，而诸症得除。临床应用本方时，若以熟地黄易生地黄，则效更佳，因熟地性微温，"为阴中之阳，故能补肾中元气"，"以之加入温补肾经药中颇为得宜"。

019　万安丸（《重订瑞竹堂经验方》卷七）

【组成】肉苁蓉（酒浸）四两　干薯蓣　五味子各二两杜仲（炒）　巴戟（去心）各三两　牛膝（酒浸）　菟丝子

（酒浸）　泽泻　白茯苓　熟干地黄　当归　山茱萸（去核）
各二钱　赤茯苓（去皮）

【制剂】上为细末，用苁蓉末半斤酒煮膏和丸。

【服法】空心，温酒送下，每服五七十丸。

【功用】补肾壮元。

【主治】下元极虚。

【按语】下元极虚是因久病而阴阳俱亏，故方中以肉苁
蓉、巴戟天、菟丝子、杜仲温补肾阳；并用六味地黄丸去丹
皮，加五味子、牛膝、当归以滋补肝肾阴血。如此阴阳并补，
则肾元可充，元气充沛，则人体一身之气皆旺，而健康平安，
百病不生，故方名"万安丸"。

020　万灵丸（《奇效良方》卷一）

【组成】草乌（去皮脐，锉，盐炒）　细辛（去苗）　赤
芍药　五灵脂　地龙（去土，炒）　防风（去芦）　黄芪（去
芦）　海桐皮　骨碎补（去毛）　白附子（炮，去皮）　巨胜子
川乌头（炮，去皮脐）　苍术（米泔浸）　山茵陈各一两　黑
狗脊　青皮（去白）　牛膝（酒浸）　何首乌　蔓荆子　御米
子（炒）各二钱　紫荆花三钱　黑牵牛（为末）半两

【制剂】上为细末，酒糊丸，如梧桐子大。

【服法】每服十丸至二十丸，空心温酒送下。

【功用】补肾温阳，散寒除湿。

【主治】肾脏虚寒，腰痛耳鸣，筋骨酸痛。

【按语】本方治证乃因肾阳不足，风寒湿邪痹阻所致。治
当补肾温阳，散寒除湿。方中狗脊、骨碎补、牛膝补肾强腰；
何首乌、巨胜子（即黑脂麻）补肝肾，益精血；黄芪补脾肺，
益元气，助肾阳之化生，合之以补肾为主；川草乌、细辛温里
助阳，散寒除湿而止痛；海桐皮、紫荆花、苍术、白附子、防
风、蔓荆子、御米子（即罂粟）、地龙等祛风湿，通经络，止
痹痛，其中蔓荆子气轻味辛，体轻而浮，与黄芪配伍又可升发

清阳之气；牵牛子、茵陈入下焦，逐湿之有壅滞。寒湿痹阻，必致经络气血瘀滞，故又加青皮、赤芍、五灵脂合牛膝以行气活血，通络止痛。诸药配伍，标本兼顾，补泻并施，则肾阳可复，风寒湿邪得去，而诸症自除。

临床上，本方可用于风寒湿痹痛而兼肾阳不足者。

021　山芋丸 (《普济方》卷二二五)

【组成】山芋　石斛（去根）　牛膝（去苗，酒浸，切，焙）　鹿茸　白茯苓（去黑皮）　五味子　续断　巴戟天（去心）　山茱萸　人参　桂（去粗皮）　熟干地黄（焙）　杜仲（去粗皮，炙）　覆盆子　菟丝子（酒浸一宿，别捣末）　肉苁蓉（酒浸，切，焙）　泽泻（刮去皮，炙）　蛇床子（炒）　远志（去心，炙）　天雄（炮裂，去皮脐）各一两

【制剂】上为末，炼蜜和捣三五百杵，丸如梧桐子大。

【服法】每服三十丸，空心服，晚食前温酒下。

【功用】壮元气，填骨髓，补脏腑，利腰脚，充肌肤。

【主治】诸虚损。

【按语】本方与《备急千金要方》中的无比薯蓣丸（亦名山芋丸，见后）都治诸虚劳百损，药物组成与功用也相似，所不同的是，本方除用了《备急千金要方》山芋丸中的大部分药物（仅少一味赤石脂）外，又配鹿茸、蛇床子、天雄、桂心补火温肾助阳；续断、覆盆子益肾固精强腰；石斛补肾益精，还用人参大补元气，因而补肾温阳，益精壮元之功更宏大。临床尤适用于肾阳虚衰，真阴内亏之证。症见腰膝酸痛乏力，畏寒肢冷，头目眩晕，精神萎靡，阳痿早泄，遗精滑精，或尿频遗尿等。服之可"壮元气，填骨髓，补脏腑，利腰脚，充肌肤"，而使虚损得复。

022　山药丸 (《魏氏家藏方》卷四)

【组成】山药　菟丝子（洗净，酒浸一宿，研成饼）　附

子（炮，去皮脐）　韭菜子（炒）　肉桂（去粗皮，不见火）
五味子（去枝）　牛膝（去芦）　白茯苓（去皮）　金钗石斛
（酒浸）各一两　肉苁蓉（酒浸，去粗皮）三两　熟干地黄
（洗）二两　白龙骨（煅，别研）一两半　山茱萸（去核）
牡丹皮　车前子各三分

【制剂】上为细末，炼蜜和捣三二百下，丸如梧桐子大。

【服法】每服三十丸，食前温酒下。

【功用】温肾固摄。

【主治】虚劳，肾脏衰弱，小便白浊，腿膝无力。

【按语】本方治证乃因肾阳虚衰，下元不固所致。治疗当
以温肾固摄为法。山药甘平质润性涩，"能健脾补虚，滋精固
肾"（《本草正》）用作君药；"第其气轻性缓，非堪专任"
（《本草正》），故又配菟丝子、肉苁蓉、韭菜子补肾阳，固精
气；附子、肉桂温肾助阳，以增温补之力；熟地、山茱萸、石
斛补肾益精，合诸补阳药，水火并补，益精而助阳；五味子既
可协地黄、山萸补阴益精，与龙骨相配尤可涩精止遗；牛膝善
补肝肾，强筋骨，合茯苓、车前子又能利肾浊而通水窍，"使
精窍常闭而无漏泄"；丹皮苦凉，泻肝火，并可制温药之燥
性。诸药配伍，阴阳并补，以补阳为主，补中有泻，以泻助
补，则肾阳可复，封藏固摄有权，而诸症自除。

023　山茱萸丸（《太平圣惠方》卷三十）

【组成】山茱萸　薯蓣　天雄（炮裂，去皮脐）　楮实
（水淘去浮者，焙干）　草薢（锉）　覆盆子　石斛（去根，
锉）　巴戟　牡蛎粉各一两　牛膝（去苗）　熟干地黄各一两
半　五味子　桂心各三分　菟丝子（酒浸三日，曝干，别捣
为末）二两

【制剂】上件药捣罗为末，炼蜜和捣五七百杵，丸如梧桐
子大。

【服法】每服三十丸，食前以暖酒下。

【功用】补肾温阳，益精固摄。

【主治】虚劳伤惫，膝冷无力，小便利，不思食。

【按语】本方所治虚劳伤惫之证属肾阳不足，精气亏虚。肾为封藏之本，肾阳不足，则封藏失司，以致精气外泄，临床除上述诸症外，常见遗精滑精，或遗尿、尿频，或白浊等，治宜温阳益精固摄。方中以山茱萸为君药，取其酸涩微温之性，既善补肾固涩，又能益精助阳；配巴戟天、菟丝子补肾壮阳益精；桂心、天雄温肾助阳；薯蓣、楮实、石斛、熟地补肾益阴，合之则温肾益精固摄；又加覆盆子、牡蛎既可助上药以益肾，更能固精止遗以增强收涩之功。萆薢利湿浊，使补中有运，补而不滞。全方温、补、涩三者并重，温以助肾阳，补以益真阴，涩以固精气，配伍较为精当。

024 川椒丸 （《鸡峰普济方》卷九）

【组成】川椒 续断 肉苁蓉 附子 山萸肉 蛇床子各一两 菟丝子二两 桂心 远志 防风各三分 牛膝一两半鹿茸二两

【制剂】上十二味药为细末，炼蜜和捣三二百杵，丸如桐子大。

【服法】每服三十丸，食前以温酒下。

【功用】温肾阳，暖腰膝，强筋骨。

【主治】虚劳膝冷，阴痿，四肢羸弱。

【按语】川椒"纯阳之物，其味辛而麻，其气温以热……入右肾补火，治阳衰溲数，足弱，久痢诸证"（《纲目》）。本方以川椒为君药，即取其补火温阳、散寒止痛之功。配伍鹿茸、蛇床子、肉苁蓉、菟丝子、续断、牛膝等温补之品，以补肾壮阳，暖腰强骨。附子、桂心助川椒温肾散寒，山茱萸味酸微温质润，可"补肾气、兴阳道、添精髓"，远志"其功专于强志益精"，防风"辛温轻散，润泽不燥"，既可散寒止痛，又能和山茱萸一起减缓诸热药之燥性。诸药合用，可壮肾阳，起阳痿，暖腰膝，强筋骨。临床凡属肾阳不足，命门火衰所致之阳痿早泄、腰膝酸冷疼痛、四肢软弱无力等症均可应用。

025　卫真汤 （《续本事方》卷一）

【组成】川当归（酒浸）　白茯苓　木香　肉豆蔻　山药熟地黄各三两　人参一两半　金钗石斛五两　生地黄三两半丁香　青皮各一两　川牛膝（童便、酒各半，浸一宿）二两

【制剂】上为细末。

【服法】每服三大钱，温酒调下，盐汤亦得，空心，食后一服。妇人诸疾，用童便同温酒调，空心下。

【功用】补肾壮元，调气血，和营卫。

【主治】元气衰惫，营卫怯弱，真阳不固，三焦不和，上盛下虚。夜梦鬼交，觉来盗汗，面无精光，唇口干燥，耳内蝉鸣，腰背酸痛，惊悸健忘，饮食无味，日渐瘦悴，外肾湿痒，夜多小便，腰重冷痛，牵引小腹，足膝缓弱，行步艰难，以及妇人血海久冷，经候不调，或过期不至，或一月再来，赤白带下。

【按语】元气藏于肾中，为人体的根本之气。元气衰惫，失却温养、推动作用，以致“营卫怯弱，真阳不固，三焦不和，上盛下虚”，而出现种种病症。治当以补肾为主，兼调营卫气血。方中人参甘温，大补肾中元气；生熟地黄、石斛、山药补肾益阴，丁香温肾助阳，共助人参补元气。当归、牛膝活血调经，当归并能养血，牛膝兼可补肾；木香、青皮、肉豆蔻辛温行气，合之则调气血、和营卫。茯苓可健脾利湿，宁心安神。诸药配伍，补肾中元气，调气血营卫，则诸症尽除。

童便“其味咸而走血，治诸血病也”，有益阴止血消瘀之功。故原书服法中云“妇人诸疾，用童子小便同温酒调服”。

026　小安肾丸 （《太平惠民和剂局方》卷五）

【组成】香附子　川乌　川楝子（前药用盐四两，水四升

同煮，候干，锉，焙）各一斤　熟干地黄八两　茴香十二两
川椒（去目及闭口者，微炒出汗）四两

【制剂】上药为细末，酒糊为丸，如梧桐子大。

【服法】每服二十至三十丸，空心临卧，盐汤、盐酒
任下。

【功用】补下元，散寒湿，行气滞。

【主治】肾气虚乏，下元冷惫，夜尿频多，肢体倦怠，渐
觉羸瘦，腰膝沉重，嗜卧少力，精神昏愦，耳作蝉鸣，面无颜
色，泻泄肠鸣，眼目昏暗，牙齿蛀痛，并皆治之。

【按语】肾阳虚衰，温煦、推动、气化功能减弱，则易致
寒湿内生，气机不畅。故本方除用熟地滋肾填精以"补肾中
元气"、川椒"入右肾补火"外，更加川乌、茴香、香附、川
楝子温阳散寒，除湿行气。寒散湿除气畅则有助肾阳之恢复，
下元之充沛。方中虽无大量温补之品，但能以行助补而收补益
之效，故方后注云"常服补虚损，益下元"，临床尤适用于肾
阳不足而兼有寒湿阻滞，气机不畅者。

027　小肉苁蓉散（《鸡峰普济方》卷九）

【组成】肉苁蓉　枸杞子　天雄各一两　石斛　续断　原
蚕蛾各三分　远志半两　菟丝子三两　熟干地黄一两半

【制剂】上为末。

【服法】每服二钱，食前，以温酒下。

【功用】补肾壮阳。

【主治】虚劳羸损，阴痿，精气衰弱。

【按语】本方以肉苁蓉为君药，配合原蚕蛾、菟丝子、续
断以补肾壮阳；天雄温肾助阳；石斛、熟地、远志补肾益精，
从阴中以求阳。诸药相合，可使肾阳振奋、精气充足，则阴痿
自愈。

028　小菟丝子丸 （《太平惠民和剂局方》卷五）

【组成】石莲肉二两　菟丝子（酒浸，研）五两　白茯苓（焙）一两　山药（用七钱半打糊）二两

【制剂】上药研末，用山药糊打和为丸，如梧桐子大。

【服法】每服五十丸，温酒或盐汤下，空心服。如脚膝无力，木瓜汤下，晚食前再服。

【功用】补肾涩精。

【主治】肾气虚损，目眩耳鸣，四肢倦怠，夜梦遗精。

【按语】本方重用菟丝子并配山药、石莲肉以补肾固精，茯苓宁心安神，与石莲肉合用以交通心肾。

《太平惠民和剂局方》卷五另有菟丝子丸，集鹿茸、肉苁蓉、巴戟天、山萸肉、熟地、桑螵蛸、覆盆子等二十余味药于一方，以峻补肾阳、强壮固摄，药众而效宏，故又名大菟丝子丸，而本方药仅四味，且均为甘平性缓之品，补而不峻，因而以"小菟丝子丸"名之，以示区别。

本方为平补之剂，凡肾气亏虚，精气不固者可以常服。临床应用时，还可根据具体病症，酌加肉苁蓉、巴戟天、山萸肉、桑螵蛸、覆盆子等药以加强疗效，如原书后注云"若腰膝无力，木瓜汤下"。

四 画

029　王瓜散 (《卫生宝鉴》卷十五)

【组成】王瓜根　桂心各一两　白石脂　菟丝子（酒浸）牡蛎（盐泥裹，烧赤，候冷去泥）各二两

【制剂】上药五味，研为末。

【服法】每服三钱，大麦煎粥汤调下，一日三服，食前。

【功用】温肾固涩。

【主治】小便自利如泔色。

【按语】王瓜，又名土瓜，其根《纲目》谓能"利大小便"，《本草备要》云可"利水，行血"。本方在用菟丝子、桂心、白石脂、牡蛎温肾固涩的同时，加一味土瓜根，即是取其利水泄浊之功，使水道通利而清浊自分，以泻助补，以通助涩，达到相反相成之效。

大麦粥，功能"利水泄湿，益气补中，消中有补"（《长沙药解》），既能增强固摄之力，又可助土瓜根通利，以之调服诸药，甚为适宜。

030　天仙丸 (《圣济总录》卷一八六)

【组成】木香　胡芦巴　补骨脂（炒）　金铃子　桂（去粗皮）　巴戟天（去心）　槟榔（锉）　牛膝（切，酒浸，焙）草薢　青橘皮（汤浸，去籽，焙）　沉香（锉）各一两　硫黄（柳木香研一七日，顿以甘草水洒）二两　蘹香子（微炒）四两　附子（炮裂，去皮脐）三两

【制剂】上一十四味，捣罗为末，酒煮面糊为丸，如梧桐子大。

【服法】空心盐汤或酒下十五丸，渐加至二十丸。

【功用】温补肾阳。

【主治】肾脏久虚诸证。

【按语】本方以补肾温阳之硫黄、胡芦巴、补骨脂、巴戟天为主，并配伍附子、肉桂，加强其温肾散寒之力；牛膝、萆薢强壮腰膝；另用木香、青皮、槟榔、川楝子、茴香、沉香等，以理气散寒止痛。临床可治疗肾阳不足所致腰膝冷痛、小便白浊或遗精等症。

如加五味子，即能补肾，又可涩精，则效果尤佳。本方又名大玉辰丹。

031　天真丹 (《卫生宝鉴》卷六)

【组成】沉香　巴戟 (酒浸，去心)　茴香 (盐炒香，去盐)　胡芦巴　萆薢 (酒浸，焙)　破故纸 (炒)　杜仲 (炒去丝)　琥珀　牵牛 (盐炒黑皮，去盐，取头末) 各一两　官桂半两

【制剂】上为末，用浸药酒糊为丸，如梧桐子大。

【服法】每服五十丸。空心温酒或盐汤送下。

【功用】补肾壮阳，兼以除湿。

【主治】肾虚阳痿，阴囊湿冷，遗精、腰痛等症。

【按语】本方用巴戟天、胡芦巴、破故纸、杜仲、肉桂以温补肾阳为主；用茴香、沉香既能加强肉桂、胡芦巴的温肾散寒作用，又与萆薢、琥珀、牵牛子一起以行气祛湿，使寒湿去，肾阳复。临床可用于治疗肾阳不足，寒湿内生之证。

032　天雄丸 (方1《太平圣惠方》卷七)。

【组成】天雄 (炮裂，去皮脐)　巴戟　熟干地黄　蛇床子　沉香　白龙骨　菟丝子 (酒浸二日，曝干，锉碎为末) 各一两　石斛 (去根)　五味子　白茯苓　远志 (去心)　补骨脂 (微炒)　泽泻　薯蓣　石南　萆薢 (锉)　附子 (炮裂，

去皮脐）　石龙芮　桂心　棘刺　黄芪（锉）肉苁蓉（酒浸一宿，刮去皱皮，炙干）　杜仲（去粗皮，炙微黄，锉）各三分人参（去芦头）半两

【制剂】上件药捣罗为散，炼蜜和捣三二百杵，丸如梧桐子大。

【服法】每日空心及晚食前，以温酒下三十丸。

【功用】温补肾阳，强壮腰膝。

【主治】肾气不足，体重无力，腰背强痛，脚跟疼痛，耳鸣健忘，白淫等症。

【按语】方用天雄、巴戟天、补骨脂、蛇床子、附子、沉香、桂心、肉苁蓉、菟丝子温补肾阳，强壮腰膝为主；配石斛、熟干地黄滋阴益精，以"阴中求阳"，并制前药过于温燥之性；人参、山药、黄芪补气健脾，振奋肾气；五味子、白龙骨与山药合用，固涩精气，防止耗散；白龙骨与远志相合以安心神，并有一定的补肾作用。肾气不足，气化失常，可致水湿内停，故配茯苓、泽泻、萆薢利水渗湿，使补中有泻、以泻助补。而石南能益肾，棘刺可"补肾气，益精髓"，能加强本方的补肾之力，二药与石龙芮相合，又可活血止痛，其苦寒之性并防温燥化热，但因石南、石龙芮均为有毒之品，临床应慎用。

本方药物虽多，但寒热并用，补泻兼施，配伍全面，可治肾阳不足诸症。

033　天雄丸（方2《太平圣惠方》卷三十）

【组成】天雄（炮裂，去皮脐）　菟丝子（酒浸三日，曝干，别捣为末）　肉苁蓉（酒浸一宿，刮去皱皮，炙干）　熟干地黄各二两　覆盆子　鹿茸（去毛，涂酥，炙微黄）　巴戟五味子　桂心　石龙芮　石南各一两　牛膝（去苗）一两半

【制剂】上件药，捣罗为末，炼蜜和捣五七百杵，丸如梧桐子大。

【服法】每服三十丸，食前，以温酒下。

【功用】补肾壮阳益精。

【主治】虚劳羸弱，阳气不足，阳痿，小便数。

【按语】本方为上方去补气、利湿、安神之品，而加鹿茸等药，重在补肾壮阳益精，是一张补涩并用之方。

034　天雄丸 (方3《太平圣惠方》卷九十八)

【组成】天雄（炮裂，去皮脐）三两　石斛（去根，锉）补骨脂（微炒）　天麻　麋角屑　泽泻　巴戟　五味子　沉香柏子仁　续断　苁蓉（酒浸一宿，刮去皱皮，炙锉）　菟丝子（酒浸三日，曝干，别捣为末）　龙骨　山茱萸　杜仲（去粗皮，炙微黄，锉）　防风（去芦头）　腽肭脐（酒洗，炙微黄）木香各一两

【制剂】上件药，捣罗为末，炼蜜和捣五七百杵，丸如梧桐子大。

【服法】每日空心，以温酒下三十丸，盐汤下亦得。

【功用】补肾阳，益精髓，壮腰膝。

【主治】元气虚惫，精气散失，腰膝久冷，小便稠浊等症。

【按语】此方以天雄、鹿茸、麋角、苁蓉、腽肭脐（即海狗肾）、巴戟、补骨脂、沉香、杜仲、续断以温补肾阳，强壮腰膝；配熟地黄、石斛以滋阴益精，"阴中求阳"；菟丝子、山茱萸、五味子、龙骨补肾涩精，精气得固则肾气可充；用柏子仁配龙骨宁心安神，木香配沉香疏理气机，防风配泽泻祛风利湿。全方补中有泻，以补为主，是一扶正祛邪之剂。适用于老年人肾阳虚、精血不足之证。

035　天雄丸 (方4《太平圣惠方》卷九十八)

【组成】天雄（炮裂，去皮脐）　肉苁蓉（酒浸一宿，刮去皮）　白马茎（涂酥，炙黄）各二两　雀卵四十九枚　雄蚕

蛾（隔纸，微炒）　菟丝子（酒浸三日，曝干，研末）各一两

【制剂】上为末，以雀卵并和，炼蜜丸如桐子大。

【服法】每服十丸，渐至二十丸，空心温酒下。

【功用】壮元阳，益精气，强腰膝。

【主治】肾阳虚，精气不足，腰膝不利，筋骨无力。

【按语】本方所用六味药，皆为补肾壮阳、益精添髓之品，并有强腰膝作用。这是一张温补肾阳的基本方，可用于治疗肾阳不足诸症。

036　天雄丸 （方5《太平圣惠方》卷九十八）

【组成】天雄（炮）　鹿角屑（酥拌炒黄）　硫黄（细研，水飞过）各一两。

【制剂】上为末，入硫黄研匀，以酒浸蒸饼和丸，如小豆大。

【服法】每日空心，以盐汤或温酒下十五丸。

【功用】温下元，祛风冷，强腰膝。

【主治】肾阳不足，风冷痹痛，腰膝无力，下元不足，阳痿等症。

【按语】方中以天雄配鹿角屑、硫黄，即可补肾壮阳，又能祛风湿、止痹痛，但补肾之力较弱，临床可加味应用。

037　天雄丸 （方6《圣济总录》卷九十二）

【组成】天雄（炮裂，去皮脐）一两　龙骨（烧）三分　桑螵蛸（微炒）半两　牡蛎（熬）二两

【制剂】上四味捣罗为末，酒煮面糊和丸，如梧桐子大。

【服法】每服二十丸，空心、食前盐汤下。

【功用】调补心肾，固精止遗。

【主治】虚劳，下焦冷气，少腹疼痛，小便滑数。

【按语】方以天雄为主，重在温肾壮阳；桑螵蛸补肾固精缩尿；龙骨、牡蛎专以涩精止遗，并与桑螵蛸相合以协调心

肾，除遗尿、遗精之症。本方以固涩为主，而温肾、补肾作用不强，是偏于治标之剂。

038　天雄散 (方1《太平圣惠方》卷七)

【组成】天雄（炮裂，去皮脐）　蛇床子　远志（去心）　菟丝子（酒浸三日，曝干，别杵为末）　肉苁蓉（酒浸一日，刮去皱皮，炙干）　五味子　麋茸（去毛，涂酥，炙微黄）　巴戟　杜仲（去粗皮，炙微黄，锉）

【制剂】上件药捣细罗为散。

【服法】每服二钱，食前，以温酒调下。

【功用】补肾阳，强腰膝，安心神。

【主治】肾脏虚损，腰膝无力，阳痿、遗精。

【按语】方用天雄配肉苁蓉、蛇床子、鹿茸、杜仲、巴戟天以补肾益精；五味子、菟丝子补肾涩精；远志宁心安神，与补肾药相合协调心肾。

临床可用于老人心肾阳虚之证，药性平和，可常服之。

039　天雄散 (方2《太平圣惠方》卷七)

【组成】天雄（炮裂、去皮脐）二两　远志（去心）　续断　蛇床仁　桂心　肉苁蓉（酒浸，去皱皮，微炙）　雄蚕蛾（微炒）　石龙芮各一两　菟丝子（酒浸三宿，曝干，别杵末）三两。

【制剂】上件药，捣细罗为散。

【服法】每服三钱，食前，以温酒调下。

【功用】补肾温阳。

【主治】肾脏虚损，阳痿。

【按语】本方是在上方的基础上，去五味子、巴戟天、杜仲、鹿茸，再加桂心、雄蚕、续断、石龙芮所成。功用、主治基本相同，前方重在补肾益精，本方偏于温肾壮阳。

040　天雄散 （方3《圣济总录》卷九十二）

【组成】天雄（炮裂，去皮脐）二两　桂（去粗皮）六两　白术（锉）八两。

【制剂】上三味捣罗为散。

【服法】每服一钱匕，温酒调下，空心食，一日三次。

【功用】温肾涩精。

【主治】肾脏虚冷，小便白淫。

【按语】白淫，即精滑，乃肾脏虚冷、精关不固所致。方以天雄、肉桂温肾壮阳；白术补脾益气，培育肾中精气，使肾阳恢复，达到涩精之目的。本方以温肾为主，如配伍补肾、涩精药以标本兼顾，则效果更好。

以上九方，均以天雄为主药，取其辛热之性，既可益火助阳，又能祛风散寒，作用全面，配合在不同方中，能补能泻，故以天雄命名，是补肾壮阳方中常用药物之一，尤其适用于肾阳虚衰，阴寒偏盛，或兼寒湿痹阻者。

041　无比薯蓣丸 （《备急千金要方》卷十九）

【组成】薯蓣二两　苁蓉四两　五味子六两　菟丝子　杜仲各三两　牛膝　泽泻　干地黄　山茱萸　茯神（一作茯苓）　巴戟天　赤石脂各一两。

【制剂】上十二味药为末，蜜丸，如梧桐子大。

【服法】每服二十至三十丸，日二次。忌醋、蒜、陈臭之物。

【功用】温阳益精，补肾固摄。

【主治】诸虚劳百损。

【按语】本方宗《金匮要略》肾气丸衍化而成。方中薯蓣，《本草纲目》谓能"益肾气，健脾胃"，可治虚劳百损，疗五劳七伤；配地黄、山萸肉培补真阴；肉苁蓉、菟丝子温补肾阳，以上水火并补，协调阴阳；杜仲、巴戟天助肉苁蓉、菟丝子补肾阳，与牛膝相配，且有壮健筋骨之功；五味子协地黄、山茱萸补真阴，得赤石脂犹有涩精止遗之妙；更配泽泻、茯苓泄肾浊、利水湿，合上药使之补中有泻，补泻并施。全方阴阳并补，温肾益精。临床用于肾阳不足，真阴内亏，封藏失职所致的头晕目眩、耳鸣腰痛、冷痹骨痛，或烦热有时、遗精盗汗、尿频遗尿，或带下清冷等症。原书加减"失性健忘加远志一两，体少润泽加柏仁一两"。

原书所引《古今录验》（已佚）"无比薯蓣丸"，较本方多石膏、远志、柏子仁、白马茎四味，其功用、主治与本方相似。《圣济总录》卷三十二中转载此方时，更名为"山芋丸"，又名"无比山药丸"，方中某些药量亦有变动，原书称该方可"补元脏，益阳气，轻身驻颜，壮气血"。

042　木瓜丸 (方1《御药院方》卷八)

【组成】牛膝（温酒浸，切，焙）二两　木瓜（去顶瓤，入艾叶一两，蒸熟）一枚　巴戟天（去心）　茴香（炒）　木香各一两　桂（去皮）半两

【制剂】上药五味，入熟木瓜并艾同杵千下，如硬更杵，蜜丸如梧桐子大。

【服法】每服二十丸，空心盐汤下。

【功用】补肾阳，壮筋骨。

【主治】腰痛。

【按语】本方所治之腰痛乃因肾阳不足，腰府失养所致。治宜补肾阳，壮筋骨。方中木瓜酸温，《本草拾遗》谓能"下冷气，强筋骨"；巴戟天、牛膝补肾阳，强筋骨；阳虚易致寒凝气滞，故辅以艾叶、肉桂、茴香、木香等温里散寒助阳，行气化滞止痛。全方温补为主，佐以行散，药物虽少，但配伍得当，临床可根据具体病情加减应用。

043　木瓜丸 (方2《普济方》卷三十三)

【组成】木瓜 (将硇砂十两研细，汤绢滤、澄清，石器煎成膏，后将木瓜刮去皮，切片，和硇砂拌匀，碗内蒸令熟，收藏用，每料用木瓜三两) 五枚　雀 (去头、足、肠，醋煮烂，砂盆研，布绞取肉，以硇、木瓜入干姜、椒末各二两，酒三升，慢火熬成膏用) 四十只　附子 (炮，去皮脐)　菟丝子 (酒浸三日焙末)　补骨脂 (炒)　沉香 (锉)　木香　天雄 (炮，去皮脐)　石斛 (去根)　苁蓉 (酒浸，焙干)　天麻 (酒炙)　蒺藜子 (炒去刺) 各二两　羌活一两半　茴香 (炒) 三钱

【制剂】上药除膏，捣罗为末，同为丸，如梧桐子大。

【服法】每服三十丸，煨姜盐汤下。

【功用】补虚壮元。

【主治】骨极腰脊痛 (风湿气衰)，不能久立，脑髓疼痛。

【按语】骨极，为六极之一。《诸病源候论·虚劳候》云"骨极，令人瘦削，齿苦痛，手足烦疼，不可以立，不欲行动"，是极度虚损之病证。本方所治骨极腰脊痛诸症，乃因风寒湿久痹，损伤肾元，精血亏虚所致。治宜壮元阳、益精血为主，兼以祛邪蠲痹止痛。

方中用雀肉、肉苁蓉、菟丝子、补骨脂补肾阳，益精血；石斛"补肾积精"；附子、天雄、茴香、沉香温肾助阳，诸药合则温补元阳而益精血，构成该方之主要部分。辅助部分则以羌活、蒺藜子、木瓜与附子、天雄相配，祛风散寒除湿，以祛邪；天麻味薄通利，善通经活络，"利腰膝、强筋力"(《开宝本草》)；木香辛温气香，长于行气宣滞止痛，共同增加主要药物的温补之力。综观全方，药物虽多，却不杂乱，以温补为主，配以行散，使元阳壮、精血充，而除痹痛。

044　木瓜丸 (方3《普济方》卷二二一)

【组成】木瓜 (宣州者，去瓤，剜作顶子) 二枚　硇砂 (绢袋贮在木瓜内) 半两　羊肾 (研，以上用好酒四升，银器内浸，候硇砂尽，去袋子，熬成膏)　雄雀 (去毛、嘴、爪、肠、肚、骨，研) 各一对　苁蓉 (酒浸一宿，切，焙) 二两　附子　沉香 (锉)　木香　茴香 (炒)　楝实 (锉，炒)　椒花　青皮 (去白，焙)　巴戟天　胡芦巴　槟榔 (锉)　桂 (去皮) 各一两。

【制剂】上药捣罗为末，以前四味膏和丸，如桐子大。

【服法】每服三十丸，空心盐酒下。

【功用】壮筋骨，和气血，补暖水脏。

【主治】腰膝无力，四肢困倦，腹胁冷疼。

【按语】本方治证属肾阳虚衰，精血不足，寒湿内蕴，气机阻滞。治宜温补肾阳为主，兼以逐寒湿，和气血。用羊肾、雄雀、肉苁蓉、巴戟天、胡芦巴补肾壮阳，暖腰膝，壮筋骨，且除胡芦巴外，均有益精血之功；巴戟天、胡芦巴并能逐寒湿。附子、肉桂、硇砂、茴香、椒花 (即花椒) 温肾助阳，散寒湿而止痛；木香、青皮、沉香及楝实行气止痛，其中楝实苦寒，又可缓解诸温药之燥性；木瓜、槟榔下气逐湿，并能引诸药下行。

三首木瓜丸，均为治疗肾阳虚腰痛、脚弱之方。在立法组方上也都以温补为主，兼以行散。由于木瓜"专入肝，益筋走血，疗腰膝无力，脚气，引经所不可缺"(《本草正》)，故以此药命名。其中方1药味较少，作用缓和，重在补肾阳，强筋骨，治疗肾阳不足之腰痛为主；方2、方3则药众效宏，温补、行散之力较强，且都有益精血之功，方2兼可祛湿通络，善治久病虚损，阳衰精亏之腰膝酸痛、痿软无力之候；方3散寒行气止痛作用较强，若寒凝气滞，腹胁冷痛者，用之尤宜，临床可随证选用。

045　木香丸 (《圣济总录》卷一八五)

【组成】木香半两　附子（炮裂，去皮脐）　巴戟天（去心）　茴香（慢火炒过）　莲实肉（用麸炒香，研）各一两　蛇床子（炒黄）一分。

【制剂】上件药，研为细末，糯米粥丸，如桐子大。

【服法】每服十丸，空心，盐汤食前下。

【功用】补肾壮阳。

【主治】元阳虚衰之阳痿不举，早泄遗精，女子宫冷不孕，少腹冷痛，小便频数不禁等。

【按语】方中巴戟天、蛇床子补肾壮阳；莲实肉（即莲子）益肾固精；附子、茴香温肾助阳散寒；木香行气化滞。诸药合用，共助补肾壮阳之功。凡元阳虚衰所致之阳痿、遗精、不孕等，皆可应用。

046　木香汤 (《圣济总录》卷五十二)

【组成】木香　沉香各半两　青橘皮（汤浸，去白，炒）京三棱（煨，锉）各一两　桂（去粗皮）　当归（切、焙）槟榔（锉）　厚朴（去粗皮，生姜汁炙）各三分

【制剂】上药八味，粗捣筛。

【服法】每服三钱匕，水一盏，生姜三片，枣二枚劈破，煎至七分，去滓温服。

【功用】温阳散寒，行气止痛。

【主治】肾脏虚冷，气攻腹中疼痛，两胁胀满。

【按语】肾阳不足，阴寒内攻，气机阻滞，而致腹中疼痛，两胁胀满。治宜温阳散寒，行气止痛。木香辛苦而温，善于行气止痛，并能温中散寒，专治气滞诸痛，对"寒冷结痛，尤其所宜（《本草正》），故作为君药；辅以沉香、肉桂，温肾助阳散寒；青皮、厚朴、三棱、当归行气活血止痛；佐以一味槟榔，取其苦泄性坠，下气破滞，并能引木香等辛香药下行，

正如《药品化义》所云"辛香属阳，阳则升浮，如中、下焦结滞，须佐槟榔坠之下行"。

全方具有较好温阳散寒、行气止痛作用，尤以行气止痛消胀之功为佳。适用于下焦虚寒凝滞，气机受阻的腹痛胀满。如阳虚寒象明显，见有畏寒肢冷、腰膝酸冷等症，可酌加补肾、温肾之药，以加强补益之功。

047　五子丸 （《永类钤方》卷十三引《澹寮方》）

【组成】菟丝子（酒蒸）　家韭子（炒）　益智仁　茴香（炒）　蛇床子（去皮，炒）各等分。

【制剂】上为细末，酒糊为丸，如梧桐子大。

【服法】每服七十丸，糯米饮或盐汤送下。

【功用】温补肾阳，固精止遗。

【主治】小便频数，时有白浊。

【按语】本方用菟丝子、炒韭子、益智仁、蛇床子补肾壮阳，固精止遗；茴香温肾助阳散寒。五药配伍，共奏温补肾阳、固精止遗之功。对年老体弱，肾阳虚衰，气化失常，封藏失司所致的尿频、尿浊、遗精等症，均有较好的疗效。

048　五精丸 （《普济方》卷三十二）

【组成】秋石（刚建者，人精）　鹿角霜（兽精）　茯苓（去皮，木精）　阳起石（石精）　山药（草精）各等分

【制剂】上为末，酒和丸，如桐子大。

【服法】每服五十丸，空心服。须常近火边使干燥，庶几服之，无变隔之患。

【功用】温肾壮阳，大补元气。

【主治】肾脏虚，痿弱。

【按语】本方由《三因极一病证方论》中的鹿角霜丸加减衍化而成。方中阳起石、鹿角霜温肾壮阳，补精益血；秋石助阳精，降邪火，归真阳，补益下元，《本草求真》誉之有"温

而不燥，润而不滞，清不损元，降不败胃"之妙。三药合用，既能温肾壮阳，又可补益精血。山药补脾，固肾益精；茯苓健脾，淡渗利湿，二者一守一走，使之补而不滞，利不伤阳。五药配伍，共奏温肾壮阳益精之功，使肾阳壮，精血足则元气充强，故原书谓本方"大补元气"。

临床可用于肾阳虚衰，精血不足所致之阳痿不举、遗精滑泄、羸瘦神疲等。但对阴虚火旺，湿热炽盛引起者禁用。

049　五味子丸 （方1《太平圣惠方》卷二十六）

【组成】五味子　白茯苓　巴戟各一两　车前子一两半
肉苁蓉（酒浸一宿，刮去皱皮，炙干）二两　菟丝子（酒浸三日，曝干，别捣罗为末）三两

【制剂】上件药，捣罗为末，炼蜜和捣三二百捣，丸如梧桐子大。

【服法】每服三十丸，空腹及晚食前，以温酒下。

【功用】温补肾阳。

【主治】五劳六极七伤，肾气不足致腰膝酸软，神疲乏力，阳痿遗精，小便频数等症。

【按语】五劳六极七伤，泛指气血阴阳、脏腑等诸多虚损病证。此方则主要针对肾脏虚，阳气不足而设。五味子善于补肾固精，《本草经疏》谓"五味子，主补肾，兼补五脏，肾藏精，精盛则阴强，收摄则真气归元，而暖丹田"，故作为君药；配伍巴戟天、肉苁蓉、菟丝子补肾壮阳益精；茯苓、车前子渗湿健脾，与诸补药配合，相反相成，共奏温补肾阳、益精气、复虚损之功。肾阳为一身阳气之本，肾脏充，则五脏之气皆旺，服本方有益于其他诸虚之复，故原方谓治"五劳六极七伤"。

五味子味酸收敛，性温而不热不燥，善固精止遗，且兼补肾宁心之功。肾藏精，心主神，"精之藏制虽在心，而精之主宰则在心，故精之蓄泄，无非听命与心"。肾阳虚衰，心神失

宁，封藏失司，主宰无权，则精气外泄、亏耗，治疗当补肾固涩，协调心肾。而本品既入肾"固精培髓"，又入心以安定心神，实有标本兼顾、心肾并调之效，故补肾壮阳方中常配此药。现代药理及临床研究表明，本品不仅能增强中枢神经的兴奋抑制过程的灵活性，促进兴奋与抑制的平衡，提高大脑的调节功能，而且直接具有增强肾上腺皮质功能的作用。此外，还能调节心血管系统血液循环，调节糖代谢，并促进基础代谢，提高体力及工作效力，改善智力、视力及听力等，对老年肾虚体力日衰、机能减退、智力下降等大有裨益。

因其味酸收敛，与一些辛温助阳散寒、行气止痛药配伍。一散一收，又可防止过于辛散而耗伤本已虚衰之阳气。

050　五味子丸（方2《圣济总录》卷五十二）

【组成】五味子　续断　牛膝（酒浸，切，焙）　杜仲（去粗皮，炙，锉）　附子（炮裂，去皮脐）　桂（去粗皮）　茴香子（炒）　白茯苓（去黑皮）　川芎　山芋　当归（切，焙）　槟榔（锉）　吴茱萸（汤洗，焙，炒）　细辛（去苗、叶）　青橘皮（汤浸，去白，焙）各一两

【制剂】上十五味，捣罗为末，酒煮面糊为丸，如梧桐子大。

【服法】每服二十至三十丸，空心盐汤下。

【功用】补肾温阳强腰，行气散寒止痛。

【主治】肾脏虚冷，腹胁疼痛胀满，非时足冷，阴痿，行步无力。

【按语】本方系由木香汤加味而成。五味子、山药补肾益精；杜仲、续断、牛膝补肾阳，强腰膝；附子、肉桂、茴香温肾助阳散寒；茯苓健脾渗湿，以助生化，配吴茱萸、细辛，以加强附、桂等温里散寒止痛之功；青皮、槟榔、川芎、当归行气血，消胀满，止疼痛。诸药合用，标本兼顾，补泻兼施，其作用较木香汤为强，并重在补肾助阳，故可治阳痿、腰膝无力

等症。

051 五味子丸 (方3《圣济总录》卷五十二)

【组成】五味子　菟丝子（酒浸，别捣）　鹿茸（去毛，酥炙）　巴戟天（去心）　肉苁蓉（酒浸，去皱皮，切、焙）　杜仲（去粗皮，炙，锉）各一两

【制剂】上六味，捣罗为末，炼蜜和丸，如梧桐子大。

【服法】每服二十丸，温酒或盐汤下，空心服。

【功用】补肾阳，益精气，强腰膝。

【主治】肾脏虚损，精气衰竭，阳道痿弱，腰膝无力。

【按语】本方组成药物均为补肾壮阳、益精气、强腰膝之品，药专力宏。适宜于肾阳虚衰，精气亏耗所致阳痿、腰膝酸痛无力等症。临床应用时，应酌加补阴之品，既可助阳气之生化，又能制药诸药之温燥，其效益彰。

052 五味子丸 (方4《普济方》卷四十二)

【组成】五味子　磁石（煅、醋淬七遍）　杜仲（去粗皮，炙，锉）　附子（炮裂，去皮脐）　茴香（炒）　青橘皮（汤浸，去白，炒）各一两　木香　龙骨（煅）各半两

【制剂】上药八味，为细末，酒煮面糊为丸，如梧桐子大。

【服法】每服三十丸，温酒下。

【功用】温肾固摄，交通心肾。

【主治】膀胱虚冷，小便频数。

【按语】五味子补肾益精固摄，有标本兼顾之效，故本方用为君药；杜仲、附子、茴香温肾散寒，加强补肾之功；磁石、龙骨合五味子宁心安神，交通心肾；青皮、木香理气，助肾与膀胱之气化。诸药配伍，温补与固摄并用，以兼顾标本；补肾与宁心兼顾，以协调心肾；补涩与行气共施，以助肾之气化。

临床上除用于肾阳虚弱，气化失常，膀胱约束无力所致的遗尿外，对神经衰弱所致的遗精、滑精、失眠等病情偏于虚寒者，亦甚为适宜。

053　五味子汤 (《三因极一病证方论》卷五)

【组成】五味子　附子（炮，去皮脐）　巴戟（去心）鹿茸（燎去毛，酥炙）　山茱萸　熟地黄　杜仲（制炒）各等分

【制剂】上锉散。

【服法】每服四钱，水盏半，姜七片，盐少许，煎七分去滓，食前服之。

【功用】补肾阳，益精血。

【主治】肾虚久卧湿地，腰膝重着疼痛，腹胀满，濡泄无度，行步艰难，足痿、清厥，甚则浮肿，面色不常，或筋骨并辟，目视𥉂𥉂，膈中咽痛。

【按语】本方主治证颇多，然其因皆缘于肾阳不足，精血亏虚，兼寒湿内侵。清厥在《杂病源流犀浊·诸疾源流》中云"肾虚即清厥"，又有"独指尖冷者，则名清厥"，其病因、症状与寒厥类似，乃肾阳虚愈所致。而目视𥉂𥉂即视物不清，则由精血亏虚，不能养目而成。治以补肾阳、益精血为主，兼以除寒湿。方用五味子补肾固精益髓，"精固则真气归元"；鹿茸、巴戟天、杜仲补肾阳，益精血，强筋骨；附子补火助阳，合巴戟天兼以散寒除湿；熟地黄、山茱萸滋肾阴，益精血，以"阴中求阳"，并制诸阳药之温燥。如此配合，温养兼顾，刚柔相济，则肾阳可复，精血得充，寒湿祛除，而诸症自愈。

054　五子衍宗丸 (《摄生众妙方》卷十一)

【组成】枸杞子　菟丝子（酒蒸，捣饼）各八两　北五味子（研碎）　车前子（扬净）各二两　覆盆子（酒洗，去目）

四两

【制剂】上药五味为细末，炼蜜为丸，如梧桐子大。

【服法】空腹时服九十丸，睡前服五十丸，温开水或淡盐水送下，冬月用温酒送下。

【功用】填精益髓，补肾固精。

【主治】肾虚精少，阳痿早泄，遗精、精冷，余沥不清，久不生育。

【按语】方中重用菟丝子、枸杞子补肾益精，其中菟丝子能扶阳，温而不燥；五味子、覆盆子益肾固精；车前子利水渗湿，使水窍常开，与补肾药相配，以泻助补。五药配合，重在补肾益精，补中有泻，相辅相成，加之五药皆用种子部分，故名五子衍宗丸。张时彻说："男服此药添精补髓，疏利肾气，不问下焦虚实寒热，服之自能平秘。旧称古今第一种子方，有人世世服此药，子孙蕃衍遂成村落之说。"

本方药性平和，宜于久服。临床可用于性神经衰弱和精子缺乏属于肾虚精少者。

055　五石黄芪丸 (《外台秘要》卷十七)

【组成】黄芪　紫石英　赤石脂　石硫黄　石斛　白石脂　白矾石　乌头（炮）　钟乳粉　川芎　防风　当归　人参肉苁蓉　附子（炮）　干地黄　白术各二两　桂心　干姜各四两枣百枚　细辛　茯苓　芍药　甘草（炙）各三两

【制剂】上药二十四味，草石分别捣筛，枣蜜和丸，如梧桐子大。

【服法】空腹酒下十丸，一日三次，渐加至三十丸。忌海藻、菘菜、猪肉、冷水、桃、李、雀肉、生葱、酢物、芜荑、生菜。

【功用】补虚壮元。

【主治】五劳七伤诸虚。

【按语】元气是人体之根本，元气充沛则脏腑经络等组织器官的活力旺盛，功能正常。若劳逸失调或久病耗损，则元气虚弱，机能下降，而形成诸虚之证。治宜大补元气。黄芪与人参相配，大补元气；元气根于肾，来源于先天，又赖后天之气的充养，故加紫石英、石硫黄、白矾石、白石脂、赤石脂、钟乳粉等诸石药及肉苁蓉、附子、桂心等补肾温阳；石斛、干地黄、芍药滋肾益阴，以补先天元气；用白术、茯苓、甘草、大枣合人参、黄芪补脾益肺，顾后天以充先天。另有乌头、干姜、细辛、防风温阳散寒；川芎、当归调气和血。

　　综观全方，肺脾肾并补，而以补肾为主；补中兼行，以行助补。诸药配伍得当，故"用之甚验"。本方以黄芪补元气，五味石药温补肾阳为主，故名五石黄芪丸。《备急千金要方》有一同名方，但少诸石药及白术，而增羊肾、羌活，其补肾壮阳作用减弱，但因无石药碍胃之弊，故可常服。

　　本方因金石之品不易消化，故不宜多服、久服。服药期间应忌滋腻、生冷、辛辣之品。

056　牛膝丸 （《圣济总录》卷五十二）

　　【组成】牛膝（去苗，切，酒浸，焙）　附子（炮裂，去皮脐）　补骨脂（炒）　桂（去粗皮）　萆薢　当归（切，焙）川芎　山茱萸　石斛（去根）　断续　细辛（去苗、叶）　木香（炮）各半两

　　【制剂】上药十二味，捣罗为末，炼蜜和丸，如梧桐子大。

　　【服法】空心，盐汤下三十丸。

　　【功用】温元阳，补肝肾，除痹痛。

　　【主治】肾脏虚冷，气攻心腹疼痛及腰膝冷痹，眼花耳鸣，四肢沉重，食减色昏。

　　【按语】本方所治乃肝肾亏虚，元阳不足，风寒湿邪痹阻所致。牛膝补肝肾、强筋骨为君药，配伍补骨脂、续断补肾强腰；山茱萸、石斛补肝肾，益精血，助元阳、附子、肉桂温肾

助阳，散寒除湿；细辛、川芎、当归、萆薢、木香祛风除湿，行气活血。诸药配伍，标本兼顾，攻补并用，温元阳，补肝肾，祛寒湿，行气血，除痹痛。

057 牛膝酒 (《圣济总录》卷八十九)

【组成】牛膝 山芋 川芎各三两 附子（炮裂，去皮脐） 巴戟天（去心） 五味子 黄芪 山茱萸 人参各二两 五加皮 肉苁蓉（酒洗） 生姜 防风（去叉）各二两半 茵芋 生地黄各一两 蜀椒（去目并闭口，炒出汗）半两 磁石（醋煅，淬）一两半

【制剂】上药十七味，㕮咀，贮于生绢袋，用无灰酒三斗浸之。

【服法】秋冬七日，春夏三日，每服半盏，不拘时频温饮之，常令有酒气。

【功用】温补下元。

【主治】虚劳，腰膝疼痛。

【按语】本方药物可分为扶正与祛邪两组。用牛膝补肝肾，强筋骨；巴戟、肉苁蓉、磁石与附子补肾温阳；五味子、山药、山茱萸、生地补肾益阴；人参、黄芪大补元气。诸药合之，则温补下元，强壮筋骨，扶正以治其本。用防风、五加皮、生姜、茵芋、川芎诸辛温之品祛风除湿，散寒止痛，祛邪以治其标。此为标本同治之方。

058 牛膝煎丸 (《博济方》卷二)

【组成】牛膝（去苗，切作细段，用好酒浸三日，取出细研，如面糊，用酒于钢、银、磁器内，慢火熬成膏为度）五两 虎骨（狗骨代，酥炙黄色） 川芎 附子（炮，去皮脐）各三两 补骨脂（炒） 胡芦巴 肉苁蓉（酒浸三日，细切，焙）各四两 巴戟天（去心，生用） 仙灵脾（去茎，生用）各一两。

【制剂】上药八味，捣罗为细末，用牛膝膏和合，入臼杵，令软硬得所，丸如小弹子，如是难丸，更入少多熟蜜同丸。

【服法】每日早晨及夜卧温酒化下一丸，嚼下亦得。

【功用】温补下元，强健筋骨，祛风止痛。

【主治】男子下元虚冷伤惫，筋骨衰弱，遍身瘾疹及风气上攻下疰（通"注"），疼痛不可忍。

【按语】元阳虚衰，卫外不固，风邪乘袭，客于肌肤与皮毛腠理之间而起遍身瘾疹（即荨麻疹），流注肢体关节，则关节疼痛不可忍，屈伸不利。治当温补下元为主。元阳壮，则一身阳气皆旺，而邪不可干，风邪得祛。

方用补骨脂、胡芦巴、肉苁蓉、巴戟天、仙灵脾温补元阳，兼强筋骨、祛风湿、止痹痛；附子温阳散寒止痛；狗骨"追风定痛"，善治历节风痛，与牛膝相配，能补益肝肾，强健筋骨；配川芎行气活血，祛风止痛。故原注云"志意服一月，永无风气攻疰及瘾疹，自然肢体安畅"。本方对风湿性关节炎、类风湿性关节炎等病久体虚者尤为适宜。

059　丹砂椒方 （《圣济总录》卷一八七）

【组成】丹砂（细研，水飞过）一两　白茯苓（去黑皮，取末）　人参末各一两　蜀椒（去目并闭口者）半斤

【制剂】上四味用好酒三升，于新瓷器内，向太阳，三伏热时，一处用竹杖搅，令酒浸干为度。

【服法】每日早晨服二七粒，冷水或温酒下。

【功用】暖水脏，明耳目，驻颜色。

【主治】肾阳虚衰，精神亏耗，头晕目眩，耳鸣耳聋，精神萎靡，腰膝酸冷。

【按语】方中重用蜀椒，为纯阳之物，能"入右肾命门，补相火元阳"；人参大补元气，并可助精养神。二药合用，则温肾壮元。白茯苓与人参相伍，可益气健脾养神，补后天以充

先天；丹砂（即朱砂）"养精神，安魂魄，益气明目"（《本
草经疏》）。四药相合，具有补肾阳、养精神、明耳目之功，
以驻颜色。

060　乌头丸（《博济方》卷二）

【组成】川乌头（用水浸二七日，每日三度换水，日满取
出黑皮，并脐尖切作柳叶片。入牵牛子一合，同炒，候香熟，
即去牵牛子不用）一斤　蘹香子（炒，另杵为末）　陈橘皮
（酒浸）各二两　青盐（另研）　蜀椒（拣去子）　牛膝（细
切，以好酒浸一七日，烂研）各五两

【制剂】上用牛膝膏和匀，入臼再捣千下，丸如桐子大。

【服法】每日空心，盐汤、温酒任下十丸至二十丸。

【功用】补肾阳，散寒邪，壮筋骨，缩小便。

【主治】腰膝冷痛，小便频数等症。

【按语】"腰痛，精气虚而邪客病也……"本方所治腰痛，
既有肾阳不足，精血亏损，不能温煦、濡养筋脉；又复风寒外
侵，留滞经脉，气血不和，内外相引而致。方中以大辛大热之
乌头为主，能回阳逐寒，其止痛力极强，并配以蜀椒、茴香、
陈皮以理气散寒，加强乌头散寒止痛作用；牛膝既补益肝肾，
强壮筋骨，又可与理气之品一起调畅气血，有利于寒邪的祛
除；青盐咸寒，能"助水脏，益精气"，防止诸药过于温燥伤
阴之弊，并作引经之用。

本方以温肾散寒止痛为主，临床应用当兼顾其本，配伍补
肾之品。

061　乌头煎丸（《普济方》卷二二一）

【组成】乌头（水洗令透、软，去皮脐，细切，用好烟三
升，熬烂，更细研成膏）五两　木瓜（下剜，去瓤核，将艾
捣末，入瓜内填实，熬令熟烂，研）三枚　牛膝（去苗酒浸，
焙干）　羌活　巴戟（去心）　苁蓉（酒浸，切，焙）各一两

半 青盐（研） 青皮（去白，焙） 蘹香子（炒） 狗脊（去毛） 萆薢各二两

【制剂】上十味捣罗为末，入前二味膏中和匀，丸如桐子大。

【服法】每服三十丸，空心，温酒、盐汤任下。

【功用】补肾温阳，强壮筋骨，祛除风湿。

【主治】下元风冷，流注腰膝，行步不能，状似软风。

【按语】本方是在上方的基础上，加用狗脊、巴戟天、肉苁蓉等药，以加强补肾强腰之功；用木瓜、羌活、萆薢以祛风湿，是一张扶正与祛邪并用之方。其作用比前方为强，又名牛膝煎丸。

软风，即四肢不举之称。由于痹证日久，肾阳不足，筋骨关节活动不利，故状似软风。

062 巴附丸 （《圣济总录》卷五十二）

【组成】胡芦巴一两半 附子（炮裂，去皮脐） 硫黄（研）各一两 蘹香子（炒）三分 槟榔（锉） 桂（去粗皮）各半两

【制剂】上六味研末和匀，酒煮面糊丸，如梧桐子大。

【服法】每服二十至三十丸，温酒或盐汤下，空心，日午临卧服。

【功用】补火温阳逐寒。

【主治】肾脏虚冷，腹胁胀满。

【按语】肾阳虚衰，阴寒内盛，非大辛大热不足以复其阳，除其寒，故本方集胡芦巴、附子、硫黄、肉桂、茴香诸温热之品以补火温肾，助阳散寒；配伍槟榔辛散苦泄，行气消胀，并引诸药下行。全方六味，均为温热之品，有较强的补火温阳逐寒作用。

063　巴戟丸 (方1《太平圣惠方》卷九十八)

【组成】巴戟　石斛（去根，锉）　补骨脂（微炒）　桂心　附子（炮裂，去皮脐）　川椒红（微炒）　木香　诃黎勒皮　肉苁蓉（酒浸一宿，刮去皱皮，炙干）　槟榔各一两

【制剂】上件药，捣罗为末，用白羊肾七对，去筋膜，细切，以酒五升，熬令熟烂，研，拌和药末，捣三五百杵，丸如梧桐子大。

【服法】每日空心，以温酒下三十丸，盐汤下亦得。

【功用】补火助阳，散寒行气。

【主治】虚冷气。

【按语】本方用巴戟天、石斛、肉苁蓉、补骨脂、羊肾、附子、桂心、川椒红（即花椒）等补火益精，助阳散寒；配合木香、槟榔行气化滞。诃黎勒皮有涩肠止泻，下气消胀之功，与补益药配伍可助其补火暖脾止泻；合木香等能增强行气作用。因此，本方是一首温补兼行散之剂，适用于肾阳不足，命门火衰，兼虚寒凝滞之证。临床见有畏寒神疲，腰酸肢冷，阳痿，不思饮食，腹痛腹泻等症均可应用。

064　巴戟丸 (方2《太平圣惠方》卷九十八)

【组成】巴戟　鹿茸（去毛，涂酥，炙微黄）　蛇床子　远志　薯蓣　熟地黄　山茱萸　附子（炮裂，去皮脐）　补骨脂（微炒）　菟丝子粉　肉苁蓉（酒浸三宿，刮去皱皮，炙干）　白茯苓　桂心　硫黄（研，水飞）各一两

【制剂】上药为末，入硫黄内研令匀，炼蜜和捣三二百杵，丸如桐子大。

【服法】每服三十丸，渐加至四十丸，空心温酒下。

【功用】补命火，壮元阳，益精血。

【主治】下元虚冷，颜色萎黄，肌肤羸弱，腰膝无力。

【按语】本方在《金匮要略》肾气丸的基础上，减去泽

泻、丹皮之"泻",加巴戟天、鹿茸、肉苁蓉、菟丝子、补骨脂、硫黄、蛇床子等温补之品,大大增强了补火壮阳益精的作用。并用远志协调心肾。全方温补之力颇强,适用于肾阳不足,命门火衰之证。临床以腰膝酸痛无力,精神萎靡,面色㿠白或萎黄,阳痿精冷等为应用要点。

065　巴戟丸 (方3《太平圣惠方》卷九十八)

【组成】巴戟　肉苁蓉 (酒浸一宿,刮去皱皮,炙干)石斛 (去根,锉)　鹿茸 (去毛,涂酥,炙微黄)　附子 (炮裂,去皮脐)　熟干地黄　菟丝子 (酒浸三日,曝干,别捣为末) 各一两　薯蓣　牛膝 (去苗)　桂心　山茱萸　泽泻　远志 (去心)　黄芪 (锉)　人参 (去芦头)　槟榔　牡丹皮木香　仙灵脾　蛇床子　枳壳 (麸炒微黄,去瓤)　白茯苓覆盆子　续断各三分

【制剂】上药为末,炼蜜和捣三五百杵,丸如梧桐子大。

【服法】每服二十丸,渐加至三十丸,空心,以盐汤下,温酒下亦得。

【功用】补火壮元,益精强腰。

【主治】丈夫下焦久积风冷,肾脏虚乏,腰膝酸疼,小便数,阳道衰,不能饮食,面无颜色,筋骨痿弱,起坐无力,膀胱虚冷,脐腹胀急。

【按语】本方系由《金匮要略》肾气丸加味而成。与上方相比,改用硫黄、补骨脂,为仙灵脾、续断、覆盆子、牛膝、石斛等补肾益精强腰之品;配伍人参、黄芪补脾益肺,培补元气;用木香、槟榔、枳壳等行气滞,消胀满。其补泻之功均较上方为强,补中寓泻,以泻助补,相辅相成。全方温而不燥,滋而不腻,故"久服驻颜色,养精志"。

066　巴戟丸 (方4《太平圣惠方》卷九十八)

【组成】巴戟　硫黄 (细研,水飞过)　桂心　补骨脂

（微炒）　附子（炮裂，去皮脐）　胡芦巴（微炒）　川椒红
（微炒）　硇砂（细炒）　肉苁蓉（酒浸一宿，刮去皱皮，炙
干）　吴茱萸（汤浸七遍，焙干，微炒）　木香各一两

【制剂】上药为末，入研了药令匀，以羊肾三对，切去筋
膜，好酒三升，熬令稠烂，研，和诸药末，捣三二百杵，丸如
梧桐子大。

【服法】每日空心，以温酒下三十丸。

【功用】补火温阳，散寒除湿。

【主治】下元虚惫，脐腹疼痛，小便滑数，面色萎黄，手
足常冷，饮食无味，四肢少力。

【按语】本方与方1治证相似，然本方所治阳衰寒凝湿滞
之象更为显著，故除用方1中的大部分药物（仅缺石斛、诃黎
勒皮、槟榔三味）外，又加硫黄、胡芦巴、吴茱萸及硇砂，
以补火助阳，温里逐寒除湿，从而增强了温散之力。临床除用
于上述病证外，还可用于肾脏虚冷、命门火衰所致的虚寒
疝痛。

067　巴戟丸 （方5《圣济总录》卷五十一）

【组成】巴戟天（去心）　菟丝子（酒浸，别捣，焙）
干姜（炮）　桂（去粗皮）各一两　熟干地黄（焙）　五味子
肉苁蓉（酒浸，切，焙）各二两半　黄芪（锉）一两三分
牛膝（酒浸，切，焙）　附子（炮裂，去皮脐）各一两半　牡
蛎（煅）半两　白术二两

【制剂】上十二味，捣罗为末，炼蜜和丸，如梧桐子大。

【服法】每服三十丸，空心，食前，温酒下。

【功用】补火暖土散寒。

【主治】肾脏虚冷中寒，脐腹急痛，小便频数，面色
昏浊。

【按语】此方是由方3减去"泻"药而成。专以补肾壮
阳，并配干姜、白术兼以温中散寒，加强温肾助阳之功。

068　巴戟丸 （方6《圣济总录》卷五十一）

【组成】巴戟天（去心）　干姜（炮）　沉香　附子（炮裂，去皮脐）　木香　桂（去粗皮）　肉苁蓉（酒浸，切，焙）　蘹香子（炒）　牛膝（酒浸，切，焙）各半两　硇砂（浆水飞过，别研）一分

【制剂】上药十味，捣研为末，猪肾一对，湿纸裹煨熟，薄切作片，入盐一分，无灰酒少许，同研烂，和药末为丸，如梧桐子大。

【服法】每日空心，日午临卧服，盐汤或温酒下三十丸。

【功用】补下元，散寒降逆。

【主治】肾虚中寒气。脐腹冷痛，胀闷不适，脚膝酸软，小便频数等。

【按语】此与上方均治"肾虚中寒"，然上方阳气虚衰明显，故重在补火暖土以散寒；而本方阴寒凝结较甚，且兼寒气上逆，因此散寒行气降逆作用较强。本方除用巴戟天、肉苁蓉、附子、桂心、干姜、猪肾、牛膝等补肾温阳散寒外，并用沉香、木香温中行气，散结消胀；硇砂逐沉寒痼冷，止痛下气。诸药合用，成为一首补肾温阳、散寒降逆之方，使肾阳复，寒气散，气机畅而痛逆自平。

069　巴戟丸 （方7《圣济总录》九十二）

【组成】巴戟天（去心）　杜仲（去粗皮，炙，锉）各一两半　肉苁蓉（酒浸，去皱皮，切，焙）二两　牛膝（去苗，同苁蓉酒浸）　山芋　续断　蛇床子　白茯苓（去黑皮）远志各一两　菟丝子（酒浸，焙，别捣）　山茱萸　五味子各一两一分

【制剂】上药十二味，捣罗为末，炼蜜和杵数百下，丸如梧桐子大。

【服法】每服三十丸，空心温酒下，日晚再服。

【功用】补肾阳，强筋骨，固精气。

【主治】虚劳，肾气虚衰，小便白浊，阴囊湿痒，羸瘦多忘，面无颜色。

【按语】本方用巴戟天、肉苁蓉、菟丝子、续断、牛膝补肾壮阳，强健筋骨；山药、山茱萸、五味子补肝肾，益精血，并能固涩精气；茯苓、远志合五味子安神宁志，协调心肾；茯苓合牛膝，又能利湿浊，通水道，与诸补涩药配伍，使精窍固而水道畅，小便复常，湿痒自除。

070　巴戟丸 （方8《圣济总录》卷一八六）

【组成】巴戟天（去心）　羌活（去芦头）　独活（去芦头）　薇香子（炒）　白茯苓（去黑皮）　人参　枳壳（去瓤，麸炒）　木香　桂（去粗皮）　槟榔（生锉）　牛膝（去苗，酒浸，焙）　当归（切，焙）　半夏（汤浸七遍，焙）　厚朴（去粗皮，生姜汁涂，炙）　草豆蔻（去皮）　附子（炮裂，去皮脐）　沉香（锉）　白附子（炮）　天麻　肉豆蔻（酒浸二宿，焙）　荜茇　蜀椒（去目及闭口者，炒出汗）　京三棱（炮，锉）　甘草（炙）　陈橘皮　（汤浸，去白）　白豆蔻（去皮）各一两

【制剂】上件药，捣罗为细末，炼蜜和丸，如梧桐子大。

【服法】每日空心，温酒及盐汤下三十丸。

【功用】补虚冷，暖下元，壮脚膝，明耳目。

【主治】下元虚冷，耳鸣耳聋，腰膝酸冷疼痛等。

【按语】本方组成大致可分五类：一类是用巴戟天、肉苁蓉、附子、肉桂、人参温补肾阳，培壮元气；二类是用蜀椒、荜茇、茴香合附、桂温中助阳，散寒止痛；三类是用白豆蔻、草豆蔻、半夏、厚朴、陈皮、木香、枳壳、沉香化湿行气；四类是用羌活、独活、白附子、天麻祛风除湿；五类是用三棱、当归、牛膝活血通络，与羌、独等合用以止痹痛。五类药物合用，重在补暖下元、散寒助阳，兼以行气活血、祛风除湿、通

络止痛。元阳壮，阴寒散，则一身阳气皆旺，使气血调畅，诸邪可祛。

临床用于元阳不足，寒湿内困，风湿痹阻证。临床可见腰膝冷痛，精神萎靡，畏寒肢冷，形瘦无力，耳鸣耳聋等症。由于药物较多，具体应用时可酌情加减。

071　巴戟丸（方9《鸡峰普济方》卷四）

【组成】巴戟　菟丝子　石斛　牛膝　松子　人参　桂心　羌活　附子　白茯苓各一两　钟乳粉　云母粉　肉苁蓉　熟干地黄各二两　甘菊花　五味子　防风各三分

【制剂】上药为细末，同研了药令匀，炼蜜和丸，杵五七百杵，丸如梧桐子大。

【服法】每服三十丸，空心及晚食前，以温酒下。

【功用】温补下元，兼以祛风。

【主治】虚劳羸瘦，下元冷惫，脚膝无力，风气相攻。

【按语】本方是一首温补下元，兼以祛风之剂。方中除用一些常用的补肾阳之品外，还配有钟乳粉和云母粉，二药都能补命门之火，加强温补下元之力。另用辛温之羌活、防风祛风止痛；松子甘温，《日华子本草》谓能"逐风痹寒气"。甘菊甘凉，既可助羌活、防风、松子祛风，又能缓诸温药之燥性。正如《本草便读》所云："甘菊之用，可一言以蔽之，曰疏风而已，但有香材无不辛燥者，惟菊不甚燥烈，与羌麻等辛燥者不同，故补肝药中可相须而用也。"五味子既与熟地、石斛为伍，以补肾益阴而助阳；又可与羌活、防风等发散药相配，散收并用，相互制约，防止过于发散，而耗散本已虚弱之阳气。

全方以温补为主，兼以发散。临床可用于肾阳不足而兼风邪外袭之腰膝无力、肢体酸痛，兼恶风头痛、身疼肢冷等症。

072　巴戟丸（方10《类编朱氏集验医方》卷八）

【组成】川楝子（去核）　胡芦巴（炒）　白姜（炮）　川

椒（炒）　茴香　川牛膝（酒浸，焙）　破故纸（炒）　山药
木通　肉桂（去皮）　牡蛎（煅）　附子（炮去皮脐）　赤石脂

【制剂】上药十三味，等分为末，酒糊为丸，如梧桐
子大。

【服法】每服五十丸，空心盐汤、温酒任下。

【功用】温补真阳，逐散阴寒。

【主治】诸虚不足，真阳衰惫。腰膝酸痛，脐腹胀急冷
痛，倦怠乏力，饮食不思，筋骨痿弱，起坐无力。

【按语】本方是在《金匮要略》乌头赤石脂丸基础上衍化
而成。以肉桂易乌头，并加茴香温阳逐寒；配巴戟天、胡芦
巴、破故纸、山药以增温补真阳之功，使真阳振奋而阴霾消
散。另加川楝子，与茴香相合行气止痛；川牛膝、木通利湿
浊，通血脉，以助逐寒之力。由于方中诸多辛热散寒之品，恐
过于辛散耗气，故用赤石脂、牡蛎以固涩敛阳，使散寒不耗
阳，补阳不敛邪，相反相成，此乃配伍之妙，用于阴寒虽盛而
真阳衰惫诸证，并根据不同病证适当加减。如原书云："肾厥
（下虚上实，肾气厥逆）头痛，加川芎；肺虚咳唾加五味子、
款冬花；背膊（上肢或前臂部）劳倦，加沉香；脾胃不和，
加荜澄茄；虚证寒热，加蜀漆叶；心神不宁加龙齿、酸枣仁
（炒，去皮壳）"。

073　巴戟散（《博济方》卷五）

【组成】紫巴戟（穿心者，以陈粟米同炒，令黄色佳）
香白芷（锉碎，微炒）各半两　蛮姜末一钱

【制剂】上药三味同为细末。

【服法】每服二钱，用猪石子一对，去筋膜，每石子一
个，入末一钱，用湿纸裹煨热，趁热去纸。先以口承石子热
气，口中有涎即吐出，候冷，即可细细嚼服之。

【功用】补肾温阳，引火归原。

【主治】元脏虚冷，上攻口疮。

【按语】口疮一病，多由心脾积热，熏蒸口舌所致。然亦有因命门火衰，虚火上浮，损伤颊内而成者。其溃烂斑点散在，反复发作，表面黄白色，周围色淡红；兼神疲乏力，腰膝酸软，舌淡苔少，脉虚弱。诚如《景岳全书》云："凡口疮六脉虚弱，或久用寒凉不效者，必系无根之火……"治宜补肾温阳，引火归原。本方即为虚寒口疮而设。方中巴戟天、猪石子（即豚卵）俱为甘温之品，能壮元阳，补命火而引火归原；蛮姜（即高良姜）辛温，温里散寒止痛，以助补火之功，合之以治本；复加白芷辛温芳香，善行头面，祛风消肿，止痛疗疮。四药配伍，使下元壮，上浮之虚火以归下原，则口疮得愈。

有研究认为，口疮病理有细胞免疫反应的参与，而巴戟天等补肾阳药有一定的调整免疫功能作用，其治疗口疮是否与此作用有关，值得进一步研究。

临床如加用肉桂，其效更佳。

074 巴戟天丸 (方1《圣济总录》卷五十二)

【组成】巴戟天（去心）　补骨脂（炒）各半两　附子（炮，去皮脐）　蘹香子（炒）各半两

【制剂】上药四味为末，用酒熬一半成膏，一半杵和丸，如梧桐子大。

【服法】每服二十丸，空心食前盐汤下。

【功用】温补肾阳。

【主治】肾脏虚冷，体羸瘦，骨痿，腰脚疼痛，脐腹冷痛，饮食无味，行坐无力，夜多梦泄，耳内蝉鸣。

【按语】本方用巴戟天、补骨脂补肾，益精，健骨；附子、茴香温肾散寒。四药相合，温补结合，则肾阳可复，阴寒得散，临床可根据具体病证酌配其他药物，以加强疗效。

075 巴戟天丸 （方2《圣济总录》卷一八五）

【组成】巴戟天（去心，微炒） 山茱萸 龙骨（研如粉） 肉苁蓉（酒浸，研如膏） 韭子（微炒） 附子 （炮裂，去皮脐）各一两 补骨脂（炒） 蘹香子（炒）各二两

【制剂】上药除膏外，捣为末，渐次入苁蓉膏内研匀，次入枣肉，丸如梧桐子大。

【服法】空心盐汤下，或温酒下十五丸至二十丸。

【功用】暖下元，益精髓。

【主治】肾阳亏损，精髓不足诸症。

【按语】本方在上方药物基础上，又加肉苁蓉、山茱萸、韭子和龙骨四药，从而增强前方补肾壮阳、益精固涩的作用。适用于肾阳不足，命门火衰所致腰膝酸冷、阳痿、早泄之证。

以上诸方均以巴戟天为君，属甘温质润之品，温而不燥，能壮阳益精、强健筋骨，是治疗肾虚阳痿、不孕、遗尿、腰痛、骨痿等证的常用要药。尤其是其兼辛味，又善祛风湿，除痹痛，故为肾阳不足、寒湿痹阻所致腰膝疼痛等症的必用之品，有标本兼顾之效。如《本草求真》所云："巴戟天，据书称为补肾要剂，能治五劳七伤，强阴益精，以其体润故耳。然气味辛温，又能祛风除湿，故凡腰膝疼痛，风气脚气水肿等症，服之更为有益。"

药理研究表明，本品有类皮质激素作用，能促进肾上腺皮质激素分泌，并有降压作用；动物实验发现，它可使大鼠肾上腺皮质囊状带有一定程度变化，抗坏血酸、脂类均有不同程度减少，碱性磷酸酶反应增高，肝糖原含量增加。此外，还有一定的安定与利尿作用。

076 双补丸 （《类编朱氏集验医方》卷八）

【组成】熟地黄（补血）半斤 菟丝子（补精）半斤

【制剂】上药二味，酒糊丸，如梧桐子大。

【服法】每服五十丸。

【功用】平补阴阳。

【主治】下部弱，肾水冷。

【按语】本方药仅二味，熟地滋肾阴，养精血，且其性微温，为"阴中之阳"，故能补肾中元气；菟丝子补肾阳，益精气，且味甘性平，又能补肾阴。二药配伍，阴阳双补，精血并益，故名"双补"，温而不燥，平补肾之阴阳精血。

临床适用于肾虚腰痛酸软，耳鸣健忘，阳痿、遗精等症。由于本方药味较少，临证酌情加味，以增强疗效。原方后云："心气烦躁不得眠，煎酸枣仁汤下；如气不顺，沉香汤下；小便少，车前子汤下；小便多，益智仁汤下；常服，人参汤下。"可资参考。

五　画

077　玉女砂 (《奇效良方》卷二十一)

【组成】好辰砂（夹绢袋盛者，块大打令稍小，惟红者为上，添砂添药）八两　吴茱萸　菟丝子　杜仲　金毛狗脊（去毛）　熟地黄　五味子　人参　瓦松（古屋瓦上青毛，焙干，去土）　肉豆蔻（面包煨）　桑寄生　萆薢　巴戟（去心）　芍药　黄芪　牡丹皮　肉苁蓉　当归　茯神（去木）　茴香（焙）　远志（去心）　山茱萸（去核）各一两

【制剂】上药二十一味，装在一斗瓶内，着童子小便五七升，将砂袋悬胎挂瓶内，如煮酒法，于锅内着水，亦悬药瓶于锅内，桑柴或间松柴煮五日夜，火不要急，小便不住忖添，煮令干，日足取出，将砂袋以温水涤十余次，又换温水浸半日，弃药不用辰砂，又洗三二次，糯米团子和丸。

【服法】空心用枣汤下五粒或十粒。

【功用】温补肾元，益气养血，安定心神。

【主治】诸虚百损。

【按语】此方用巴戟天、肉苁蓉、菟丝子、杜仲、狗脊、桑寄生温补肾阳，强壮筋骨；熟地、山萸肉、五味子滋补肾阴，以促阳之化生；吴茱萸、肉豆蔻、茴香温里散寒而助阳气，诸药相合，以补暖下元为主。人参、黄芪、当归、芍药以及熟地益气养血；而山萸肉、五味子、芍药皆酸涩之品，除有补阴血作用外，尚能固阳气、敛阴液而止汗。丹皮与芍药相配"善泻阳中之火"，其苦寒之性又能缓诸药之温燥；用辰砂、茯神、远志与人参、五味子等药配伍，可益气养心安神，心神得安，则五脏六腑皆安。萆薢、瓦松利湿浊，与诸补药相配，

使补而不滞湿，合丹皮共有以泻助补之效。诸药配伍，具有温补肾元，益气养血，安定心神之功。适用于元阳不足，气血亏虚，心神失养之证。临床可见腰膝酸痛，畏寒肢冷，头晕目眩，耳鸣，面色萎黄，精神萎靡或见自汗、盗汗等症。

妇女产后"百节空虚"，故"产后诸虚尤服"。

078　玉真丸（《圣济总录》卷一八五）

【组成】龙骨　菟丝子各八两　鹿茸六两　韭子四两半

【制剂】上药四味，捣末，蜜丸如小豆大。

【服法】每服七丸，温酒下，日再服。

【功用】补肾阳，固精气。

【主治】风湿劳气，腰膝酸疼，遗泄，早衰发白。

【按语】方用鹿茸、菟丝子、韭子补肾阳，益精血为主，以治肾虚之本；配以龙骨收涩固精，兼以安神定志、交通心肾，治遗精、滑泄之标。全方药物虽少，但标本兼顾，使精血得充，肾阳可复，诸症皆除。故原注云："补中安神，固元气，黑髭鬓，悦颜色。"

079　玉霜丸（方《太平惠民和剂局方》卷五）

【组成】天雄（长大者，以酒浸七日了，掘一地坑，以半秤炭火烧坑通赤，速去炭火令净，以醋二升泼于地坑内候干，乘热便投天雄在内，以盆合土拥之，经宿取出，去皮脐）十两　磁石（醋淬七次，更多为妙）　朱砂（飞研）　泽泻（洗，酒浸一宿，炙）　牛膝（去苗，酒浸焙干）　石斛（去根，炙）苁蓉（去皮，酒浸一宿，炙干）　巴戟（穿心者）各二两　茴香（炒）　肉桂（去粗皮）各一两　家韭子（微炒）　菟丝子（酒浸一伏时，蒸过日干，杵罗为末，去轻浮者）各五两牡蛎（火煅，捣为粉）　紫梢花（如无，以木贼代之）各三两鹿茸（用麻茸连顶骨者，先溧去毛令净，约三寸以来截断，酒浸一伏时，慢火炙令脆）半两　白龙骨（粘石者，细研如粉，以

水飞过三度，日中晒干，用黑豆一斗，蒸一伏时，以夹绢袋盛，日晒干）

【制剂】上件十六味，捣罗为细末，炼酒、蜜各半和丸，如梧桐子大。

【服法】每服三十丸，空心晚食前温酒下。

【功用】秘精坚髓，强壮筋骨，壮阳延寿。

【主治】真气虚惫，下焦伤竭，脐腹弦急，腰脚软痛，遗沥失精，大便自利，小便滑数，肌肉消瘦，阳事不举。

【按语】本方治证属肾精不足，而偏于肾阳亏损。方中重用天雄与肉桂、茴香相配，以温肾助阳、散寒止痛为主；配以鹿茸、苁蓉、巴戟、韭子补肾益精；菟丝子、紫梢花既可加强前药的补肾壮阳之功，与龙骨、牡蛎相伍又可收涩精气；用牛膝、石斛补肾强腰，这是方中的主要部分，补涩并用，以固涩精气。除外，用丹砂安神，磁石聪耳，泽泻利湿，使补中寓泻，相辅相成，共起秘精坚髓、强壮筋骨、壮阳延寿之功。故原注云："久服续骨联筋，秘精坚髓，延年保命，却老还童，安魂定魄，换肌秘气，轻身壮阳，益寿住世。"

临床可治疗老人肾阳虚衰，精血不足，眩晕疲乏，筋骨无力等症。如果出现亡血盗汗，精神困倦，面色枯槁等阴伤较重者，也可配合滋养肾阴药，以阴阳并补。

080　玉霜丸 (方2《太平惠民和剂局方》卷五)

【组成】大川乌（用蚌粉半斤同炒，候裂去蚌粉不用）川楝子（麸炒）各八两　破故纸（炒）　巴戟（去心）各四两　茴香（焙）六两

【制剂】上件碾为细末，用酒打面糊为丸，如梧桐子大。

【服法】每服三五十丸，用酒或盐汤下，空心食前。

【功用】补肾强腰，散寒止痛。

【主治】元阳虚损，白浊，梦遗，脐下冷痛，阳痿无子，渐致瘦弱，变为肾劳。耳鸣眼花，腰膝酸痛，夜多盗汗、妇人

宫冷，月水不调，赤白带漏，久不生育，面生黵黯，肌肉干黄。

【按语】肾劳为肾虚日久，阴阳两虚证。本方则以阳虚为主，故以川乌、茴香为主，温肾助阳，散寒止痛；补骨脂、巴戟天补肾强腰；川楝子行气止痛，以助川乌、茴香的止痛之功，其寒凉之性又防诸药过于温燥。温补相合，共奏补肾强腰，散寒止痛之功。

本方能治肾阳不足诸症，而尤善强腰止痛，故肾虚兼风寒湿痹者也可用。如果肾阳不足，阳损及阴，而致阴阳两虚，见有面生黵黯（面部皮肤呈黄褐或淡黄色斑块）等症，应与六味地黄丸等滋阴补肾药配合，阴阳并治。

081　正元散 （《太平惠民和剂局方》卷五）

【组成】红豆（炒）　干姜（炮）　陈皮（去白）各三钱　人参　白术　甘草（炙）　茯苓（去皮）各二两　肉桂（去粗皮）　川乌（炮，去皮脐）各半两　附子（炮，去皮尖）　山药（姜汁浸，炒）　川芎　乌药（去木）　干葛各一两　黄芪（炙）一两半

【制剂】上药十五味，研为细末。

【服法】每服二钱，水二盏，姜三片，枣一个，盐少许，煎至七分，食前温服。

【功用】助阳消阴，益气健脾。

【主治】下元气虚，脐腹胀满，心胁刺痛，泄利呕吐，自汗，阳气渐微，手足厥冷；以及伤寒阴证，霍乱吐筋，久下冷利，少气羸困。

【按语】本方是由《伤寒论》四逆汤与《局方》四君子汤合方加味而成。

肾阳为人身阳气之根本，肾阳衰微可致全身阳衰，阴寒独盛之危候，而出现手足厥冷、吐利自汗等重证。治疗以四逆汤（附子、干姜、甘草）配川乌、肉桂等大辛大热之品，以温肾

回阳，消阴救逆；用四君子汤（人参、白术、茯苓、甘草）配山药、黄芪以益气健脾，恢复脾阳；并用红豆（应为红豆蔻）"温中散寒，醒脾燥湿"；乌药、陈皮、川芎行气散寒止痛；干葛升阳止泻。诸药合用，脾肾双补，以恢复人身之元气，故名正元散。

临床可用于急性心衰、休克、急慢性胃肠炎吐泻过多，以及各种虚脱之证。

082　正气丸 （《普济方》卷二一六）

【组成】楝实（麸炒）　苍术（米泔浸）　蘹香子　蜀椒各一两　石菖蒲　知母　附子（炮裂，去皮脐）各半两

【制剂】上为末，醋煮面糊和丸，如梧桐子大。

【服法】每服三十丸，空心食前温酒下。妇人醋汤下。

【功用】温肾散寒，行气化湿。

【主治】下元虚冷，小腹疼胀，小便滑数，妇人血海虚冷，经水不调。

【按语】本方治证是因下元虚冷，寒湿内生，气机郁滞所致。故方用附子、茴香、蜀椒温肾散寒为主，并能行气止痛；配苍术、石菖蒲化湿，以除寒湿之邪；川楝子加强行气止痛作用，知母滋阴补肾，二药合用，防止温肾、化湿药的过于温燥之性，以免损伤肾阴。诸药合用，共奏温肾散寒、行气化湿之功。方以温散为主，重在祛邪，补肾作用较弱，对肾阳虚兼有寒湿者尤为适宜。

083　正阳丸 （《圣济总录》卷九十一）

【组成】鹿茸（去毛，酥炙）　白马茎（涂酥，炙干）各二两　肉苁蓉（酒浸，切，焙）　石南　巴戟天（去心）　附子（炮裂，去皮脐）各一两　五味子　胡芦巴各三分　木香一两半　石斛（去根）　韭子（炒）　牛膝（酒浸，切，焙）各半两

【制剂】上十二味，捣罗为末，炼蜜丸，如梧桐子大。

【服法】每服二十丸，食前温酒或盐汤下。

【功用】益精壮阳，补肾强腰。

【主治】阳气虚损，下元冷极，精泄不禁，小便频数，腰脚无力，饮食减少。

【按语】本方重用血肉有情之品鹿茸和白马茎以壮肾阳，益精血；配苁蓉、巴戟、胡芦巴、韭子、石斛、牛膝、石南、五味子等温补之品，则其功尤著。五味子、韭子兼能固涩精气；又用附子合巴戟、胡芦巴、石南等温肾阳，逐阴寒；木香行气滞，以助散寒。诸药合之，补肾壮阳散寒，益精强腰固涩，使虚损之阳气得复，故名正阳丸。

084　世宝丸 （《杨氏家藏方》卷九）

【组成】附子（炮，去皮脐）　牛膝（酒浸一宿，焙）肉桂（去粗皮）　白茯苓（去皮）　椒红　五味子　茴香（炒）　枳壳（汤浸，去瓤，麸炒）　人参（去芦头）　熟地黄（洗，焙）各一两半　精羖羊肉（细切）四两　肉苁蓉（洗净，细切）　羊脂（细切）　黄蜡（细切）　杏仁（去皮尖，炒，切）各二两　乌梅肉一两　葱白三两

【制剂】前十味研细末，后七味，用酒五升同入银、石器中，慢火煮令肉烂，研成膏，入前药末一处捣和为丸，如梧桐子大。

【服法】每服三十丸，加至四五十丸，温酒或盐汤送下。

【功用】补暖下元，益气温肺。

【主治】下元虚损，久积寒冷，目晕耳鸣，形体羸弱，阳痿自汗，遗沥泄精；以及肺痿喘嗽，咯唾有血，怯风畏寒，手足多冷，一切虚劳气劣。

【按语】本方所治除见肾阳虚证外，还兼有肺气虚表现。肺气虚寒，失于温煦，气无所主，卫外不固，以致肺痿喘嗽，咳唾清涎，怯风畏寒，自汗，手足多冷。治疗应以补暖下元，

益气温肺为法。方中肉苁蓉、羊肉（羯羊：指阉割了的公羊）补肾阳，益精血；熟地滋肾益阴；牛膝补肝肾，"下冷气，强筋骨"；附子、肉桂、椒红、茴香温肾散寒助阳；葱白辛温宣散通阳，兼发散风邪。诸药合用，温补下元，振奋阳气。人参大补元阳，益肺补脾，既助上药补暖下元之力，与附子相合，更能益气温肺；五味子、乌梅收敛肺气，补肾涩精；杏仁、枳壳宣降肺气。四者与前药相伍，补肾益气，敛肺降气，以恢复肺主气功能；茯苓与人参相配，益气健脾化湿，补后天以充先天、羊脂、黄蜡味甘质黏，既能补虚，又可作赋形之用。

全方药物虽多，但配伍得当，以补暖下元、益气温肺为主，兼以利气除痰。具体应用，可视病证加减。如兼咯血，可用阿胶汤送下。临床可用于老慢支等属肺肾两虚者，以畏寒肢冷、咳嗽气短、吐痰清稀色白为辨证要点。

085　龙骨丸 （方1《备急千金要方》卷二十）

【组成】龙骨　柏子仁　干地黄　甘草　防风各五分　禹余粮　白石英　桂心　黄芪　茯苓各七分　五味子　羌活　人参　附子各六分　山茱萸　玄参　川芎各四分　磁石　杜仲　干姜各八分

【制剂】上为末，蜜丸如梧桐子大。

【服法】空心酒服三十丸，一日二次，加至四十丸。

【功用】补肾涩精，兼以散邪。

【主治】膀胱肾冷，坐起欲倒，目眈眈，气不足骨痿。

【按语】本方所治骨痿，乃因肾之精气不充，元阳虚衰，骨髓不得充养，兼有风寒湿邪外侵所致。精气亏损不能上濡，故见坐起欲倒、目不明之症。治以补涩精气为主，兼以散邪。方中的石英、桂心、附子与干地黄、玄参相合，平补肾精；人参、黄芪、甘草、干姜温阳益气以充肾之精气；龙骨、禹余粮、柏子仁、五味子、山茱萸交通心肾，固涩精气；杜仲补肾强腰；磁石镇纳肾气，与白石英相伍，能治风虚冷痹，诸阳不足之证。配羌活、防风祛风，茯苓祛湿，川芎行气活血，以祛风寒湿邪。

086　龙骨丸 (方2《杨氏家藏方》卷九)

【组成】牡蛎（煅为粉）　熟地　菟丝子（酒浸一宿）白茯苓各半两　龙骨（煅）　肉桂　白石脂　五味子各二钱半

【制剂】上件为细末，炼蜜为丸，如梧桐子大。

【服法】每服五十丸，或温酒，或盐汤送下，空心食前服。

【功用】补肾温阳涩精。

【主治】下焦胞寒，小便白浊，或如米泔，或若凝脂，腰重力少。

【按语】本方治证为肾虚封藏失职，脂液外泄所致。方中菟丝子、熟地补肾益精，配肉桂温肾助阳；龙骨、牡蛎、白石英、五味子收涩固精；并用茯苓健脾祛湿，使涩中有疏，以免固涩敛邪。诸药相合，补涩并用，标本兼顾。

087　龙骨汤 (《圣济总录》卷九十二)

【组成】龙骨五两　人参　茯苓　炙甘草　煅牡蛎　桂熟地黄（焙）各二两

【制剂】上药七味，捣粗末。

【服法】每服五钱匕，水一盏半，煎取八分，空心食前，去滓温服。

【功用】温阳益气，补肾涩精。

【主治】阳气虚，小便白淫，遗泄无故自出。

【按语】此为上方去菟丝子、白石脂、五味子，加人参、甘草，并重用龙骨而成。其补肾作用较弱，而重在涩精止遗，兼以温阳益气。

088　石斛丸 (方1《太平圣惠方》卷三十)

【组成】石斛（去根，锉）　杜仲（去粗皮，炙微黄，锉）　鹿茸（去毛，涂酥，炙微黄）各一两半　巴戟二两　牛膝（去苗）　桑螵蛸（微炒）　补骨脂（微炒）　龙骨各一两

【制剂】上件药，捣罗为末，炼蜜和捣五七百杵，丸如梧桐子大。

【服法】每服三十丸，食前、温酒下。

【功用】补肾益精，强腰缩尿。

【主治】虚劳，肾气衰弱，小便余沥，阴痿失精，腰膝无力。

【按语】本方用鹿茸、巴戟天补肾益精；补骨脂、桑螵蛸、龙骨补肾固精缩尿；石斛、杜仲、牛膝补肾强腰。诸药合用，以补肾益精为主，兼以缩尿、强腰。

089　石斛丸 (方2《太平圣惠方》卷九十八)

【组成】石斛（去根锉）二两　牛膝（去苗）　山茱萸　续断　肉苁蓉（酒浸一宿，刮去皱皮，炙干）　沉香　钟乳粉　桂心　熟干地黄　白茯苓　泽泻　黄芪（锉）　菟丝子（酒浸三日，曝干，别捣为末）　蛇床子　薯蓣　附子（炮裂，去皮脐）　鹿茸（去毛，涂酥，炙微黄）　巴戟　杜仲（去粗皮，炙微赤，锉）　补骨脂（微炒）各一两

【制剂】上件药，捣罗为末，炼蜜和捣三五百杵，丸如梧桐子大。

【服法】每日空心及晚食前，以温酒下三十丸。

【功用】补肾壮阳，强壮筋骨。

【主治】脾肾久虚，腰体不利，肌肤羸弱。

【按语】石斛味甘性寒，能补肾益精强腰，本方重用为君药，同时配伍较多的温补之品，以加强补肾阳，益精血，强腰膝之功。又用黄芪、山药、茯苓等药益气补脾，以助生化。全

方以补肾壮阳，益精强腰为主，兼以补脾益气。适用于脾肾两虚，精气亏乏之证。临床可见腰膝酸软，活动不利，畏寒肢冷，面黑形瘦，神疲食少或阳痿等。

090　石斛丸（方 3《太平圣惠方》卷九十八）

【组成】石斛（去根，锉）　菟丝子（酒浸三日，曝干，别捣为末）　肉苁蓉（酒浸一宿，刮去皱皮，炙令干）熟干地黄　白茯苓　附子（炮裂，去皮脐）　钟乳粉　补骨脂（微炒）各二两　蛇床子　牛膝（去苗）　桂心　人参（去芦头）鹿茸（去毛，涂酥，炙令微黄）　杜仲（去粗皮，炙微黄，锉）　木香　薯蓣　巴戟　防风（去芦头）　干漆（捣碎，炒，令炮出）　泽泻　山茱萸　覆盆子　五味子　石龙芮　槟榔各一两

【制剂】上件药，捣罗为末，炼蜜和捣五七百杵，丸如梧桐子大。

【服法】每日空心，以温酒下三十丸。

【功用】温肾助阳，益气强腰，祛风除湿。

【主治】肾脏风冷，腰膝不利，气虚无力。

【按语】本方主要药物的构成与上方相似，也有较好的温补强壮作用。本方所不同的是在大量温补之品中，又加入了防风、石龙芮、干漆、槟榔等攻伐之品，与附子、桂心等相合，可祛风逐冷，散结破滞，从而组成一首扶正祛邪、攻补兼施之方。适用于肾阳虚衰，精气亏耗，兼风寒痼冷凝滞之证。症见腰膝酸冷疼痛，屈伸不利，神疲乏力，畏寒肢冷，或脐腹冷痛等。

091　石斛丸（方 4《太平圣惠方》卷九十八）

【组成】石斛（去根，锉）二两　肉苁蓉（酒浸一宿，刮去皱皮，炙干）　菟丝子（酒浸三宿，曝干，别捣为末）　牛膝（去根，锉）　熟干地黄　杜仲（去粗皮，炙微赤，锉）

泽泻　枸杞子　山茱萸　桂心　白茯苓　补骨脂（微炒）　覆盆子　附子（炮裂，去皮脐）　巴戟　桑螵蛸（微炒）　钟乳粉　车前子　牡蛎粉　龙骨　阳起石各一两

【制剂】上件药，捣罗为末，入研了药令匀，炼蜜和捣三五百杵，丸如梧桐子大。

【服法】每日空心，以温酒下三十丸。

【功用】补肾填精髓，强腰缩小便。

【主治】虚损，精髓不足，腰膝无力，小便滑数。

【按语】此方除用石斛、熟地、枸杞子、肉苁蓉、巴戟天、附子、桂心等药，以补肾益精，壮阳强腰外，更配山茱萸、桑螵蛸、覆盆子、牡蛎、龙骨等益肾固涩之品。此外，用车前子与茯苓、泽泻、牛膝等药相伍，以渗湿泄浊，使全方补中有涩，涩中寓通，合而成为一首温补固涩之剂。适用于肾阳虚衰，精髓不足，下元失固之证。除原书所列症状外，还可有遗精滑泄，或遗尿，或阳痿等。

092　石斛丸 （方5《圣济总录》卷二十）

【组成】石斛（去根）　牛膝（酒浸，切，焙）　续断　肉苁蓉（酒浸，切，焙）　杜仲（去粗皮，炙，锉）　白茯苓（去黑皮）　熟干地黄（切，焙）　防风（去叉）　山茱萸　补骨脂（微炒）　荜澄茄　沉香　蘹香子（微炒）各三分　菟丝子（酒浸，别捣）　石龙芮（炒）　桂（去粗皮）　鹿茸（去毛，酥炙）　附子（炮裂，去皮脐）　泽泻　薏苡仁（炒）各一两　巴戟天（去心）　桑螵蛸（炙）　川芎　覆盆子　五味子各半两

【制剂】上药二十五味，捣末，炼蜜和杵数百下，丸如梧桐子大。

【服法】每日早晚空心服三十丸，以温酒下。

【功用】温肾阳，益精血，强筋骨，祛风湿。

【主治】肾虚骨痹，羸瘦无力，腰膝酸痛，饮食无味，小

便滑数。

【按语】骨痹，系指以骨节为突出表现的痹证。乃因肾阳
不足，风寒湿邪乘袭，气血运行不畅，经络骨节痹阻所致，属
本虚标实之证。治当扶正祛邪，标本兼顾。故方中除用较多的
补肾壮阳，益精强腰之品以扶正治本外；又用防风、石龙芮、
川芎、沉香、茴香、荜澄茄、茯苓、泽泻、苡仁等药以祛风散
寒除湿、行气活血止痛，兼以祛邪治标。

临床可用于寒湿痹痛日久，肾阳亏虚兼见腰膝冷痛、喜得
温按、小便滑数等症。

《太平圣惠方》卷七有一石龙芮丸，与本方相比仅少一味
薏苡仁，其功用、主治均与此方相似。

093　石斛丸 （方6《圣济总录》卷一一四）

【组成】石斛（去根）　黄芪（锉）　鹿茸（去毛，酒浸
一宿，酥炙）　地骨皮　附子（炮裂，去皮脐）　玄参各一两
菟丝子（酒浸，别捣）　山茱萸各一两一分　远志（去心）
熟干地黄（焙）　菖蒲（米泔浸一宿，锉，焙）防风（去叉）
各三分　桂（去粗皮）半两

【制剂】上药将十二味捣罗为末，入菟丝子末，再罗，蜜
丸如梧桐子大。

【服法】每服三十丸，空心温酒下。

【功用】补肾温阳，利窍通耳。

【主治】肾虚耳内作声，或如蝉噪，或如风水声，左尺脉
微细，右关脉洪大者。

【按语】本方所治耳鸣乃因肾阳虚馁，精血亏耗，兼以风
痰内扰所致。肾阳虚衰，鼓动无力，精血亏耗，脉道失充，则
左尺脉微细；风痰内扰，可兼右关脉洪大。治宜补肾阳、益精
血为主，兼以祛风痰。方中用石斛、山茱萸、熟地黄、玄参、
地骨皮滋肾益精；鹿茸、菟丝子、附子、肉桂补肾温阳；黄芪
补气升阳。诸药相合，阴阳并补，精气共益，又配防风、菖

蒲、远志祛风除痰，利窍通耳，可使肾阳复，精血充，风痰祛，而耳鸣可除。临床可用于神经性耳鸣、耳聋属阳虚精亏者。

094 石斛丸 (方7《普济方》卷三十三)

【组成】胡芦巴 萆薢 石斛 附子 巴戟（去心） 荜澄茄 茯苓 山药 沉香 鹿茸各一两

【制剂】上为细末，猪腰五对煮烂，用汁调药为丸，如梧桐子大。

【服法】空心米饮下四五十丸，酒亦可。

【功用】温补肾阳，散寒除湿。

【主治】肾经精寒，丹田凝阴，小肠时痛，腰膝时冷，小便白浊，头晕耳鸣，或痰涎壅塞，身体倦怠，膈满怔忡，饮食不化，肠鸣走气。

【按语】丹田是男子精室、女子胞宫所在之处。肾经精寒、丹田凝阴诸症均为下元虚冷，命门火衰，寒湿内生所致。故用鹿茸、巴戟天、石斛、胡芦巴、附子以补肾益精壮阳，胡芦巴兼祛寒湿；沉香、荜澄茄行气散寒止痛；山药、茯苓、萆薢以健脾除湿；并用猪肾，以脏补脏，以助全方补肾壮阳之功。

095 石斛汤 (《普济方》卷四十二)

【组成】石斛（去根） 附子（炮，去皮脐） 五味子 泽泻 黄芪 肉苁蓉（酒浸，切，焙） 白茯苓（去黑皮） 人参各一两 槟榔半两

【制剂】上锉如麻豆大。

【服法】每服五钱，水一盏半，煎至八分，去滓，食前温服。

【功用】益气温阳，补肾涩精。

【主治】膀胱虚冷，小便频数，腹背及腰痛。

【按语】本方用石斛、肉苁蓉、附子与五味子相配，以补

肾涩精为主；黄芪、人参大补元气；泽泻、茯苓、槟榔利水渗湿，并引诸药下行，补中寓泻，以泻助补。对于肾阳不足所致的小便白浊也可应用。

096　石斛饮（《圣济总录》卷五十二）

【组成】石斛（去根）　当归　川芎　附子（去粗皮）白茯苓　白术（米泔浸一宿）　桑螵蛸　磁石（煅，醋淬二七次）各一两　人参　熟地黄（焙）各二两　肉苁蓉（酒浸一宿）三两　羊肾（去筋膜，炙令黄）一对

【制剂】上药粗捣如麻豆大。

【服法】每服三钱匕，水一盏，煎至七分去滓，温服，不拘时服。

【功用】壮阳益精，补气升清。

【主治】肾气虚损，骨痿体瘦，两耳蝉鸣，甚则成聋，短气无力。

【按语】本方治证属肾阳虚弱，精血亏耗，清气不充之证。治以壮阳益精，补气升清。方中石斛、熟地、当归滋肾益精养血；肉苁蓉、羊肾、附子温肾壮阳强腰；人参、白术、茯苓补气健脾升清；川芎辛温升散，善行血祛风；磁石咸寒沉降，可潜降虚阳，与川芎配伍，一升一降，使清升浊降以聪耳目。诸药配伍，使肾精足则筋骨壮、气血旺，清阳升则耳目聪矣。对于老年人脾肾亏虚，气血不足之证可用。

097　石斛散（方1《太平圣惠方》卷七）

【组成】石斛（去根，锉）　附子（炮裂，去皮脐）　肉苁蓉（酒浸，去皱皮，微炒）各一两　五味子　泽泻　当归（微妙）　牛膝（去苗）　白茯苓　沉香　人参（去芦头）　桂心　薆香子　枳实（麸妙，微黄）各三分　磁石（捣碎，水淘，去赤汁）三两　黄芪（锉）半两

【制剂】上为散。

【服法】每服三钱，水一盏，生姜二片，煎至五分，去滓，食前温服。

【功用】温肾涩精，益气散寒。

【主治】膀胱虚冷，两胁胀满，脚胫多疼，腰脊强痛，小便滑数。

【按语】此与石斛汤的功用、主治相似，其药物组成均有石斛、附子、肉苁蓉、五味子、泽泻、黄芪、人参、茯苓等药，但本方又用沉香、茴香、桂心以加强温肾散寒作用，使寒去阳复；当归、牛膝配沉香、茴香、枳实以行气活血，有利于寒邪的消散；磁石则能"养肾脏，强骨气，益精除烦"（《名医别录》），以加强补肾壮腰之力。故本方比石斛汤作用强，且行散作用著。

098　石斛散 （方2《圣济总录》卷九十二）

【组成】石斛（去根）三两　巴戟天（去心）　菟丝子（酒浸二宿，别捣）各二两　杜仲（去粗皮，炙，锉）　桑螵蛸（炒）各一两半

【制剂】上药五味，捣筛为散。

【服法】每服二钱匕，空心温酒调下，至晚再服。

【功用】补肾强腰固精。

【主治】肾阳虚衰，小便白淫或遗精。

【按语】此方用巴戟天、菟丝子、桑螵蛸补肾固精；石斛、杜仲补肾强腰，石斛寒凉之性可防温燥伤阳之弊。全方温而不燥，平补肾阳。临床可用于肾虚遗泄，腰膝酸软，白淫，尿有余沥等症。

以上诸方均以石斛为君，乃甘寒质润之品，是养胃生津之要药，同时亦有较好的补肾益精、强筋骨作用。如《药性论》所云："主治男子腰脚软弱……补肾积精，腰痛，养肾气，益力。"故温补肾阳方中，尤其是治疗肾阳虚衰所致腰膝疼痛、痿软无力等症的方中，常用本品。一则与熟地、山萸肉等配

伍，以滋阴益精助阳；再则可增强补肾壮骨之力。

古代文献记载，本品尚有延年益寿功效。赵学敏谓其"清胃除虚热，生津已劳损，以之代茶，开胃健脾，功同参芪"，评价甚高。只是目前还缺乏现代药理和临床研究之佐证，只显示其有解热消炎及促进胃液分泌之作用。

099　石钟乳丸 (方1《圣济总录》卷五十二)

【组成】石钟乳粉　菟丝子末　五味子　蛇床子　黄芪　续断　萆薢　乌头（炮，去皮脐）各一两

【制剂】上药八味捣末，蜜丸如梧桐子大。

【服法】每服二十丸，空心温酒下。

【功用】补肾强腰壮骨。

【主治】肾脏虚损，骨痿羸瘦，行坐无力，短气不足，腰背相引疼痛。

【按语】石钟乳药性甘温，能壮元阳，《本草纲目》云"其性慓疾，令阳气暴充，饮食倍进，而形体壮实"，以此为主；配菟丝子、蛇床子、续断补肾强腰；黄芪、乌头益气温阳；五味子补肾涩精；萆薢祛湿，防五味子收涩敛湿。诸药合用，温补结合，补中有泻，相反相成，共奏补肾涩精壮骨之功。

100　石钟乳丸 (方2《普济方》卷四十三)

【组成】石钟乳（浆水煮，研）　阳起石（酒煮，研）各一两　附子（炮裂，去皮脐）一两半　桂（去粗皮）　硫黄（研）　盐精各半两　硝石（研）一分

【制剂】上为末，用糯米粥为丸，如梧桐子大。

【服法】每服三十丸，空心食前，生姜盐汤下。

【功用】温肾壮阳，散寒止痛。

【主治】下焦虚冷，脐腹疼痛，手足厥逆，脉气沉短。

【按语】此方所治属肾阳不足，不能温煦脾阳，而致脾肾两虚之证。治疗重在温肾壮阳。方中石钟乳既壮元阳，又温脾

胃，脾肾兼顾，故以此为君药；臣以阳起石、硫黄、附子、肉桂温补肾阳，散寒止痛；硝石与硫黄、附子合用，能除心腹疼痛，手足厥逆；使以盐精，引药入肾。诸药合用，共起温肾壮阳、散寒止痛之功。

本方重在温肾，兼暖脾阳。临床可治疗脾肾两虚所致的虚寒性久痢，滑泄，脐腹疼痛，手足厥逆等症。

101　石菖蒲丸 (《普济方》卷二一六)

【组成】石菖蒲　肉苁蓉　附子　蜀椒

【制剂】上等分为末，酒煮面糊和丸，如梧桐子大。

【服法】每服二十丸，加至三十丸。空心食前温酒下，盐汤亦得。

【功用】温补肾阳。

【主治】小便滑数，腰膝少力。

【按语】本方主治证之一的小便滑数乃因肾阳虚衰，气化不及，膀胱失约所致。但由于心主神明，"为五脏六腑之大主，精神之所舍也"，故方中用石菖蒲为君药，取其辛温芳香之性，开通心窍，以助肾之封藏功能。臣以肉苁蓉补肾壮阳强腰；附子、蜀椒温肾助阳散寒。四药配伍，温补肾阳为主，乃治本之剂。所治病证除小便滑数、腰膝少力外，并可见健忘、耳鸣、畏寒肢冷等。若小便滑数不禁，甚则遗尿，或见阳痿、遗精等，可酌加固涩之品，以标本兼顾。

102　石硫黄丸 (《备急千金要方》卷二十)

【组成】石硫黄　白石英　鹿茸　远志　天雄　僵蚕　女萎　蛇床子　五味子　白马茎　菟丝子各等分

【制剂】上十一味治下筛。

【服法】酒服方寸匕，日三服。

【功用】补肾壮阳。

【主治】肾虚阳痿。

【按语】本方以石硫黄为主，并配白石英、鹿茸、天雄、蛇床子、白马茎、菟丝子诸温补之品，以壮元阳，起阳痿。另加五味子、远志补肾强志；僵蚕、女萎祛风散邪，使补中有疏，相反相成，共奏补肾壮阳之功。

103　石刻安肾丸（方 1《世医得效方》卷八）

【组成】苍术（一两用茴香炒，一两用青盐炒，一两用茱萸炒，一两用猪苓炒，各炒令黄色，取术用）四两　川乌（炮，去皮脐）　附子（同前）　川楝子（酒浸，去核）　巴戟（去心，炒）　白术（炒）　陈皮（炒）　茯苓（炒）　肉豆蔻（面裹煨）　木香（不见火）　当归（火焙干）　熟地黄（酒浸，蒸十次，火焙）　菟丝子（酒浸，炒）　茴香　黑牵牛（半生，半炒）　山药（炒）　晚蚕蛾（去头足翅，炒）　胡芦巴（酒浸，炒）　肉桂（不见火）　石斛（炒）　川牛膝（酒浸炒）各一两　肉苁蓉（酒浸，炙）　破故纸（炒）　杜仲（炒去丝）各二两

【制剂】上为末，酒煮面糊丸，如梧桐子大。

【服法】每服三十丸，空心盐汤下。

【功用】补肾壮阳，强筋健骨，驻颜益寿。

【主治】真气虚惫，脚膝缓弱，目暗耳鸣，举动倦乏，夜梦遗精，小便频数，一切虚损。

【按语】真气，指生命机能的总称，是由先天原气与得之于饮食的后天之气结合而成。真气虚惫，则脾肾俱虚，而见以上诸症，但以肾虚为主。治疗脾肾并补，也以补肾为主。药物虽然很多，概括起来，主要有二大部分组成：第一部分用巴戟天、肉苁蓉、破故纸、杜仲、菟丝子、晚蚕蛾、胡芦巴、川牛膝补肾壮阳，兼以涩精、强腰；川乌、附子、肉桂、茴香温肾助阳，并用熟地、石斛滋阴益精，使阳得阴助而有所依附，并制阳药之温燥，刚柔相济；用白术、山药益气健脾，以助肾气；肉豆蔻温中补脾，以脾肾双补，这是本方的主要方面，以

补为主。另一部分用川楝、陈皮、木香、茴香理气；当归、牛膝活血；苍术、茯苓、黑牵牛祛湿，与其他温补之品相合，补中有泻，以泻助补，共奏扶正祛邪之功，以调整人体的机能活动。故本方能久服，有病治病，无病防病，以达延年益寿之目的。

104 石刻安肾丸 (方 2《普济方》卷二二四)

【组成】苍术半斤　川椒　破故纸　胡芦巴　陈皮　茴香(炒)　川楝各四两

【制剂】上为末，酒糊丸，如梧桐子大。

【服法】每服六十丸，空心盐汤或温酒下。

【功用】补暖下元，行气止痛。

【主治】肾阳不足，腰膝酸软，脐腹胀痛，小便频数。

【按语】此方系由上方精简而成，重在温补肾阳，兼以行气、止痛。

105 右归丸 (《景岳全书》卷五十)

【组成】大怀熟地八两　山药(炒)　枸杞(微炒)鹿角胶(炒珠)　菟丝子(制)　杜仲(姜汤炒)各四两　山茱萸(微炒)　当归(便溏勿用)各三两　肉桂二两渐可加至四两制附子二两渐可加至五六两

【制剂】上药，先将熟地蒸烂杵膏，加炼蜜，丸如桐子大，或弹子大。

【服法】每嚼服二三丸，以滚白汤送下，其效尤速。

【功用】温补肾阳，填精益血。

【主治】元阳不足，或先天禀衰，或劳伤过度，以致命门火衰不能生土，而为脾胃虚寒，饮食少进，或呕恶膨胀，或翻胃噎膈，或怯寒畏冷，或脐腹多痛，或大便不实，泻痢频作，或小水自遗，虚淋寒疝，或寒侵溪谷而肢节痹痛，或寒在下焦而水邪浮肿，总之肾阳不足者必神疲气怯，或心跳不平，或四体不收，或眼见邪祟，或阳衰无子等证。

【按语】此方在《金匮要略》肾气丸基础上，减去茯苓、泽泻、丹皮之"三泻"，而加壮阳益精之鹿角胶、菟丝子、杜仲以助温补之力，又配当归、枸杞滋阴养血，以"阴中求阳"。全方纯补无泻，功专益火之源，以培"右肾之元阳"，故名"右归丸"。

临床用于肾阳虚衰较重者，多见于老年或久病患者，见有气衰神疲、畏寒肢冷、腰膝酸软、阳痿遗精，或阳衰无子，或饮食减少、大便不实，或小便自遗等。应用时，还可根据具体病证进行加减。如原书加减法："阳衰气虚，必加人参，以为之主，或二三两，随人虚实以为增减。盖人参之功，随阳药则入阳分，随阴药则入阴分，欲补命门之阳，非加人参不能捷效。如阳虚精滑，或带浊便溏，加补骨脂酒炒三两。如飧泄、肾泄不止，加北五味子三两，肉豆蔻三两，麸炒去油用。如饮食减少或不易消化，或呕恶吞酸，皆脾胃虚寒之证，加干姜三四两炒黄用。如腹痛不止，加吴萸二两，汤泡半日炒用。如腰膝酸痛，加胡桃肉连皮四两。如阳虚阳痿，加巴戟天四两、肉苁蓉三两，黄狗外肾一二付，以酒煮烂捣入之。"可作参考。

现代临床常用本方治疗男子性神经衰弱、慢性肾炎属肾阳虚证者。有实验研究表明：该方通过延长淋巴细胞成活率，调节改善 T、B 细胞的功能，增强互相间的协助作用，促进 B 细胞对抗原刺激的反应性，而具有改善免疫功能及抗衰老的作用。因此，本方还可用于年老之人，肾阳不足者，有温补肾阳，抗老延年之效。还有用本方加减治疗遗传性小脑型共济失调、肾下垂、内伤发热、久病哮喘而获效的个案报道。

106　右归饮（《景岳全书》卷五十）

【组成】熟地二三钱或加至一二两　山药（炒）枸杞　杜仲（姜制）各二钱　山茱萸一钱　甘草（炙）　肉桂各一二钱　制附子一二三钱

【制剂】水二钟，煎七分。

【服法】食远温服。

【功用】温补肾阳。

【主治】命门阳衰阴盛者。

【按语】原书云："此益火之剂也。凡命门之阳衰阴盛者，宜此方加减主之。"因本方较右归丸少鹿茸、菟丝子、当归等药，故其温补肾阳、填精益血之力不如右归丸强，临床可根据具体病情分别选用。

现代临床用于治疗内分泌功能低下、再生障碍性贫血、肾病综合征、性神经衰弱而见有肾阳不足，气怯神疲，腹痛腰酸，常觉怕冷，小便清长，淋沥不尽，阳痿不举，大便不实，舌淡苔薄，脉沉细等症。

107　四圣丸 （《圣济总录》卷一八七）

【组成】草乌头　蜀椒　苍术　干姜各三两

【制剂】上药四味，用盐半斤炒干，先入乌头炒赤色，次入苍术，次入干姜，次入椒，炒至椒香熟为度，同研末，醋糊为丸，如梧桐子大。

【服法】每服三十丸，空心温酒下。

【功用】温阳祛寒，燥湿明目。

【主治】元气久冷，腰膝沉重，行履无力，手足酸疼；或下元不足，夜多小便。

【按语】本方所治为下元虚冷，寒湿内侵所致。故用辛热之乌头配川椒、干姜温元阳，祛寒湿；苍术燥湿健脾。药虽四味，但效力专一。本方还适用于老人阳气虚，寒喘冷嗽，风湿冷痛，目昏暗等症。原注云："服之壮神益气，添精髓，倍气力，耳目聪明。"但本方性偏温散，补肾之力不足。

108　四倍丸 （《圣济总录》卷一八六）

【组成】蜀椒一两　菟丝子二两　萆薢四两　牛膝八两

【制剂】上药四味捣末，蜜丸如梧桐子大。

【服法】每服三十至五十丸，早晚温酒或盐汤下。

【功用】补肾强腰。

【主治】肾虚，腰脚无力。

【按语】本方重用牛膝，配萆薢补肾壮腰；又以蜀椒、菟丝子补肾温阳，加强前药的补肾壮腰作用，用于治疗因肾阳虚弱所致的腰脚无力证。临床可作为基础方加味应用。全方药仅四味，且用量依次倍增，故名"四倍丸"。

109　四雄丸 （《太平圣惠方》卷七）

【组成】雄雀肝（炙干）十具　雄鸡肝（炙干）三具　雄蚕（微炒）五十枚　天雄（炮，去皮脐）　白马茎（涂酥炙，令微黄黑色）　龙脑（细研）　白矾　硇砂（细研）　莨菪（水淘去浮者，水煮芽出，阴干，炒黄色）各一两　木香　吴茱萸（汤浸七遍，焙干微炒）各半两

【制剂】上为末，炼蜜和捣三五百杵，丸如梧桐子大。

【服法】每服二十丸，食前温酒下。

【功用】温肾散寒。

【主治】肾脏虚损，阳气痿弱。

【按语】本方以雄雀肝、雄鸡肝、雄蚕及天雄四药温肾壮阳散寒为主，故名"四雄丸"。另加白马茎、吴茱萸、硇砂、莨菪等以助温散之力；白矾酸涩，以固精气；龙脑辛散，合木香以行气，有利于寒邪之消散。诸药配伍，合成一首温肾壮阳散寒之方。适用于肾阳不足之阳痿、遗精等症。

方中硇砂、莨菪、天雄均有毒，用之宜慎。

110　白丸 （《重订严氏济生方》）

【组成】阳起石（煅，研令极细）　钟乳粉各等分

【制剂】上为细末，酒煮附子糊为丸，如桐子大。

【服法】每服五十丸，空心，米饮下。

【功用】温肾壮阳。

【主治】元气虚寒，精滑不禁，大肠溏泄，手足厥冷。

【按语】本方以阳起石、钟乳粉温肾壮阳；附子温肾暖脾，散寒回阳。三药合之，可使肾阳复，阴寒散，下元固，脾土暖，而诸症得除，药物虽少，但功专效捷。

因阳起石、钟乳粉均为白色矿物药，组成药丸，亦呈白色，故名"白丸"。

111　白术散 （《普济方》卷二十九）

【组成】白术一斤　肉桂半斤　干地黄　泽泻　茯苓各四两

【制剂】上为末。

【服法】米饮服方寸匕，日三两服佳。

【功用】温补肾阳，化气行水。

【主治】肾气不足之小便点滴不爽，甚则不通，神气怯弱，腰膝酸软。

【按语】"肾者水脏，主津液。"（《素问》）肾阳不足，气化失常，水湿不化，则致小便短少，甚则不通以及浮肿等症。治当以温肾助阳，化气行水为法。方中重用白术为君药，既可益气健脾，以充肾之精气，又能燥湿行水，除停聚之水湿；臣以肉桂，补火温肾助阳，鼓舞肾气，以复气化；泽泻、茯苓利水渗湿；干地黄滋阴益精，既可益阴助阳，又防诸药温燥、渗利伤阴之弊，而为佐使药。诸药配伍补行兼施、标本兼顾，温而不燥，利不伤阴。

临床可用于慢性肾炎、肾功能不全、营养不良等引起的水肿、小便不利等属肾阳虚弱者。

112　白龙骨丸 （《圣济总录》卷九十一）

【组成】白龙骨　补骨脂（炒）　肉苁蓉（酒浸，切焙）各一两　韭子（炒）　菟丝子（酒浸，别捣）各半两

【制剂】上五味，捣罗为末，酒煮面糊，丸如梧桐子大。

【服法】每服二十丸，至三十丸，空心食前温酒下。

【功用】补肾固精宁神。

【主治】虚劳，元气虚弱，精滑不禁，腰脊疼痛。

【按语】张景岳云："精之藏制虽在肾，而精之主宰则在心，故精之蓄泄，无非听命于心。"故本方以龙骨为主药，既可安神定志，又可收涩固精；辅以苁蓉、菟丝子、韭子、补骨脂补肾益精，与龙骨相配，协调心肾，心肾平调，则精关自固。

113　立安丸 (《奇效良方》卷二十七)

【组成】破故纸　干木瓜　杜仲（去皮，姜炒，去丝）牛膝（酒浸）　续断各一两　草薢二两

【制剂】上为细末，炼蜜和丸，如梧桐子大

【服法】每服五十丸，空心用温酒或盐汤送下。

【功用】补暖肾经，壮健腰膝。

【主治】五种腰痛。

【按语】《诸病源候论》等认为，腰痛与少阴阳虚，风寒着于腰部，劳役伤肾，坠堕伤腰及寝卧湿地等五种因素有关，然病本如《证治准绳》所云："大抵诸腰痛，皆起肾虚。"故本方集破故纸、续断、杜仲、牛膝诸补肾强腰之品于一方，重在治本。用木瓜、草薢祛湿舒筋，兼以治标，以治诸种腰痛，尤其是肾虚及伤湿腰痛。本方有标本兼顾之效，服之可使腰痛迅除而安，故方名"立安丸"。

114　加减内固丸 (《济阳纲目》卷六十四)

【组成】石斛　胡芦巴各二两　巴戟　肉苁蓉　山萸　菟丝子各三两　破故纸二两半　小茴香一两　附子五钱

【制剂】上为细末，炼蜜丸，如桐子大。

【服法】每服五十丸，空心盐汤、温酒任下。

【功用】补火助阳。

【主治】命门火衰，肾虚阴痿证。

【按语】本方集诸温补之品于一方，具有较强的补火益精助阳之功。除治疗命门火衰之阴痿（即阳痿）、遗精等症外，命门火衰，虚阳上浮之"火不归原"证，见眩晕、面色浮红或咽喉肿痛，色泛淡紫等症，亦可用本方补火助阳，"引火归原"。故原注有治"元阳虚惫，阴溺于下，阳浮于上，水火不能既济"，若加肉桂，则其效更佳。

115　加减地黄丸 (《嵩崖尊生全书》)

【组成】六味地黄丸去泽泻　加故纸四两　益智仁　人参各二两　肉桂一两

【制剂】上为末，炼蜜丸，如梧桐子大。

【服法】空心温水化下三丸。

【功用】温补肾阳，固涩止遗。

【主治】虚冷遗尿。

【按语】本方为六味地黄丸的加减方。方中用六味地黄减泽泻，以滋补肾阴；又加肉桂、破故纸、益智仁、人参温补肾阳，两组药物配伍，"阴中求阳"而成温补剂。

116　加减桑螵蛸散 (《张氏医通》卷十四)

【组成】桑螵蛸（酥炙）三十枚　鹿茸（酥炙）一对黄芪（蜜炙）　补骨脂（盐酒炒）　人参　厚杜仲（盐酒炒）各三两　麦冬（去心）二两半　五味子半两

【制剂】上为散，或羊肾汤泛为丸。

【服法】每服三钱，空心羊肾煎汤，并用红酒细嚼羊肾；或空心酒下丸药三钱。

【功用】温肾固摄缩尿。

【主治】阳气虚弱，小便频数或遗尿。

【按语】方以羊肾、鹿茸、补骨脂、杜仲温补肾阳；人参、黄芪大补元气，以增强固摄之力、桑螵蛸、五味子补肾固精缩尿，又配麦冬甘寒养阴，以缓全方的温燥之性。

六 画

117　地仙丸 (《圣济总录》卷一八六)

【组成】萆薢　防风（去叉）　白蒺藜（炒）　狗脊
（去毛）　乌药（锉）　附子（炮裂，去皮脐）　白附子
（炮）　赤小豆（拣）　地龙（去土）　骨碎补（炒）　茴香子
（炒）　羌活（去芦头）　天南星（炮）　黄芪（锉，炒）各半
两　肉苁蓉（酒浸，切，焙）　牛膝（酒浸，切，焙）　何首
乌（去黑皮）　蜀椒（去合口及目，炒出汗）　覆盆子（去
蒂）各一两　木鳖子（去壳）三分

【制剂】上药二十味，捣末，酒煮面糊为丸，如梧桐
子大。

【服法】每服二十丸，空心盐汤，或茶、酒任下。

【功用】补肾阳，祛风邪，壮筋骨，活血络。

【主治】肾阳虚，风邪入络，筋骨不利，眩晕，瘫痪。

【按语】本方所治为肾阳虚衰，无以温化水液，湿聚为
痰，与外感风邪兼夹，阻滞经络，气血失和所致，属虚实夹
杂证。

方中肉苁蓉、首乌、狗脊、覆盆子、牛膝、骨碎补、附
子、蜀椒补肾温阳，肾阳恢复，以利祛邪；羌活、防风、白蒺
藜、白附子、南星除已成之风痰，乌药、茴香与地龙、木鳖子
相合，理气活血通络；萆薢、赤小豆以利水湿，使气血通畅，
水湿得利，有助于风痰的消除；黄芪与防风相配，益气散邪。
此为扶正与祛邪并用之方，扶正而不敛邪，祛邪而不伤正。适
用于老年人肾虚，筋骨不利，瘫痪不能行动者。故原注云：
"治风顺气，补元阳，活血壮筋骨，滑肌肤，明目益寿，驻

颜，久服轻身。"

118　地黄丸 (方1《太平圣惠方》卷九十八)

【组成】干地黄五两　杏仁（去皮尖双仁，童便浸三宿，麸炒微黄）　牛膝　附子（炮，去皮脐）　鹿角胶（捣碎，炒微黄）　菟丝子（酒浸三日，晒干，捣末）　川椒红（去目及闭口者，微炒去汗）　肉苁蓉（酒浸一宿，去皮，炙干）各二两

【制剂】上件药，捣筛为末，和蜜为丸，如梧桐子大。

【服法】每日空心服四十丸，以温酒下。

【功用】补肾温阳，填精益髓。

【主治】肾阳虚，精髓不足，不耐寒暑，瘦弱，健忘，无力。

【按语】本方用地黄为君药，臣以鹿角胶、苁蓉、菟丝子、附子、椒红，共起温肾阳，补精血，充骨髓之功；佐以杏仁，牛膝强筋力。合而用之，则"补骨髓，益颜色，充肌肤，耐寒暑，久服强志力，却老延年"。

119　地黄丸 (方2《太平圣惠方》卷九十八)

【组成】生地黄（洗，切，以好酒一斗浸一宿，取出晒干，又浸之，酒尽为度）一斗　干漆（炒出烟）　肉苁蓉（酒浸一宿，去皮，炙干）　蛇床子　桂心　补骨脂、牛膝各二两　菟丝子（酒浸三天，晒干捣末）　人参　远志各三两　石斛一两

【制剂】上件药，捣筛为末，和蜜为丸，如梧桐子大。

【服法】每日早晚空心服三十丸，以盐汤下。

【功用】温补下元，强壮筋骨。

【主治】虚损。肾阳亏，腰酸，健忘。

【按语】本方用地黄、肉苁蓉、蛇床子、桂心、补骨脂、菟丝子、人参温补上元为主；配石斛、牛膝、干漆活血强腰；

远志安神益智。诸药合用，重在补肾温阳，使肾阳振奋，筋骨强壮，则诸症皆除。原注云："还精补髓，驻颜色却老。"但方中干漆有毒，且破瘀力强，易伤正气，临床应慎用。

120　地黄丸 （方3《类编朱氏集验医方》卷二）

【组成】熟地黄（九蒸）十两　菟丝子（酒浸，蒸）鹿角霜各五两　茯苓　柏子仁各二两　附子一两

【制剂】上药六味为细末，鹿角煮酒为丸。

【服法】每服一百一十丸，盐或酒送下。

【功用】温肾益精。

【主治】白浊。

【按语】本方所治白浊是因肾阳不足，固摄无权，脂液下流所致。方以熟地为君，合菟丝子以补肾益精。配鹿角霜、附子温肾助阳；茯苓健脾益气、淡渗水湿，使水湿去，则气化复常；柏子仁性平而润，能"养心气，润肾燥，益智宁神"（《本草纲目》），并防鹿角霜、附子温燥伤阴。六药合用，共起温肾益精之功。此为治本之剂，临床使用时，如配合收涩之品，效果更佳。

121　地黄散 （《圣济总录》卷一八六）

【组成】生地黄五斤　五加皮五两　牛膝（去苗）半斤

【制剂】上三味，研细末，先以酒浸地黄一宿，后九蒸九暴，同捣罗为散。

【服法】每服二钱匕，空心温酒下，粳米粥调亦得。

【功用】补肝肾，壮筋骨。

【主治】腰膝不利。

【按语】肾主骨，肝主筋，肝肾不足，可致腰膝转侧不利。方中重用熟地黄（生地黄经酒制蒸煮暴晒后而成），其性微温，"为阴中之阳，故能补肾中元气"，以此为君，补益肾中精气；牛膝能补肝肾，强筋骨，兼以活血通经，为治腰膝不

利之要药；五加皮性温，与牛膝相须为用，加强其强壮筋骨之功。三药合用，能补益肝肾，强壮筋骨，而以补肾为主，是治疗腰膝不利的基本方。药性偏温，若肾阳不足明显者，可与肉苁蓉、川断、巴戟天等温补肾阳药配伍应用。

地黄，味甘质润，善滋阴养血，乃"补肾家之要药，益阴血之上品"（《本草经疏》）。唐以前，只有生地黄，亦称干地黄，其性偏凉，长于滋阴。"唐宋以来，有制为熟地黄之法"（《本草正义》）。因籍酒蒸熟，药性由凉转温，质更粘腻，长于补血滋阴，且为"阴中之阳，故能补肾中元气"（《本经逢源》），"以之加入温补肾经药中颇为得宜"（《神农本草经百种录》）。可滋阴益精以助阳，使阳得阴助而生化无穷；而其滋润之性，又能制约诸阳药之温燥，防止药性之偏。

现代药理研究表明，生地可调节肾上腺皮质功能，能使阴虚模型细胞内 DNA、RNA 合成率降至正常。生熟地都有一定的免疫激发作用，可提高细胞免疫功能，能降低血糖，熟地还有滋补、强壮等作用。

122　地黄煎 （《普济方》卷三十三）

【组成】生地黄（焙）五斤　补骨脂　人参各五两

【制剂】上药三味为末，每服水二升，药末二两，猪髓一具去筋膜，一处细研，慢火熬稠，瓷器盛之。

【服法】每服一小匙，温酒化下，空心日午、睡时服。

【功用】补肾助阳。

【主治】骨髓虚寒。腰膝酸疼，倦而无力，脑痛不安，身常清冷，舌淡苔白，脉沉迟。

【按语】骨髓虚寒乃因肾中精气亏损，失于温养所致。方中重用生地黄，并与猪髓合用滋阴补髓；配少量补骨脂补肾阳；人参补益肾中元气，以助肾气。本方配伍特点是重用补阴，轻用补阳，取其"阴中求阳"之意。诸药合用，滋而不腻，温而不燥，从而振奋肾中阳气，则诸症皆除。

123　巩堤丸 (《景岳全书》卷五十一)

【组成】熟地　菟丝子 (酒煮)　白术 (炒) 各二两　北五味　益智仁 (酒炒)　故纸 (酒炒)　附子 (制) 茯苓　家韭子各一两

【制剂】上药九味，研为末，山药糊丸，如桐子大。

【服法】每服百余丸，空心开水或温酒送下。

【功用】温补脾肾，固肾缩尿。

【主治】命门火衰、小便失禁，或溺后余沥不尽。

【按语】本方所治为肾气不足，气化无权，膀胱固摄失约而成。方用熟地、菟丝子、故纸、附子、家韭子温补肾阳；配白术、山药、茯苓补气健脾，以助肾固摄，脾肾并补，以治本为主。益智仁既能温脾暖肾，又可固摄缩尿，与五味子相合，共起补肾缩尿之功，兼以治标。全方标本兼顾，重在治本，本不虚，则下焦自能关固堤巩，小便不禁自愈。

124　西川石刻安肾丸 (《永类钤方》卷十三)

【组成】青盐 (水飞) 四两　鹿茸 (去皮，酥炙) 柏子仁 (擂水澄粉) 各一两　附子 (炮)　川乌 (炮)　巴戟肉 (盐水浸)　肉桂　菟丝子 (淘净，酒蒸)　苁蓉 (酒浸，焙) 韭子 (微炒)　胡芦巴 (酒炒)　杜仲 (姜汁，炒去丝)　破故纸 (酒炒)　石枣 (去核，酒蒸)　苍术 (制)　川楝子 (去核，酒蒸)　川椒 (出汗)　茴香 (酒炒)　甘草 (炙) 各二两

【制剂】上为末，山药四两洗净，同酒煮，糊丸桐子大。

【服法】每服八十丸，空心盐汤下。

【功用】补肾壮阳，益精健骨。

【主治】真气虚惫，脚膝缓弱，夜梦遗精，小便频数。

【按语】此与石刻安肾丸 (方1) 之功用、主治相似，组成药物均以温补肾阳药为主。但前方有熟地，石斛补益肾阴，可"阴中求阳"，并防温燥太过，且用白术、陈皮、茯

苓、肉豆蔻、木香等益气温中，行气健脾之药，调补后天，以充养先天，为脾肾双补之剂；本方则重在温补肾阳，并配柏子仁，兼以养心安神，交通心肾。二方同中有异，临证当区别应用。

125　肉苁蓉丸 (方1《太平圣惠方》卷七)

【组成】肉苁蓉（酒浸一宿，刮去皱皮，炙令干）鹿茸（去毛，涂酥，炙微黄）　白龙骨（烧过）　附子（炮裂，去皮脐）　椒红（微炒）各二两　泽泻　山茱萸　菟丝子（酒浸三宿，曝干，别杵为末）　补骨脂（微炒）各一两。

【制剂】上药九味，捣罗为末，炼蜜和捣三二百杵，丸如梧桐子大。

【服法】每服三十丸，食前以温酒调下。

【功用】补肾涩精止遗。

【主治】膀胱虚冷，小便滑数，白浊，梦中失精。

【按语】方中肉苁蓉"养命门，滋肾气，补精血"，"乃平补之剂，温而不热，补而不峻"（《本草汇言》）。本方以此为主，配鹿茸、补骨脂、菟丝子等以补肾填精；附子、椒红温壮肾阳；白龙骨、山茱萸涩精止遗，与补肾药相合交通心肾；并配泽泻以泄浊，防止前药补涩太过。

126　肉苁蓉丸 (方2《太平圣惠方》卷二十七)

【组成】肉苁蓉（酒浸一宿，刮去皱皮，炙令干）熟干地黄　菟丝子（酒浸三日，焙干，别捣为末）各二两　五味子　龙骨　山茱萸　桂心　人参（去芦头）　枸杞子　远志（去苗）　黄芪（锉）　防风（去芦头）　薯蓣　石菖蒲各三分　车前子　钟乳粉　牛膝（去苗）　白茯苓　附子（炮裂，去皮脐）　石斛（去根，锉）各一两　杜仲（去粗皮，微炙，锉）一两半

【制剂】上件药捣罗为末，炼蜜和捣三五百杵，丸如梧桐

子大。

【服法】每服三十丸，早晚空心温酒下。

【功用】温补肾阳。

【主治】虚劳，肾气不足，梦与鬼交，心多怔悸，头目昏闷，四肢少力，不欲饮食。

【按语】本方是在《济生》肾气丸的基础上，去丹皮、泽泻，加肉苁蓉、枸杞子、钟乳粉、石斛、杜仲、菟丝子等药，加强补益肾中阴阳的作用；人参、黄芪补益肾中精气，兼以补脾；龙骨、远志安神定志，交通心肾；配以少量防风、石菖蒲以祛风化湿，兼以祛邪。全方精气阴阳并补，但以温补肾阳为主，先后天并补，而以补先天为主，能治一切虚弱之证。

127　肉苁蓉丸（方3《太平圣惠方》卷三十）

【组成】肉苁蓉（酒浸一宿，刮去皱皮，炙干）黄芪（锉）熟干地黄　巴戟　牛膝（去苗）附子（炮裂，去皮脐）泽泻各一两　枳壳（麸炒微黄，去瓤）白蔹　五味子　白术　牡蛎粉　干姜（炮裂，锉）各三分　菟丝子（酒浸三日，曝干，别捣为末）二两

【制剂】上件药，捣罗为末，炼蜜和捣三五百杵，丸如梧桐子大。

【服法】每服三十丸，早晚空心温酒下。

【功用】补肾温阳，益精升清。

【主治】虚劳，肾气不足耳聋。

【按语】本方所治耳聋，乃肾阳虚弱，精气不足，清阳不充使然。故方中以肉苁蓉、巴戟天、菟丝子、附子、熟地、五味子、牛膝等药补肾温阳益精为主；辅以黄芪、白术、干姜益气温中，升举清阳；又配泽泻、白蔹渗湿泄浊，牡蛎益阴潜阳，枳壳行气。使全方补中寓泻，升中有降，相反而相成，共奏补肾温阳益精升清之功。

临床所治，除耳鸣耳聋外，还可见头晕目眩，神疲乏力，

少腹、腰膝冷痛，遗精早泄等症。

128　肉苁蓉丸 (方4《太平圣惠方》卷三十六)

【组成】肉苁蓉（酒浸一宿，刮去皱皮，炙干）　菖蒲
磁石（烧令赤，醋淬七遍，捣碎，研，水飞过）　附子（炮
裂，去皮脐）　巴戟　菟丝子（酒浸三日，曝干，捣为末）
鹿茸（去毛，涂酥）　石斛（去根，锉）　杜仲（去皱皮，炙
微黄，锉）　牡蛎粉　补骨脂（微炒）各一两　桂心　熟干地
黄各一两半　桑螵蛸（微炒）半两

【制剂】上件药，捣罗为末，炼蜜和捣五七百杵，丸如梧
桐子大。

【服法】每服三十丸，早晚空心温酒下。

【功用】壮阳益精，利窍聪耳。

【主治】劳聋，腰膝无力，面黑体瘦，小便滑数。

【按语】此在上方基础上，去补气健脾、理气除湿等药，
并以桂心易干姜，杜仲易牛膝，桑螵蛸易五味子，另配鹿茸、
石斛、补骨脂、石菖蒲、磁石而成。功专补肾壮阳，益精，利
窍聪耳，以治肾阳不足、精气亏损、髓海空虚所致的耳鸣、耳
聋，及肾气不足诸证。

129　肉苁蓉丸 (方5《太平圣惠方》卷九一卜八)

【组成】肉苁蓉（酒浸一宿，刮去皱皮，炙干）二两　远
志（去心）　巴戟　菟丝子（酒浸三日，曝干，别捣为末）五
味子　桂心　蛇床子　附子（炮裂，去皮脐）　牛膝　鹿角胶
（捣碎，炒令黄燥）　山茱萸　熟干地黄各一两

【制剂】上件药，捣罗为末，炼蜜和捣三五百杵，丸如梧
桐子大。

【服法】每日空心，以温酒下三十丸，渐加至四十丸。

【功用】补肾壮阳益精。

【主治】肾脏虚惫，膀胱久冷，腰膝疼重，筋力衰弱等。

【按语】本方是在方4基础上，去石菖蒲、磁石、牡蛎等开窍潜阳之药，而以补肾壮阳益精为主，可治肾阳不足诸证。

130　肉苁蓉丸 （方6《太平圣惠方》卷九十八）

【组成】肉苁蓉（酒浸）二两　附子（炮裂，去皮脐）巴戟　薇香子　石斛　补骨脂　桂心　麋茸（去毛，涂酥，炙微黄）　牛膝（去苗）　五味子　泽泻　槟榔　熟干地黄　朱砂（细研，水飞过）各一两　川椒（去目及闭口者，微炒出汗）　木香　丁香　黄芪（锉）　白术　人参（去节）　诃黎勒皮　山茱萸　干姜（炮）各三分　麝香（细研）半两

【制剂】上件药，捣罗为末，炼蜜和捣一千杵，丸如桐子大。

【服法】每日空心服三十丸，以温酒下。

【功用】温肾阳，壮筋骨，益精气，利腰膝。

【主治】肾虚诸证。

【按语】这是在方3的基础上，去枳壳、白蒺、牡蛎粉、菟丝子，加石斛、补骨脂、麋茸、桂心、人参、山茱萸、诃黎勒皮（即诃子）等，加强全方的补肾涩精之功。由于气具有推动和温煦之功，而生命活动的基础在于人体气机的调畅，同时为防止诸补药的补涩太过，故方中配以诸多理气之品，如茴香、川椒、木香、丁香、槟榔以及麝香等。久服本方可以"聪耳明目，强志倍力，悦泽颜色，充益肌肤"。

131　肉苁蓉丸 （方7《太平圣惠方》卷九十八）

【组成】肉苁蓉（酒浸一宿，刮去皱皮，炙干）　蛇床子　远志（去心）　五味子　防风（去芦头）　附子（炮裂，去皮脐）巴戟天　菟丝子（酒浸三日，曝干，别捣为末）　杜仲（去粗皮，炙微黄，锉）各一两

【制剂】上件药，捣罗为末，炼蜜和丸，如梧桐子大。

【服法】每日空心，以温酒下二十丸，盐汤下亦得，渐加

至四十丸为度。

【功用】暖下元，益精髓，利腰膝。

【主治】肾虚诸证。

【按语】本方除用诸温补药，以补暖下元，益精强腰外，又加远志、五味子安神定志，以交通心肾；配防风则可祛风除湿，"通关节，止疼痛"（《长沙药解》），以助利腰膝之功，再则可"杀附子毒"（《本草经集注》）。全方壮阳益精，补中有泻，可治疗肾阳不足诸证。

132　肉苁蓉丸 （方8《圣济总录》卷五十二）

【组成】肉苁蓉（酒浸一宿）　石斛（去根）　磁石（火煅，醋淬七次）　鹿茸（酥炙）　桂（去粗皮）　巴戟天（去心）　杜仲（炒去丝）　木香　覆盆子各一两

【制剂】上药九味，炼蜜为丸，如梧桐子大。

【服法】每日二十至三十丸，温酒或盐汤下，空心日午、临晚服。

【功用】温补肾阳，益精强腰。

【主治】肾气虚损羸瘦，饮食不为肌肤，骨痿无力，腰膝疼痛。

【按语】肾藏精，主骨生髓，肾阳虚弱，精气亏损，则髓竭骨枯，形体失养，而致腰膝疼痛、骨痿无力，形体羸瘦诸症迭见。治宜温补肾阳，益精强腰。方中肉苁蓉、鹿茸、巴戟天、肉桂、杜仲、石斛、覆盆子等温补之品，以补肾阳，益精髓，强腰膝；另配磁石潜降安神，交通心肾；木香行气助运，以资化源。全方温补之力较强。

133　肉苁蓉丸 （方9《圣济总录》卷五十一）

【组成】肉苁蓉（酒浸一宿）　附子（炮，去皮脐）白蒺藜（炒去角）　桑螵蛸（炒）五味子（炒）龙骨（研）各二两　黄芪（炒）　菟丝子（去根）各一两半

【制剂】上药八味，研为末，炼蜜丸，如梧桐子大。

【服法】每服二十丸，空心盐汤下。

【功用】补肾涩精止遗。

【主治】肾脏虚损，小便滑数，遗精，腰膝乏力，渐至羸瘦。

【按语】本方在诸温补固涩药中，配白蒺藜一药，取其辛散宣通之性，使补中有行，补而不滞；涩中寓通，涩不敛邪，相反而相成，合成一首温补固涩，标本兼顾之方，治疗肾阳虚损，下元不固之证。

134　肉苁蓉丸 (方10《圣济总录》卷八十九)

【组成】肉苁蓉（酒浸一宿，切，焙）　磁石（煅，醋淬）　威灵仙（去土）各一两　槟榔（炮，锉）三枚　肉豆蔻（去壳）　木香　桂（去粗皮）　蜀椒（去目及闭口者，微炒出汗）　牛膝（酒浸一宿，切，焙）　远志（去心）　黄芪（锉）　补骨脂（炒）　蘹香子　硇砂（别研）　附子（炮裂，去皮脐）各半两　生姜（切，焙）二两　沉香一分

【制剂】上药十七味，捣研为末，炼蜜和丸，如梧桐子大。

【服法】每服十五丸，空心食前温酒下。

【功用】温肾暖脾，散寒行气。

【主治】元脏气虚，脐腹紧痛，腰脚乏力，行步艰难，面黄肌瘦，耳内虚鸣，精神不爽，大便泄泻。

【按语】本方所治属脾肾阳虚，寒气凝滞之证。故方中集诸多的温热之品于一方，以温肾暖脾，散寒行气，止痛止泻。阳气者，精则养神，清阳出上窍，若脾肾阳虚，清阳不升，神失所养，耳窍失聪，以致精神不爽，耳内虚鸣，故配黄芪补气升阳；磁石、远志定志聪耳。

135　肉苁蓉丸 (方11《圣济总录》卷九十六)

【组成】肉苁蓉（酒浸，切，焙）　鹿茸（去毛，涂酥）
附子（炮裂，去皮脐）各二两　萆薢　龙骨（煅，醋淬）
山茱萸各一两　补骨脂（炒）一两半

【制剂】上药七味，捣罗为末，炼蜜和丸，如梧桐子大。

【服法】每服三十丸，空心食前姜汤下。

【功用】补肾涩精止遗。

【主治】膀胱久冷，小便滑数，泄精不止。

【按语】此与方9功用主治相似，但组成药物有出入。方
中除用肉苁蓉、附子、鹿茸、龙骨、山茱萸、补骨脂补肾涩精
止遗；又配萆薢可泄湿浊，使全方补中有泻，防止补涩敛邪。
临床可用于老年性的遗尿证。

136　肉苁蓉丸 (方12《奇效良方》卷二十一)

【组成】肉苁蓉（酒浸一宿，刮去皱皮，炙干）　菟丝子
（酒浸三日，曝干，别碾为末）各二两　熟地黄　钟乳粉　天
雄（炮，去皮脐）　五味子　桂心　人参（去芦）干姜（炮）
白术　远志（去心）　杜仲（去粗皮，炙黄）巴戟（去心）
牛膝（去苗）　山茱萸（去核）　覆盆子　川椒（去目并合口
者，微炒出汗）各一两　甘草（炙）半两　天门冬（去心。
焙）一两半

【制剂】上药十九味，研为细末，炼蜜和捣三五百杵，丸
如梧桐子大。

【服法】每服三十丸，空心用温酒送下。

【功用】补肾填精，益气养血。

【主治】下元久冷，腰膝酸软，精神倦怠，不思饮食等。

【按语】方中用肉苁蓉、菟丝子、杜仲、巴戟天、牛膝、
熟地黄、钟乳补肾填精强腰；人参、白术、甘草与熟地相合益
气养血；桂心、天雄、干姜、川椒温暖脾肾；山茱萸、五味

子、覆盆子补肾涩精；并配天门冬养阴，防止诸药过于温燥之性。故本方脾肾并补，以补肾为主；气血阴阳兼顾，而以补阳为主，久服可"驻容颜，乌髭发，益精神，生气血"。因全方药性偏温，故老年人素体阳虚者尤宜。

137　肉苁蓉散 (方1《太平圣惠方》卷七)

【组成】肉苁蓉（酒浸一日，刮去皱皮，炙干）钟乳粉鹿茸（去毛，涂酥，炙微黄）各二两　菟丝子（酒浸三宿，曝干别捣）一两半　蛇床子　远志（去心）续断　天雄（炮裂，去皮脐）石龙芮各一两

【制剂】上件药，捣细罗为散。

【服法】每服二钱，以温酒调下。

【功用】补肾壮阳益精。

【主治】肾脏虚损，精气衰竭之阳痿证。

【按语】本方组成药物，除远志安神定志，交通心肾外，余则多为补肾壮阳益精之品，温补之力颇强，故对于肾阳不足所致的遗精、腰膝冷痛、小便滑数等症，也可应用。

138　肉苁蓉散 (方2《普济方》卷二十九)

【组成】肉苁蓉（酒浸，去皱皮，微炙）一两半　石斛（去根）五味子　黄芪（锉）丹参　牛膝（去苗）附子（炮裂，去皮脐）当归（锉，微炒）人参（去芦头）沉香　白茯苓　石南　杜仲（去粗皮，炙微黄，锉）枳实（麸炒，微黄）熟干地黄各一两　肉桂（去粗皮）磁石（捣碎，水淘，去赤汁，以绢包之）各二两

【制剂】上药十七味为散。

【服法】每服四钱，水一中盏，每用磁石包子，同煎至五分，去滓，早晚食前热服。

【功用】补肾温阳，益气升清，调畅气血。

【主治】肾气不足，体重嗜卧，骨节酸疼，目暗耳鸣，多

恐喜睡，腰背强痛，小腹满急，饮食无味，心悬少气。

【按语】本方所治诸症，乃因肾气不足，阴寒凝滞，清阳不振，气血失畅而成。治宜温肾散寒，益气升清，调畅气血。方中以肉苁蓉、杜仲、石斛、熟地、石南叶补阳益精，以充肾气，附子、肉桂、沉香温肾助阳，散寒止痛；人参、黄芪补气升清；五味子、磁石、茯苓益肾宁心，明目聪耳；枳实、丹参、当归、牛膝行气活血，诸药配伍，补泻兼施，标本兼顾，使肾气足，阴寒散，清阳充，气血畅而诸症可愈。

以上诸方均以肉苁蓉为君药，其味甘性温质润，能补肾阳，益精血，起阳痿，暖腰膝。善治肾阳不足，男子阳痿，妇女不孕，腰膝冷痛，筋骨痿弱等症，具有补而不腻，温而不燥之特点，实乃补肾壮阳之佳品，为历代医家所常用。正如《本草汇言》所云："此乃平补之剂，温而不热，补而不峻，暖而不燥，滑而不泄，故有从容之名。"因其质润多液，兼能润肠通便，故老年人肾阳不足，精血亏虚所致之大便秘结，亦颇适宜。本品又是一味传统抗衰老药物，《神农本草经》称"久服轻身"，《药性论》亦谓"益髓，悦颜色，延年"。

现代研究表明：肉苁蓉含有生物碱及结晶中性物质。其水、乙醇浸出液对麻醉动物有降低血压的作用，能促进小鼠唾液分泌，对糖代谢也有一定影响。还能防止摘除肾上腺动物的体重下降，有激动肾上腺并释放皮质索作用，对摘除肾上腺后出现的肾上腺皮质功能低下的一些症状，如不耐寒，或易疲劳等，有明显防止作用。

因其性温助阳，兼能滑肠，故阴虚火旺及大便溏泄者忌用。

139　肉苁蓉牛膝丸 (《鸡峰普济方》卷七)

【组成】黄狗脊骨（两头去节，截断，留少许，取硇砂一两，研以浆水一升调匀，消化作水，方下脊骨在汁中浸三日，炭火炙干，以汁施刷，汁尽令黄）　肉苁蓉　肉桂　附子　干

姜各一两　蛇床子　牛膝　五味子　胡椒　阳起石各半两　鹿茸一只

【制剂】上药十一味，研为细末，用枣肉五两，酥一两相和，入臼杵一二千下，看硬软得所为丸，如绿豆大，晒干。

【服法】盐汤下十丸服之。

【功用】补肾填精，强筋壮骨。

【主治】下元不足证。

【按语】本方以肉苁蓉为主，配蛇床子、阳起石、五味子、鹿茸等补肾填精；牛膝、黄狗脊骨补肝肾，强腰膝，利关节，诸药相合善治腰膝不利之证。佐以肉桂、附子、干姜、胡椒温肾助阳，有利于肾阳恢复。全方温补结合，久服能"一月其精如火，两月精结实，三月精泌不泄，益颜容，壮筋骨，百病不生"。

《圣济总录》中有苁蓉牛膝丸（苁蓉、牛膝、补骨脂、巴戟、羌活、附子、蜀椒），与本方的组方结构相近，具有补下元，祛风寒之功，主治膀胱虚冷，小便频数。对于老人肾阳虚衰，风寒湿痹，筋骨疼痛之证较为适用。

140　庆云散（《备急千金要方》卷二）

【组成】覆盆子　五味子　菟丝子各一升　天雄一两　石斛　白术各三两　桑寄生四两　天门冬九两　紫石英二两

【制剂】上九味，研细末。

【服法】酒服方寸匕，先食，日三服。素不耐冷者，去寄生，加细辛四两；阳气不少而无子者，去石斛，加槟榔十五枚。

【功用】补肾益精。

【主治】丈夫阳气不足，不能施化，施化无成。临床见有精冷无子，腰酸足冷，阳痿不举，神气无力，脉沉细而弱。

【按语】男子精冷无子，责之肾虚，故方取覆盆子、五味子、菟丝子补肾益精为主；配天雄、紫石英助阳温肾；石斛、天冬益阴以配阳，使阴精得充，肾阳施化有据；白术益气健脾，亦助肾中元阳；桑寄生补益肝肾，专治腰痛。若肾虚易感风寒者，去桑寄生，加细辛祛风散寒；若阳衰不甚而有湿者，可去石斛，加槟榔以除湿逐水，湿去则阳自振，"庆云"之名，即兴云以致雨，然后施化能成之义。

141　壮本丹 （《济阳纲目》卷七十五）

【组成】杜仲　破故纸（盐水炒）　茴香各一两　肉苁蓉（酒洗）　巴戟（酒浸，去骨）　青盐各五钱

【制剂】上药六味，研为细末，将腰子劈开入药在内，缝住，纸包煨熟。

【服法】每服一个，用温酒送下。

【功用】补肾阳，壮筋骨。

【主治】肾虚腰膝冷痛，小便频数。

【按语】本方以补肾强腰之品相须为用，专治腰膝冷痛之症。

142　壮阳丹 （《赤水玄珠》卷十）

【组成】肉苁蓉（酒浸一宿）　五味子　蛇床子　远志　莲心　菟丝子（酒浸一宿，蒸半日，捣烂，晒，另研为末）　益智仁各一两　山药二两　沉香五钱

【制剂】上药九味，研为细末，炼蜜和丸，如梧桐子大。

【服法】每服五十丸，空心温酒下，宜二三日一服，或与固精丸间服。

【功用】强阳补肾固精。

【主治】肾虚阳痿、遗精证。

【按语】本方以肉苁蓉、蛇床子、菟丝子、沉香补肾强阳，配五味子、益智仁、山药以固肾涩精，兼以温补脾肾，并用远志、莲心养心安神，与诸补肾药合用，交通心肾，共起强阳补肾固精之功，使阳道壮，精血充而诸症除。本方药性平

和，可长期服用。

143　安肾丸 （方1《太平惠民和剂局方》卷五）

【组成】肉桂（去粗皮，不见火）　川乌（炮，去皮脐）各十六两　桃仁（麸炒）　白蒺藜（炒去刺）　巴戟（去心）　山药　茯苓（去皮）　肉苁蓉〔酒浸，炙〕石斛（去根，炙）草薢　白术　破故纸各四十八两

【制剂】上药为末，炼蜜和丸，如梧桐子大。

【服法】每服三十丸，温酒或盐汤下，空心食前。

【功用】补元阳，益肾气，除积冷。

【主治】肾经久积阴寒，膀胱虚冷，下元衰惫，耳重唇焦，腰腿肿疼，脐腹撮痛，两胁刺胀，小腹坚疼，下部湿痒，夜梦遗精，恍惚多惊，皮肤干燥，面无光泽，口淡无味，不思饮食，大便溏泄，小便滑数，精神不爽，事多健忘。

【按语】本方所治为肾阳不足，阴寒内生，久积成冷之证，除见有目眩耳鸣，夜梦遗精，小便频数等肾阳不足症外，并可见有寒凝气滞所致的脐腹冷痛，肾虚及脾，运化无力而见食少体瘦等症。故方以肉桂、川乌为主，配肉苁蓉、巴戟天温肾壮阳，以除积冷；石斛补肾益精；山药、破故纸朴肾暖脾，涩精止泻；白术、茯苓健脾益气，利水祛湿；阳虚而有积冷，则致气滞血瘀，故配白蒺藜、桃仁行气活血。诸药配合，既壮肾阳，而又补益精血；既益命火，而又兼扶脾土；既祛积冷，而又兼行气活血。故可治疗肾阳不足，内有积冷而致诸病。"常服能补元阳，益肾气"。

144　安肾丸 （方2《三因极一病证方论》卷十三）

【组成】补骨脂（炒）　胡芦巴（炒）　茴香（炒）　川楝子（炒）　续断（炒）各三两　桃仁（麸炒，去皮尖，别研）　杏仁（麸炒，去皮尖）　山药（炒，切）　茯苓各二两

【制剂】上为末，蜜丸如梧子大。

【服法】盐汤五十丸，空心服。

【功用】补肾益精，行气活血。

【主治】肾虚腰痛，阳事不举，膝骨痛，耳鸣，口干，面色黧黑，耳轮焦枯。

【按语】此方系在羊肉丸的基础上，减去辛热的附子、羊肉而成，故温燥之性较缓。

《杂病源流犀浊》谓本方是治肾阳虚衰、阴囊湿冷之方。

145　安肾丸（方3《普济方》卷二二七）

【组成】川乌（面炒，去皮）　川萆薢　茴香（炒）　杜仲（醋浸，炒）　蜀椒（去目，炒）　当归　木瓜　柏子仁　菟丝子（酒浸）　熟地黄（酒浸）各三两　川楝子（去核）三两半　泽泻　远志（甘草煮，去核）　川巴戟（紫者，去心，酒浸）　牛膝（酒浸）　肉苁蓉（酒浸，炒）　胡芦巴（酒浸，炒）　山茱萸（去核，炒）　白茯苓（去皮）　蛇床子各二两　破故纸（妙）四两　苍术（米泔浸，去皮，茅山者佳）五两

【制剂】上药二十二味，酒糊为丸，如梧桐子大。

【服法】每服五六十丸，空心食前盐汤、温酒下，日进二服。

【功用】补肾填精，兼以祛邪。

【主治】五劳七伤。颜色枯朽，手足不随，语言謇涩，口眼歪斜，筋脉挛急，腰脚疼痛，元脏虚冷，面色青黑，下利泄精，惊悸健忘，骨髓伤败，未老阳事不兴，肾冷精流，阴囊湿痒。

【按语】五劳七伤，是脏腑亏损，元气衰弱所致病证的总称，而先天不足，则是本病的主因之一，加之酒色纵肆，久虚不复，七情乖戾，血瘀内结，渐致元气亏耗，而见诸多虚弱之症。故方以菟丝子、巴戟天、肉苁蓉、胡芦巴、蛇床子、破故纸等补肾壮阳益精为主；配熟地、山茱萸、当归滋肾益精养

血；杜仲、牛膝补肾强腰，兼以活血；川乌、茴香、蜀椒、川楝子等温肾散寒理气；草薢、木瓜、苍术、泽泻、茯苓祛风除湿；柏子仁、远志养心安神。全方以补肾为主，兼以祛邪，使补中有泻，补不敛邪，先天得养，五脏得充，则诸症皆除。

146　安息香丸 （方1《太平圣惠方》卷九十八）

【组成】安息香（黄明者，细锉，入蜜十两，煎成膏）五两　补骨脂（微炒）三两　牛膝（去苗）　鹿茸（去毛，涂酥，炙微黄）　桂心　附子（炮裂，去皮脐）各二两

【制剂】上件药，捣罗为散，以安息香膏和丸，如梧桐子大。

【服法】每日三十丸，空心温酒下。

【功用】暖下元，强腰膝，行气血。

【主治】腰膝冷痛。

【按语】安息香，性温，味辛苦，除有很强的行气活血作用外，兼有"暖肾"（《海药本草》）之功，故本方重用为主药，并辅以鹿茸、补骨脂壮阳益精，桂心、附子温肾助阳，以加强其补肾温肾之力；牛膝补肾强腰，活血止痛。适用于肾阳虚损，腰膝冷痛等证。

147　安息香丸 （方2《太平圣惠方》卷九十八）

【组成】安息香（细锉，以无灰酒一升，浸一宿，以瓷碗中盛重汤，煮成膏）　胡桃瓤（细研，入安息香膏内）各三两　沉香　肉苁蓉（酒浸一宿，刮去皮，炙干）　鹿茸（去毛，涂酥，炙微黄）　附子（炮裂，去皮脐）　巴戟　丁香　桂心　牛膝（去苗）　鸡舌香各一两　补骨脂（微炒）二两

【制剂】上件药，捣罗为散，以安息香膏和蜜，同捣三五百杵，丸如梧桐子大。

【服法】每日三十丸，空心温酒下。

【功用】补肾温阳，理气止痛。

【主治】肾脏虚冷，脐腹多痛，腰脚沉重，肌体羸瘦，颜色萎黄，食少无力。

【按语】此在上方基础上，又加肉苁蓉、巴戟、胡桃肉、沉香、丁香、鸡舌香等药，从而显著增强了补肾温阳益精，散寒行气止痛作用。可用于肾虚阳衰，寒气凝滞诸症。

148 羊肉丸 （《太平惠民和剂局方》卷五）

【组成】川楝子（炒）　续断（炒去丝）　茯苓　茴香　补骨脂（炒）　附子（炮，去皮脐）　胡芦巴（微炒）各三两　山药（炒）桃仁（麸炒，去皮尖，别研）杏仁（麸炒，去皮尖，别研）各二两

【制剂】上为末，精羊肉四两，酒煮烂，研极细，入面煮糊，丸如梧桐子大。

【服法】盐汤、温酒空心任下三五十丸。

【功用】壮元阳，补真气，益精驻颜。

【主治】真气衰惫，下元不足，耳轮焦枯，面色黧黑，腰重脚弱。

【按语】本方用补骨脂、胡芦巴、川断、附子温肾壮阳，山药、茯苓益气健脾，味甘大热之羊肉，益气补虚，温中暖下，以助全方温补之力，配茴香、川楝子、桃仁行气活血，加强温肾祛寒之功。老年人肾阳不足，温通无力，常可兼有便秘，故用杏仁与桃仁相合，佐以通便。但全方药性偏温，临床应用宜配入滋肾之品，防止温燥伤阴之弊。

组成中最后三味药，原书无剂量，此据《三因极一病证方论》补充。

149 羊肾丸 （方1《重订严氏济生方》）

【组成】熟地黄（酒蒸，焙）　杜仲（去皮，锉，炒丝断）　石斛（去根）　菟丝子（淘净，酒浸，焙干别研）　黄芪（去芦）　川续断（酒浸）　桂心（不见火）　磁石（煅，醋

淬）　川牛膝（去芦，酒浸）　沉香（别研）　五加皮（洗）
山药（锉，炒）各一两

【制剂】上药十二味，雄羊肾两对，以葱、椒、酒煮烂，
更入少酒，和药为丸，如桐子大。

【服法】每服七十丸，空心盐汤下。

【功用】温阳补肾。

【主治】肾劳虚寒，面肿垢黑，腰脊痛，不能久立，屈伸
不利，梦寐惊悸，上气（喘咳），小腹（拘）急，痛引腰脊，
四肢苦寒，小便白浊。

【按语】本方诸症皆由肾阳不足、下元虚冷所致，故从温
肾补阳立法。用羊肾之血肉有情之品，以补肾壮阳，益精生
髓；桂心、菟丝子温补肾阳，以助羊肾益火消阴；熟地、石斛
益肾填精，扶阴以配阳；杜仲、川断、牛膝补肾强腰膝；五加
皮与牛膝相配可强筋骨，祛风湿；沉香纳气归元，并可温肾壮
阳；磁石重镇摄纳；并配以黄芪、山药益气助运，培补下元，
诸药相合，而成为一首扶正治本之方。临床用于肾阳不足
诸证。

150　羊肾丸（方2《证治准绳·类方》卷八）

【组成】山茱萸　干姜　川巴戟　芍药　泽泻　北细辛
菟丝子（酒浸）　远志（去心）　桂心　黄芪　石斛　干地黄
附子　当归　牡丹皮　蛇床子　甘草　苁蓉（酒浸）人参各
二两　菖蒲一两　防风一两半　茯苓半两

【制剂】上药二十二味，研为末，以羊肾一双，研细以酒
煮，面糊丸，如梧桐子大。

【服法】食前盐汤下三十丸至五十丸。

【功用】温阳补肾，扶正祛邪。

【主治】肾虚耳聋，或劳累伤气，中风虚损等。

【按语】此方系由上方加减衍化而成。在补肾助阳基础
上，配以细辛、防风、泽泻、茯苓、菖蒲等祛风散寒除湿之

品，芍药、当归、丹皮养血活血，以达扶正祛邪之目的；以远志配菖蒲、茯苓可起安神定志，化浊通窍之功，故适用于肾脏虚冷，复感外邪所致的耳聋证。

151 羊肾汤 (方1《太平圣惠方》卷二十六)

【组成】磁石（捣碎，水淘，去赤汁）　肉苁蓉（酒浸，刮去皱皮，炙干）　熟干地黄各一两　白茯苓　桂心　石菖蒲　附子（炮裂，去皮脐）　五味子　当归　川芎　石斛（去根，锉）桑螵蛸（微炒）　杜仲（去粗皮，炙令微黄，锉）各半两

【制剂】上件药，捣筛为散。用羊肾一对，切去筋膜，以水一大盏半，煎至一盏，去肾。下药末半两，入生姜半分，煎至五分，去滓。

【服法】温酒空心服，早晚各一次。

【功用】温阳补肾，活血通窍。

【主治】肾劳虚损，面黑耳聋，腰脚疼痛，小便滑数。

【按语】此方是在羊肾丸（方2）基础上加减化裁而成。除用温阳补肾药外，用磁石配菖蒲，潜降安神，化浊通窍，并配五味子、桑螵蛸补肾涩精，临床用于肾阳不足所致耳鸣、耳聋、腰膝酸软、遗精等症。

《济生方》中羊肾汤，仅比此方多黄芪、白芍二味药，主治与羊肾丸（方2）相同，具有温阳补肾、益气养血之功。

152 羊肾汤 (方2《圣济总录》卷八十六)

【组成】羊肾（细切）一具　磁石（煅，醋淬七遍）　白术各二两　黄芪（锉）　干姜（炮）　白茯苓（去黑皮）各一两　桂（去粗皮）三分

【制剂】上药七味，除羊肾外，粗捣筛。

【服法】每服五钱匕，水一盏半，先煎羊肾至一盏，下药煎至七分，去滓，早晚空腹温服。

【功用】温补脾肾，强腰聪耳。

【主治】肾劳虚损，寒热耳鸣，好唾善欠，腰脚痿弱。

【按语】唾为五液之一，又称唾液；欠即呵欠。"肾为唾"、"肾主欠"，肾中阳气不充，则见经常流涎清冷、呵欠频作。治以补肾益气为主。用羊肾补肾壮阳，配以磁石聪耳；黄芪、白术、桂、干姜、茯苓，补气温阳，健脾升清，为脾肾双补之剂，适用于脾肾阳虚、耳鸣、腰腹疼痛、大便溏薄等症。

此方即《外台秘要》的羊肾补肾汤，只是剂量稍有出入。《圣济总录》中，另有羊骨饮、羊骨补肾汤，均在此方基础上，改羊肾为羊脊骨（或羊胫骨），功用、主治则相同。

153　羊肾汤 （方3《圣济总录》卷八十九）

【组成】磁石（煅，醋淬）三两　桂（去粗皮）　甘草（炙，锉）各一两　五味子　白茯苓（去黑皮）各二两　牛膝（酒浸，切，焙）一两半

【制剂】上药六味，粗捣筛。

【服法】每服五钱匕，水二盏，先取羊肾一只，细切，煎三五沸，次下药，煎至一盏去滓，每日早晚空腹温服。

【功用】补肾壮腰。

【主治】虚劳，肾气不足，腰痛无力，手脚酸疼，状似骨蒸。

【按语】此在前方基础上，去温阳补脾药，而加补肾壮腰之品，如五味子、牛膝等，以除腰膝疼痛之症。

154　羊骨煎丸 （《圣济总录》卷一八六）

【组成】羊脊骨（去肉，截成段，用硇砂二两、醋二升同煎，旋煎旋蘸骨，炙令焦黄，以醋尽为度，细锉，焙干）一条　沉香（锉）　木香　槟榔（锉）　桂（去粗皮）人参　牛膝（酒浸，切，焙）　白茯苓（去黑皮）　山芋　郁李仁（汤浸，去锉皮）　附子（炮裂，去皮脐）　白术　丁香　肉苁蓉（酒浸，去皱皮，切，焙）　石斛各半两　阿魏（醋化入面，

和作饼，炙干）一分

【制剂】上药十六味，捣罗为末，酒煮面糊，丸如梧桐子大。

【服法】每服二十至三十丸，空心盐酒、或盐汤下。

【功用】温肾暖脾，散寒行气。

【主治】肾脏虚冷，不思饮食，倦怠乏力。

【按语】羊脊骨甘温，"通督脉"（《纲目》），善补肾强筋骨，本方以之与肉苁蓉、石斛、牛膝等药配伍，以补肾温阳，益精强腰；附子、肉桂、阿魏温肾助阳，散寒逐湿；另加人参、山药、白术、茯苓合丁香、木香、沉香、槟榔等以补气健脾、行气温中。郁李仁辛苦甘平而质润，可下气行水，与山药、石斛等药相合，兼能缓诸阳药温燥之性。全方脾肾兼顾，补泻兼施，以治疗脾肾阳虚，阴寒凝滞之证。

155　阳起石丸（方 1《圣济总录》卷一八七。）

【组成】阳起石（煅）　白石英（研）　磁石（煅，醋淬七遍）　熟干地黄（焙）　石斛（去根）各三两　五味子　石南　肉苁蓉（酒浸一宿，切，焙）　菟丝子（酒浸一宿，别研）　五加皮　胡麻　巴戟天（去心）　桂（去粗皮）　人参各一两　蛇床子（炒）半两

【制剂】上药十五味，捣罗为末，炼蜜和捣三二百杵，丸如梧桐子大。

【服法】每服二十丸，空腹及晚食前，温酒下。

【功用】温肾阳，益精气。

【主治】诸虚损乏力，精气不足证。

【按语】肾为先天之本，肾阳亏损，无以化生精气，则难以充养五脏六腑，而致诸虚不足，故治疗重在补肾，使肾阳充实，正气内守，则病安从来。方用阳起石温肾壮阳为主药，配白石英、熟地、石南、苁蓉、菟丝子、巴戟天、蛇床子、桂心共起补肾精，壮元阳之功；并用胡麻、五味子、人参益气血，

养肝肾；五加皮、石斛壮筋骨；磁石补肾聪耳。适用于老人肾阳虚，精血不足，动则喘促，筋骨疼痛，耳鸣目昏等症。

156　阳起石丸 (方2《杨氏家藏方》卷九)

【组成】阳起石（煅，研）一两　白芷　黄蜡各半两　生砒（研）一分

【制剂】上将三味同研匀，以黄蜡为丸，如梧桐子大。

【服法】每服三丸，空心冷盐汤，或冷酒下，微温亦可。药后忌热食少时。

【功用】温补下元，逐寒燥湿。

【主治】下元虚惫，耳鸣，面黑，腰脊疼痛，遗泄白淫，手足冷，肌瘦。

【按语】白淫，指男子尿中带精或女子带下病。此为肾阳虚惫，寒湿下注，任带失约而成，故临床还见耳鸣面黑，腰脊疼痛诸症。方中阳起石味咸性温，乃"右肾命门气分药也"，善温肾壮阳，本方重用为主药；白芷辛温而燥，长于燥湿止带，并能"解砒毒"（《纲目》）；生砒味辛大热，有毒，与黄蜡相配，即《局方》缚虎丸，有祛沉寒、止痛之效，可治腰痛；黄蜡甘淡性平，有解毒、定痛之功，且作赋形、引经之用，"凡荡除下焦之药，以此裹丸，亦免伤上焦之意"（《本草求真》）。四药合用，药少力宏。

157　阳起石丸 (方3《重订严氏济生方》卷一)

【组成】阳起石（煅）　韭子（炒）　肉苁蓉（酒浸）　青盐（别研）　菟丝子（水淘净，酒蒸，焙，另研）鹿茸（酒蒸）　钟乳粉　沉香（别研，不见火）　原蚕蛾（酒炙）　山茱萸（取肉）各半两　桑螵蛸（酒炙）　山药（锉，炒）各半两

【制剂】上药十二味研末，酒糊为丸，如梧桐子大。

【服法】每服七十丸，盐汤下。

【功用】温阳补肾。

【主治】肾脏虚损，阳气亏乏。

【按语】此方的功用、主治与方 1 相似，只是补肾益精壮阳的药物选择有些差异。方 1 有肉桂、胡麻、人参、五味子、蛇床子、五加皮等药，偏于温肾，并兼有养气血、祛风湿之功；而本方用鹿茸、原蚕蛾、山茱萸、桑螵蛸、山药等药，则偏于补肾涩精。适用老人肾阳不足、遗精、遗尿等症。

158　阳起石丸 (方 4《重订严氏济生方》卷七)

【组成】阳起石（火煅红，研极细）　菟丝子（水淘净，蒸，焙，另研细末）　鹿茸（酒蒸、焙）　天雄（炮，去皮）韭子（炒）　肉苁蓉（酒浸）各一两　覆盆子（酒浸）　桑寄生　石斛（去根）　沉香（另研）　原蚕蛾（酒炙）　五味子各五钱

【制剂】上药十二味研细末，酒煮糯米糊丸，如梧桐子大。

【服法】每服七十丸，空腹，盐汤、热酒任下。

【功用】温壮命门，补肾益精。

【主治】男子不育，精清精冷。

【按语】本方的组成、功用、主治均与方 3 相似，并补肾涩精作用略强，故治男子不育症为主。

七　画

159　走马茴香丸 （《鸡峰普济方》卷七）

【组成】附子　桂　胡芦巴　马兰花　青橘皮　川楝子　干姜　茴香　破故纸　巴戟各一两

【制剂】上为细末，酒煮面糊和丸，如梧桐子大。

【服法】每服二十丸，空心温酒下。

【功用】补肾温阳，散寒逐湿，行气止痛。

【主治】肾虚挟寒，小肠气痛。

【按语】肾阳不足，寒湿凝滞而致寒疝腹痛。治宜补肾阳，逐寒湿，止疝痛。小茴香温肾散寒，行气止痛，乃治寒疝疼痛之要药，故用为主药；胡芦巴、巴戟天、破故纸、附子、肉桂、干姜，补肾温阳，散寒逐湿；青皮、川楝疏肝行气止痛；马兰花（即洋金花）止痛，但此药有毒，用之宜慎。

160　却老苁蓉丸 （《普济方》卷二二〇）

【组成】肉苁蓉（酒浸，切，焙）二两　山芋　五味子（炒）　泽泻　菟丝子（酒浸三日，焙干，另研取末）赤石脂（研）　白茯苓（去粗皮）　山茱萸（焙）　熟地黄（焙）　覆盆子（去梗）　石斛（去根）各一两　巴戟天（去心）

【制剂】上为细末，酒煮面糊入蜜少许，同和丸，如桐子大。

【服法】每服二十九至三十丸，温酒下，粟米饮亦得，空心食前服。

【功用】补真脏气，调顺阴阳。

【主治】老年肾脏虚损，阴阳失调。

【按语】中医学理论认为，肾气虚衰，阴阳失调，是人衰老之重要原因之一，而补肾壮元，协调阴阳，则为抗衰的重要方法。故本方重用肉苁蓉，并加菟丝子、巴戟天温补肾阳；山药、熟地黄、石斛、山茱萸滋补肾阴；五味子、覆盆子、赤石脂补肾固精；茯苓合山药补气健脾，以助先天；伍泽泻可渗湿泄浊，以泻助补。诸药配伍，阴阳并补，而以补阳为主；先后天同养，而以益肾为主，且补中有泻，以泻助补，则肾气充盛，阴阳协调，而可却病延年，延缓衰老，故名"却老苁蓉丸"。

161　杜仲丸 （方1《圣济总录》卷九十二）

【组成】杜仲（去粗皮，炙，锉）　肉苁蓉（酒浸，去皱皮，切，焙）　巴戟天（去心）　楮实　五味子　蘹香子（炒）远志（去心）　山茱萸　白茯苓（去黑皮）各一两　山芋　牛膝（酒浸．切．焙）各三分

【制剂】上十一味，捣罗为末，炼蜜和丸，如梧桐子大。

【服法】每服十五丸，加至三十丸，空心温酒下。

【功用】补肾温阳，明目聪耳。

【主治】虚劳下焦伤惫，目昏耳聋，腰膝冷痛，小便滑数，日渐瘦悴。

【按语】此方用杜仲、肉苁蓉、巴戟天、蘹香子（即小茴香）、牛膝补肾温阳，暖腰膝，强筋骨；五味子、山茱萸、山药、茯苓益肾健脾固涩；远志可"利九窍，益智慧"，使"耳目聪明"（《本经》）；楮实甘寒质润，善"壮筋骨，助腰膝"、"充肌肤，明目"，与茯苓、山药等配伍，既可益肾明目，又无滑肠之虞。

本方主治肾阳不足所致的目昏耳聋，临床以耳鸣耳聋，头昏目眩，兼腰膝冷痛为应用要点。因方中肉苁蓉、楮实为质润滑肠之品，若脾胃虚寒，大便溏泄者，可去之。

162　杜仲丸 (方2《圣济总录》卷一八六)

【组成】杜仲（去粗皮，炙为末）　补骨脂（炒香熟，为末）　胡桃仁（汤浸，去皮，研）各一两

【制剂】上三味，研匀，炼蜜丸，如梧桐子大。

【服法】每服三十丸，空心温酒下。

【功用】补下元，壮腰膝。

【主治】腰痛。

【按语】方中杜仲甘温，"补肝益肾，诚为要剂"，"腰膝之疼，非杜仲不除"，故用作主药，"以盐酒浸炙，为效甚捷"（《本草汇言》）；胡桃仁甘温，"为滋补肝肾，强健筋骨之要药，故善治腰疼足疼，一切筋骨疼痛"（《医学衷中参西录》）；补骨脂辛温，能补肾温阳，"主男子腰疼，膝冷"。药虽三味，但功专效宏，补下元，强腰膝，止腰痛之功甚佳。下元充，则能"乌髭鬓，进饮食，悦颜色"。

临床凡以腰疼为主的病证，偏肾亏阳虚者，都可以此方为基础，加味治疗。

163　杜仲酒 (《普济方》卷一八七)

【组成】杜仲（去粗皮，切，炒）　干姜（炮）　萆薢　羌活（去芦）　天雄（去皮脐）　蜀椒（去目并闭口，出汗）　桂（去皮）　川芎　防风（去叉）　秦艽（去苗）甘草（炙）各三两　细辛（去苗叶）　石斛（去根）　续断　五加皮　地骨皮（洗）各三分　桔梗一两半

【制剂】上各细锉，用酒一斗，瓷瓶内浸密封，以重汤煮二时辰取出，候冷开封。

【服法】每温服一盏，不拘时，常令如醉。

【功用】补肾温阳，散寒除湿，蠲痹止痛。

【主治】肾虚冷，或感寒湿，腰脚冷痹，或为疼痛。

【按语】本方所治腰脚疼痛，乃因肾阳不足，寒湿痹阻而

成。治当补肾温阳，散寒除湿。方中杜仲、续断合五加皮补肝肾，强筋骨；石斛"益精强阴，壮筋补虚，健腰膝，驱冷痹"（《本草正》）；天雄、肉桂、蜀椒、干姜、细辛温阳散寒逐湿；羌活、防风、秦艽、草薢、川芎祛风除湿，蠲痹止痛；地骨皮"主风湿，……坚筋强阴"（《别录》），并与石斛、秦艽等寒凉之品共缓温燥之性；桔梗取其辛散苦泄宣通之性，以助散邪蠲痹之力。酒善通血脉，御寒气，行药势，以之浸诸药，更增原方之功。

本方可用于风湿性肌肉、关节痛属肾阳虚、寒湿痹阻者。

164　杜仲散 （方1《太平圣惠方》卷七）

【组成】杜仲（去粗皮，炙微黄，锉）　附子（炮裂，去皮脐）各一两　石斛（去根，锉）　槟榔　当归（锉，微炒）牛膝（去苗）　桂心　丹参（去芦头）　木香　青橘皮（汤浸，去白瓤，焙）　白茯苓　蘹香子各三分

【制剂】上件药，捣粗罗为散。

【服法】每服三钱，以水一中盏，入生姜半分，同煎至六分，去滓，食前温服。

【功用】温肾散寒，强筋骨，行气血。

【主治】膀胱虚冷，气攻注，腰胯疼痛。

【按语】肾阳亏虚，阴寒内凝，经脉受阻，气血不畅，以致腰胯、足膝冷痛，屈伸不利。方中杜仲味甘性温，善温补肝肾，而强壮筋骨，为主药；辅以附子、肉桂、茴香温肾阳，散阴寒；石斛补肾益精，强筋骨，诸药相合则温阳补肾，散寒强腰；佐以当归、丹参及牛膝、木香、青橘皮、槟榔行气活血，而止诸痛；白茯苓健脾渗湿。全方补中有泻，相反相成，共奏温肾散寒，强筋骨，行气血之功。

165　杜仲散 （方2《太平圣惠方》卷二十九）

【组成】杜仲（去粗皮，微炙，锉）　菟丝子（酒浸三宿，

曝干，别捣为末）各一两半　蛇床子　桂心各三分　五味子半两　熟地黄　巴戟　牛膝（去苗）　鹿茸（去毛，涂酥，炙微黄）　车前子各一两　肉苁蓉（酒浸一宿，刮去皱皮，炙干）　石龙芮各二两

【制剂】上件药，捣细罗为散。

【服法】每服，食前以温酒调下二钱。

【功用】补肾阳，益精血，壮筋骨。

【主治】虚劳羸瘦，五脏气乏，腰脚痛，不能行，阴痿，小便余沥。

【按语】方中用杜仲、菟丝子、肉苁蓉、蛇床子、巴戟天、鹿茸、桂心等诸多温热之品，以温补肾阳；鹿茸、肉苁蓉、巴戟天并可益精血；熟干地黄、五味子补肾固精、益精养髓；牛膝助杜仲补肝肾，强筋骨；阳虚易生湿留瘀，故又用车前子泄肾中湿浊；石龙芮"下瘀血"，取以泄助补之意。

全方以温补肾阳为主，兼益精血。临床可用于老年久病，肾阳不足，精血亏虚所致的神疲羸瘦，腰膝酸痛乏力，或阳萎，或尿频。

166　豆附丸（《奇效良方》卷十四）

【组成】肉豆蔻（面裹，煨）　附子（炮，去皮脐）诃子（面裹，煨）　良姜（炒）　干姜（炮）　赤石脂（炮）　阳起石（煅）　白矾（枯）　龙骨（生用）各二两　白茯苓（去皮）　桂心（不见火）　细辛各一两

【制剂】上为细末，酒煮面糊为丸，如梧桐子大。

【服法】每服七十丸，空心用米饮送下。

【功用】温肾暖脾，涩肠止泻。

【主治】脏腑久虚下寒，泄泻不止，肠滑不禁，日夜无度，全不进食。

【按语】这是一首温补固涩之方。方中附子、桂心、阳起石、干姜、细辛、良姜温肾暖脾散寒；肉豆蔻、赤石脂、诃

子、枯矾、龙骨收敛涩肠止泻；阳起石补肾壮阳，以助脾旺；茯苓健脾渗湿，以强脾运，合之则温肾暖脾，涩肠止泻，以治疗命门火衰，火不暖土之久泄不止、肠滑不禁、日夜无度，伴脐腹冷痛、腰膝酸软、形寒肢冷等。

本方临床可用于慢性结肠炎、肠结核、过敏性肠炎等属脾肾虚寒之久泻，或五更泻。如肠胃积滞未清者则忌用。

167　豆蔻饮 （《圣济总录》卷五十二）

【组成】肉豆蔻（去壳）　胡芦巴　蘹香子（炒）　丁香各一两　沉香三分

【制剂】上五味，粗捣筛。

【服法】每服三钱匕，水一盏，入盐少许，煎至七分，空心食前，去滓温服。

【功用】温肾散寒，行气止痛。

【主治】肾脏虚冷，腹胁胀痛。

【按语】方中肉豆蔻与茴香、丁香、沉香俱为辛温芳香之品，长于温里散寒，行气止痛；胡芦巴苦温，乃“右肾命门药也”（《本草纲目》），善温肾阳，逐寒湿。五药配伍，共奏温肾散寒，行气止痛之功，治疗肾气虚寒，气机郁滞所致之腹胀脘痛，喜温喜按之证。

临床可用于慢性结肠炎、肠粘连、胃肠神经官能症等属脾肾虚寒者。

168　还少丹 （方1《杨氏家藏方》卷九）

【组成】干山药　牛膝（酒浸一缩，焙干）各一两半　白茯苓（去皮）　山茱萸　楮实　杜仲（去粗皮，生姜汁和酒，炙令香熟）　五味子　巴戟（去心）　肉苁蓉（酒浸一宿，切，焙干）　远志（去心）　茴香各一两　石菖蒲　熟干地黄（洗，焙）　枸杞子各半两

【制剂】上件为细末，炼蜜入蒸熟，去皮核，枣肉和匀，

丸如梧桐子大。

【服法】每服五十丸，空心食前，温酒、盐汤下，日三服。若只一服，倍加丸数。

【功用】补肾益脾，延年益寿。

【主治】脾肾虚寒，饮食少思，肢体瘦倦，耳聋目暗，腰脚沉重，牙齿浮痛，发热盗汗，遗精白浊，气血亏损。

【按语】本方原名还少丸，为一首补肾益脾，先后天并养之方。方中肉苁蓉、巴戟天、茴香均能温肾壮阳，补命门相火之不足，命火旺则脾强，脾强则能健运，气血生化有源；熟地、枸杞补益肾水，肾水足则能济火，而火不亢不害；杜仲、牛膝补肝肾，强腰膝；山药、茯苓益脾胃，祛水湿；山茱萸、五味子补肾润肺，涩精敛汗；远志、菖蒲交通心肾，安神益智；楮实健脾养肾，益气明目；大枣调和脾胃补益气血。诸药配伍，共奏补肾益脾之功。汪昂注云："肾为先天之本，脾为后天之本，二本固则老可还少。"故方名还少丹。

本方药性平和，适宜久服，可抗衰防老，延年益寿，故原书云：服本方"五日有力，十日眼明，半月筋骨盛，二十日精神爽，一月夜思饮食。此药无毒，平补性温，百无所忌。久服牢齿，身轻目明，难老，百病俱除，永无疟痢，美进酒食，行步轻健"。

现代研究表明：本方具有强壮、兴奋肾上腺皮质功能、增强免疫功能等药理作用，初步阐明了本方在抗衰老方面的药理学基础。

169　还少丹 (方2《济阳纲目》卷六十四)

【组成】何首乌（黑豆蒸）半斤　牛膝　生地黄（酒蒸）肉苁蓉（酒蒸）各六两　黄柏（酒浸，炒褐色）　补骨脂（酒浸，水蒸）　车前子（微炒）　柏子仁（微炒）干山药（微炒）各三两五钱　秦当归（酒洗）二两五钱　菟丝子（水淘去砂，酒煮，捣成饼晒干）二两　人参　五味子各一两。

【制剂】俱勿犯铁器为细末，蜜为丸，如梧桐子大。

【服法】每服六十丸，空心盐汤、白汤、酒任下。

【功用】益精补髓，温壮元阳。

【主治】肾精亏虚，元阳不足。

【按语】此方与上方同名。上方为脾肾双补之方，而本方则偏于补肾益精。方中重用何首乌，并配熟地黄、当归、山药、五味子补脾肾，益精血，乌须发；肉苁蓉、补骨脂、菟丝子补肾壮阳；人参大补元气；牛膝补肝肾，强筋骨；黄柏入肾，性利，与车前子同用渗利湿浊；柏子仁养心安神。诸药合用，以补益肾精为主，使肾精充固，元阳得壮，则可"却病延年，发白返黑"，老而还少，故亦名还少丹。

170　苍术丸 （《重订瑞竹堂经验方》卷七）

【组成】苍术（用泔浸去皮，切作片，用生葱白一斤切碎，加盐二两同炒，苍术黄色为度，去葱不用）一斤　川椒（微炒）　白茯苓（去皮）　小茴香（微炒）各四两

【制剂】上件为细末，酒糊为丸，如梧桐子大。

【服法】每服五七十丸，空心，温酒送下。

【功用】温肾散寒，除湿止痛。

【主治】腰腿疼痛或小肠疝气。

【按语】苍术芳香燥烈，"气味雄厚……能彻上彻下，燥湿而宣化痰饮"（《本草正义》），"统治三部之湿"；川椒、小茴香大辛大热，善温肾阳，散寒湿，止疼痛；茯苓健脾渗湿。诸药配伍则温肾阳，逐寒湿，而止疼痛。可治寒湿痹阻下焦的腰腿疼痛，以及寒湿阻滞肝肾之小肠气痛。

本方辛热燥烈，以温肾散寒，除湿止痛为主，重在治标。若寒湿除，疼痛轻，则应改用温补肾阳之剂，以治本。

171　苍术难名丹 （《世医得效方》卷七）

【组成】苍术（杵去粗皮，米泔水浸一昼夜，焙干）半斤

炒大茴香　川楝子（蒸，去皮，取肉，焙干）各一两半　川乌（炮，去皮脐）　补骨脂（炒）　茯苓　龙骨各一两

【制剂】上为末，酒曲糊为丸，梧桐子大，朱砂为衣。

【服法】每服五十丸，空心缩砂仁或粳米煎汤送下。

【功用】温补元阳，收敛脾精。

【主治】元阳气衰，脾精不禁，漏浊淋沥，腰痛力疲。

【按语】漏，指男子精关不固，常自遗泄而影响生育者，为古所称"五不男"之一。浊，指小便混浊，即尿浊；或指尿道口常流少量米泔样或糊状浊物，溺时有痛感，但小便并不混浊，又称精浊。本方所治之漏浊，乃因元阳虚衰，精关不固，脾虚气陷，精微下注而成。治宜温补元阳，收敛脾精。方中补骨脂壮元阳，固精气；大茴香、川乌温肾助阳，与龙骨相合则温补元阳，固涩精气；苍术芳香燥烈，善燥湿健脾，《仁斋直指方》云："脾精不禁，小便漏浊淋不止，腰背酸痛，宜用苍术以敛脾精，精生于谷故也。"故本方重用苍术，并辅以茯苓健脾除湿；川楝子"苦寒性降，能导湿热下走渗道"，可助苍术、茯苓除湿，并能制诸药温燥之性。如此配伍，则元阳可复，脾运得健，精气固密，而诸症自除。

172　苁蓉丸 (方1《外台秘要》卷十七引《备急》方)

【组成】苁蓉　钟乳粉　萆薢　薏苡仁各三分　干地黄六分　菟丝子四分

【制剂】上药六味捣筛，以鸡子黄、枣膏和丸，如梧桐子大。

【服法】每次酒服十丸，渐加至二十丸，日再服。

【功用】补肾益精渗湿。

【主治】肾虚痿弱，精气不足证。

【按语】本方以苁蓉为主，配钟乳粉、干地黄、菟丝子，以补肾壮阳益精；用萆薢、薏苡仁渗湿泄浊。全方补泻兼施，是一平补之剂。故原注云："男子服之外充，妇人服之内补，

百病瘥"。因方中萆薢、薏苡仁有较好的利湿泄浊、舒筋除痹之功，故肾阳虚弱、下元不固之尿浊，以及湿痹而兼肾亏者，本方亦颇适宜。

173 苁蓉丸 (方2《圣济总录》卷十)

【组成】肉苁蓉 狗脊 萆薢 胡芦巴 白豆蔻 乌头（炮，去皮脐） 防风 牛膝各等分。

【制剂】上药八味，捣筛为末，酒煮糊丸，如梧桐子大。

【服法】每服二十至三十丸，茶、酒任下。

【功用】补肾强腰膝，祛风散寒湿。

【主治】风气攻注，腰膝疼痛。

【按语】方中以肉苁蓉补肾阳，暖腰膝为君药；臣以胡芦巴、狗脊、牛膝温肾强腰；防风、乌头、白豆蔻、萆薢祛风散寒，除湿蠲痹为佐药。诸药配伍，标本同治，适用于肾虚风痹，腰膝疼痛者。

174 苁蓉丸 (方3《圣济总录》卷五十一)

【组成】肉苁蓉（酒浸，去皱皮，切，焙） 木香 羌活（去芦头） 黄芪（锉） 桂（去粗皮） 川芎 青橘皮（汤浸，去白瓤） 防风（去叉） 白茯苓（去黑皮） 当归（切，焙） 白芷各半两 五味子 蘹香子（微炒） 腽肭脐（酒浸，炙，切）各三分 槟榔 人参附子（炮裂，去皮脐）各一两

【制剂】上药十七味，捣罗为末，炼蜜和丸，如梧桐子大。

【服法】空心温酒下二十丸。

【功用】温肾助阳，兼以祛邪。

【主治】肾脏虚冷劳瘦。

【按语】此方药物较多，以平补之肉苁蓉为主，配以腽肭脐、五味子、桂、附子等补肾温阳散寒；黄芪、人参、茯苓益气健脾；木香、青陈皮、茴香、槟榔、川芎、当归理气活血，

有利于寒邪的祛除；并用羌活、防风、白芷以祛风寒湿邪。全方扶正祛邪，标本兼顾，通过温肾助阳，理气活血，祛风除湿等综合作用，来达到散寒的目的。适用于肾阳不足，阴寒内生，或复感外邪所致的病证。

175　苁蓉丸 (方4《圣济总录》卷九十五)

【组成】肉苁蓉（净刷，去皱皮，酒浸二宿，薄切，焙干）　杜仲（去粗皮，炙紫色，横锉）各二两半　黄芪（细锉）　韭子（水淘，去浮者，焙干，炒）　桂（去粗皮）牛膝（去苗，酒浸，切，焙）　山茱萸各二两

【制剂】上药七味，捣罗为细末，炼蜜和剂，更白内涂酥，杵令匀熟，丸如梧桐子大。

【服法】每日空腹，煎黄芪汤下，早晚各服三十丸。

【功用】补肾强腰，益气温阳。

【主治】肾脏虚冷，腰膝无力，小便不禁或溺白色。

【按语】方用苁蓉、韭子、山茱萸补肾壮阳，益精固涩；杜仲、牛膝补肝肾，强腰膝；肉桂、黄芪温阳益气。适用于肾阳不足，精气亏损之证。

176　苁蓉汤 (《圣济总录》卷五十三)

【组成】肉苁蓉（酒浸，切，焙）　菟丝子（酒浸一宿，焙干，别捣）人参　黄芪（锉）　木香　附子（炮裂，去皮脐）补骨脂（炒）各一分

【制剂】上药七味，叹咀如麻豆。

【服法）每服七钱匕，水一盏，煎至七分、去滓，食前温服。

【功用】补精髓，温阳气。

【主治，骨髓虚冷酸痛。

【按语】本方用肉苁蓉、菟丝子、补骨脂补肾阳，益精髓；人参、黄芪、附子补气温阳，又配木香行气止痛，使阳气

足，精髓充，则冷痛自已。对肾虚阳衰、精髓不足者，可常服用。

177　苁蓉独活散 （《圣济总录》卷五十一）

【组成】肉苁蓉（酒浸，去皱皮，切，焙）　黄芪（细锉）　泽泻各二两　独活（去芦头）　附子（炮裂，去皮脐）　蜀椒（去目并闭口者，炒出汗）　五味子　蒺藜（炒去角）　防风（去叉）　杏仁（汤浸，去皮尖双仁，炒黄）　木香　干姜　牡蛎（熬）　赤石脂　黄芩（去黑皮）　甘草（炙，锉）　桂（去粗皮）　桃仁（汤浸　去皮尖双仁，炒黄）　细辛（去苗叶）　续断各一两

【制剂】上药二十味，捣罗为细散。

【服法】每服三钱匕，空心温酒下，一日二次。

【功用】补肾温阳，祛风寒湿。

【主治】肾脏虚冷，腰胯膀胱间，忽冷如人吹，及手足膝盖冷如水，或茎中痛，小便无节。

【按语】此方是针对肾脏久虚，易感风寒湿邪之证而设。方中以肉苁蓉、独活为主，补肾阳，暖腰膝，祛寒湿，止疼痛，标本兼顾；又分别配以川断、附子、肉桂、川椒、五味子、黄芪、甘草、赤石脂、干姜、牡蛎等，以及防风、杏仁、细辛、白蒺藜等加强二药的作用；并用木香，桃仁行气活血，泽泻祛湿，黄芩清热，使补中有泻，温而不燥，以治肾阳不足，寒湿留着所致的腰膝酸冷疼痛、小便频数等症。

178　坚固丸 （《圣济总录》卷九十二）

【组成】乌头（炮裂，去皮脐）　蘹香子（炒）各等分

【制剂】上二味，捣罗为末，姜汁煮糊和丸，如梧桐子大。

【服法】每服十五丸，空心温酒下。妇人赤白带下，醋汤下，加至三十丸。

【功用】温肾助阳，逐寒止痛。

【主治】虚劳极冷，阳气衰弱，小便数，遗沥。

【按语】本方以大辛大热之乌头，配辛温芳香之茴香，温肾助阳，破阴逐寒止痛，药专而力宏。阴寒去，肾阳复，则下元可固，诸症得除，故名"坚固丸"。临床适用于肾阳虚衰，阴寒极盛之证，见少腹冷痛，泄利，手足厥冷，精神萎顿，小便滑数等症。

179　助阳丸 （《圣济总录》卷五十二）。

【组成】鹿茸（去毛，酥炙）　菟丝子（酒浸，别捣）原蚕蛾（炒）　钟乳粉　附子（炮裂，去皮脐）　肉苁蓉（酒浸，去皱皮，切，焙）　黄芪（锉，炒）　人参各一两

【制剂】上八味，捣罗为末，炼蜜和丸，如梧桐大。

【服法】每服十二丸，温酒或盐汤下，空心服。

【功用】补肾壮阳，温养下元。

【主治】肾脏虚损，阳道痿弱，肢体无力，志意不爽，小便滑数。

【按语】本方以鹿茸、雄蚕、菟丝子、肉苁蓉、钟乳粉补肾阳，益精血；附子温肾而助阳，并加人参、黄芪补脾肺，益元气，以助生化。诸药合用，以壮元阳，益精血，补元气，而兴阳道。主要适用于肾阳虚衰、命火不足所致的阳痿，临床以阳痿不用，精液稀薄清冷，兼见神疲乏力、面色苍白、腰膝酸冷、舌淡胖苔白润为辨证要点。

180　牡蛎丸 （方1《太平圣惠方》卷七）

【组成】牡蛎（烧为粉）　白龙骨（烧过）　鹿茸（去毛，涂酥，炙微黄）　肉苁蓉（酒浸一宿，刮去皱皮，炙令干）各二两　附子（炮裂，去皮脐）　狗脊　椒红（微炒）　泽泻韭子（微炒）各一两

【制剂】上件药，捣罗为末，炼蜜和捣三二百杵，丸如梧

桐子大。

【服法】每服三十丸，食前以温酒下。

【功用】温肾固涩。

【主治】膀胱虚冷，肾气衰微，小便滑数，白浊。

【按语】肾阳衰微，下元不固，膀胱约束无力，则小便滑数不禁；精微脂液下流，则小便混浊。治宜温肾固涩。方用鹿茸、肉苁蓉、韭子、狗肾补肾壮阳，附子、椒红温肾助阳，合之则温补肾阳，以治其本；煅牡蛎、煅龙骨味涩收敛，固摄下元，以治其标；并用泽泻利湿浊，以助肾阳恢复。如此补涩结合，标本同治，则肾阳可充，下元得固，而诸症自除。

本方除治疗肾阳虚衰所致之遗尿、小便不禁或尿浊外，阳痿、遗精等病证属肾阳虚衰者，也可应用。

181　牡蛎丸 (方2《太平圣惠方》卷九十八)

【组成】牡蛎粉　肉苁蓉（酒浸一宿，刮去皱皮，炙令干）　磁石（烧，醋淬七遍，细研，水飞过）　山茱萸　黄芪（锉）　熟干地黄　沉香　枳壳（麸炒微黄，去瓤）　茴香子　丁香　石斛（去根，锉）　干姜（炮裂，锉）　巴戟　吴茱萸（酒浸七遍，焙干，微炒）各一两　桂心　槟榔各一两半　附子（炮裂，去皮脐）

【制剂】上件药，捣罗为末，以枣肉和丸，如梧桐子大。

【服法】每日空心，以盐汤下二十丸，渐加至四十丸。

【功用】暖水脏，益元气。

【主治】虚损，小便滑数。

【按语】此与前方同治肾阳虚弱所致的小便滑数。然本方治证阳虚寒凝之象较甚，故方中除用补肾温阳固涩之品外，更加沉香、茴香、丁香、吴萸、干姜、槟榔、枳壳等辛温芳香之品，温里助阳，行气散寒，以助气化。临床上除见小便滑数不禁，还应有少腹冷痛、腰膝酸软、四肢发冷等症。

182　牡蛎丸 (方3《圣济总录》卷九十六)

【组成】牡蛎（煅）　独活（去芦头）狗脊（去毛）各三分　肉苁蓉（酒浸，切，焙）一两　龙骨半两

【制剂】上五味，捣罗为末，炼蜜和丸，如梧桐子大。

【服法】每服三十丸．盐汤下，空心食前。

【功用】温肾固脬，强腰止痛。

【主治】膀胱虚寒，小便数。

【按语】本方温补之力不如前两方，但狗脊与独活相配，具有补肝肾、强筋骨、祛风湿、止腰痛之功。因此，所治之证，以小便频数不禁，腰膝酸痛较显者为宜。若阳虚较甚，还应酌配温补之品。

183　牡蛎丸 (方4《圣济总录》卷一八七)

【组成】牡蛎（煅，醋淬七遍）四两　白术（锉，炒）干姜（炮）　附子（炮裂，去皮脐）　乌头（炮裂，去皮脐）各一两

【制剂】上五味，捣罗为末，酒煮面糊和丸，如梧桐子大。

【服法】每服二十至三十丸，空心食前。丈夫盐汤，妇人炒姜酒下。

【功用】温肾暖脾，涩精止遗。

【主治】丈夫元脏衰惫，小便白浊；妇人血脏虚冷，赤白带下。

【按语】本方所治之尿浊、带下，皆因脾肾阳虚，封藏固摄失司，精微脂液下流而成。治宜温肾暖脾固涩。方中附子、乌头温肾助阳散寒；干姜、白术温中健脾除湿；牡蛎收敛固涩。诸药配伍，脾肾双补，标本兼顾，则肾阳充，脾运健，封藏、固摄有权，诸症可除。

184　牡蛎丸 （方5《卫生家宝方》）

【组成】石亭脂（研，生用）　牡蛎（用醋浸少时，生用）　青盐　龙骨（真者，饭上蒸一次）各等分

【制剂】上为末，以青盐打糊为丸，如梧桐子大。

【服法】每服三十丸，空心盐汤、盐酒下，见效即住服，中年以下，去石亭脂

【功用】补肾壮阳，涩精止遗。

【主治】中年以后，肾气虚冷，梦遗泄精，小便白浊。

【按语】人过中年，肾气渐衰，肾阳既衰，封藏失司，精关不固，则梦遗、尿浊诸症遂发，治宜温壮肾阳，涩精止遗。石亭脂（即硫黄，《本草图经》云："石硫黄，赤色者，名石亭脂。""秉纯阳之精，赋大热之性，能补命门真火不足。"龙骨、牡蛎味涩收敛，涩精止遗；青盐味咸入肾，作引经药。药仅四味，但功专效宏。由于硫黄毕竟为大热有毒之品，"久服伤阴，大肠受伤，多致便血"（《本经缝原》），故见效即止，不可久用。中年以下，阳衰不显者，也应慎用。

以上几首"牡蛎丸"，牡蛎均为主要药物，其味涩，善于收敛固涩，且又为咸寒之品，有益阴潜阳之功，擅长平秘阴阳，故中老年人肾气虚衰，阴阳失调，下元不固者，每持为要药。现代药理研究表明，牡蛎含有钙磷及多种微量元素，而老年人钙磷代谢失衡者，多使用牡蛎补充钙质，对调整老年人内环境的平衡有一定帮助，从而有利于却病抗衰延年。临床应用时，可根据具体病情，配伍其他药物同用。

185　延寿丹 （《御药院方》卷六）

【组成】松脂（依法煮，炼白者）三十两　茯苓　甘菊花　柏子仁各十两

【制剂】上四味为末，炼蜜和丸，如梧桐子大。

【服法】每服二十丸，空心温酒送下，或盐汤亦可，一日

三服，应是诸疾服之皆愈。

【功用】补肾阳，调心脾，抗衰老。

【主治】肾经不足。

【按语】方中松脂，苦、甘，温，无毒，能"壮阳"（《医学入门》）"强筋骨，利耳目"（《本草纲目》），重用为君药；臣以茯苓甘淡性平，善健脾渗湿，宁心安神；甘菊甘微苦性凉，可清肝明目；柏子仁甘平，养心安神。四药合用，可调养肝肾心脾诸脏。传统衰老理论中的精气神学说认为：人体衰老的根本原因在于精耗、气衰、神伤，而精、气、神以脏腑为本，又主要归结于肾、脾、心诸脏。因此调养这三脏，可帮助聚精、养气、存神，有益于延缓衰老，故名"延寿丹"，"久服轻身耐老"。

本方四味药在《本经》中均列为上品，谓久服可"轻身不老延年"，乃传统的延缓衰老药物。现代研究表明：茯苓有安神、抗肿瘤等作用，而老年人免疫功能下降，肿瘤发病率高，应用茯苓制剂进行防治，颇有益处，经常食用有利健康长寿；菊花对冠心病、高血压病和高脂血症等老年性疾病，均有较好治疗效果，从而起到却病延年的作用。至于松脂、柏子仁的"轻身延年"作用尚待进一步研究。

186　应验打志丹（《普济方》卷二二二）

【组成】白茯苓（去皮）　甘菊花　川芎　干山药　乌药　金铃子　覆盆子　钟乳粉（研）　山茱萸　云母石（火飞过，研）　续断（去芦头）　肉苁蓉（酒浸一宿，焙）　附子（炮，去皮脐）　蛇床子　桂心　天雄（炮，如无，附子代之）　巴戟（水浸，去心）　鹿茸（去毛）　远志（去心）　白术　麦门冬（去心）　牡蛎（煅）　生地黄　玄参（去芦）　独活（去芦）　柏子仁　五味子　干姜（炮）　泽泻　丹参（去芦）　紫菀（去芦）　黄芪（去芦）　蔓荆子（去萼）　枸杞子　牡丹皮　密蒙花　芍药　甘草（炙）　苦参（去皮）　石斛（去

根）　熟地黄（去芦）　杜仲（炒）　人参（去头）　牛膝　荜
苃　赤石脂（研）　天门冬（去心）　沙参　菟丝子（酒浸一
宿）　茴香　藁本（去毛，拣净）各等分

【制剂】上为细末，炼蜜和捣一千下，丸如梧桐子大。

【服法】每服三十丸，温酒送下，日进三服，不拘时候，
服之六七日见效。

【功用】暖下元，益精髓，壮筋骨。

【主治】虚损诸症。

【按语】本方组成药物颇多，按功用大致可分为五部分：
一是温补下元，强壮筋骨，作为主要部分，如鹿茸、巴戟天、
杜仲、附子、桂心等；二是滋阴益精养髓，以"阴中求阳"，
如生熟地黄、山茱萸、天冬、芍药等；三是补气健脾，顾后天
以充先天，药如人参、黄芪、山药、白术等；四是养心安神，
协调心肾，如柏子仁、五味子、远志、茯苓、牡蛎等；五是行
气活血，祛风除湿，补中有泻，以泻助补，如川芎、丹参、蔓
荆子、独活等。全方阴阳并补，以补阳为主；脾肾心并调，而
以补肾为主；补泻兼施，以补为主，以泻助补。药物虽多，但
配伍严谨，久服可"身轻体健，益寿延年，除百病，长生不
老，驻颜色，不问男子妇人，并服无忌"。

187　沉香丸　(方《太平圣惠方》卷七)

【组成】沉香　木香　槟榔　苦楝子　桂心　蘹香子　当
归（微炒）　桃仁（汤浸，去皮尖双仁，麸炒微黄）肉豆蔻
（去壳）　阿魏（面裹煨，面熟为度）　蓬莪术各一两　丁香二
两干姜（炮裂，锉）　吴茱萸（汤浸七遍，焙干，微炒）　干
蝎（微炒）　青橘皮（汤浸，去白瓤，焙）各半两　硫黄（细
研，水飞过）一两半

【制剂】上件药，捣罗为末，炼蜜和捣三五百杵，丸如梧
桐子大。

【服法】每服，不计时候，以热酒下三十丸。

【功用】温肾壮阳，散寒行气，降逆止痛。

【主治】肾脏虚冷，气攻，心神闷乱，四肢逆冷，腹胁胀满疼痛，喘促呕吐。

【按语】本方所治属肾阳虚弱，阴寒内盛之证，并以阴寒凝滞之象为急。阴寒不散，气机不顺，则诸症难除，肾阳难复。故本方仅用硫黄、桂心辅助君药沉香，以温肾壮阳，纳气平喘，以顾本；而用沉香、丁香、茴香、木香、槟榔、阿魏、青陈皮、干姜、吴萸、肉豆蔻等辛温芳香之品，以温里散寒，行气降逆止痛，急治其标；莪术、当归、桃仁、干蝎行气活血，以加强止痛之功，当归、桃仁兼能止咳喘；另用川楝子，取其苦寒性降之性，以行气止痛，在大量温热药中作为反佐，防止温燥太过。

可见，本方虽是标本兼顾之剂，但以散寒行气，降逆止痛，治标为主。临床应用以阴寒内盛，气机凝滞之痛、喘、呕之症明显者为宜，一旦寒散气畅，诸症减轻，则应转用温补肾阳之剂，缓图其本。

188　沉香丸 (方2《普济方》卷二一六)

【组成】沉香　诃黎勒皮　人参　赤茯苓　荜茇　肉豆蔻仁　干姜　胡椒　胡芦巴　桂各等分

【制剂】上为末，炼蜜和丸，如梧桐子大。

【服法】每服二十丸，加至三十丸，空心食前盐汤下，木香汤亦可。

【功用】温肾暖脾，散寒行气。

【主治】下经虚寒，小便滑数，不欲饮食，腹胁胀满，或时疼痛。

【按语】本方方治证乃脾肾阳虚，虚寒凝滞所致。治当温肾暖脾，散寒行气。沉香既可温脾肾之阳，又善于行气止痛，《本经逢原》称其"温而不燥，行而不滞，扶脾达肾，摄火归原"，本方用为主药；辅以胡芦巴、桂心温补肾阳；干姜、肉豆蔻、人参、茯苓补气温中健脾；荜茇、胡椒温中行气，散寒止痛；诃子收涩止痛。诸药配伍，可使肾阳充，脾阳振，阴寒散，气机畅，而尿频、腹痛诸症得除。

189　沉香汤 （《圣济总录》卷五十二）

【组成】沉香　细辛（去苗、叶）　续断　木香　川芎当归（切，焙）　甘草（炙，锉）　槟榔（锉）　石斛（去根）牛膝（酒浸，切，焙）　枳壳（去瓤，麸炒）各半两

【制剂】上十一味，粗捣筛。

【服法】每服三钱匕，水一盏，煎至七分，空心去滓，温服。

【功用】补肾温阳，行气止痛。

【主治】肾脏虚冷，脐腹疼痛胀满。

【按语】本方以沉香为主，温肾助阳；配川断、牛膝，补肝肾，强筋骨；石斛补肾益精，并防诸药温燥之性；川芎、枳壳、槟榔、细辛以行气活血，散寒止痛；甘草调和诸药。全方具有补肾温阳，行气止痛之功，适用于肾阳虚弱，寒凝气滞之证。

190　沉香散 （方1《太平圣惠方》卷七）

【组成】沉香　白豆蔻（去皮）　京三棱（煨，微锉）当归（锉，微炒）　木香　槟榔　吴茱萸（汤浸七遍，焙干，微炒）各半两　青橘皮（汤浸，去白瓤，焙）高良姜　附子（炮裂，去皮脐）　白茯苓　白术各三分　桂心一两　厚朴（去粗皮，涂生姜汁，炙令香熟）一两

【制剂】上件药，捣粗罗为散。

【服法】每服五钱，以水一中盏，煎至五分，去滓，不计时候，热服。

【功用】温肾暖脾，行气活血，散寒止痛。

【主治】肾脏虚冷，气攻腹胁疼痛，或多呕吐，不思饮

食，两胁胀满，四肢羸瘦。

【按语】本方组成、功用及主治均与沉香丸（方1）相似。区别在于沉香丸以沉香、硫黄相伍，并加桃仁、当归，有一定的温肾纳气，止咳平喘之功，故治证以兼有虚喘者尤宜；而本方有高良姜、白豆蔻、厚朴、白术、茯苓等药，温中健脾，行气止痛作用较好，故更适用于脾肾阳虚所致脘痛、呕吐、不思饮食者。

191　沉香散 （方2《大平圣惠方》卷七）

【组成】沉香　附子（炮裂，去皮脐）　槟榔各一两　木香　桃仁（汤浸，去皮尖双仁，麸炒微黄）　荜澄茄　桂心　蘹香子　白蒺藜（微炒，去刺）各三分

【制剂】上件药，细罗为散。

【服法】每服食前，以生姜热酒调下二钱。

【功用】温肾助阳，行气止痛。

【主治】膀胱虚冷，气攻腰间及腹胁疼痛。

【按语】本方功用、主治与前方相似，只是本方组成药物较少，作用相对缓和，尤其是温中行气之力不如前方。临床可根据具体病情选用。

192　沉香如意丸 （《普济方》卷二二二）

【组成】沉香　檀香　丁香　木香　全蝎　茴香　青盐各三分　木通　穿山甲（炙）　韭子（酒浸）　莲花蕊　五味子　白苓茯　陈皮　鹿茸（炙）　山茱萸各五钱　小茴香　川楝子（去皮）　胡芦巴　破故纸（羊肠煮）各一两半　巨胜子（炮）　菟丝子（酒浸）　肉苁蓉（酒浸）　知母　远志（酒浸）各一两

【制剂】上为细末，酒糊丸，如梧桐子大。

【服法】每服二十丸，空心温酒送下，干物压之，十日有效。

【功用】补肾壮阳，益精养髓，行气止痛。

【主治】脐腹痛，小便数，房室不举。

【按语】本方以鹿茸、肉苁蓉、破故纸、菟丝子、胡芦巴、韭子等补肾壮阳，益精养髓为主，辅以莲花蕊（即莲须）、山茱萸、五味子、山药、巨胜子补肾益精固涩，茯苓、远志宁心神，与诸补肾药相合，可交通心肾。阳虚生寒，寒则气滞血壅，经络不通而致脐腹疼痛，故又加沉香、檀香、丁香、木香、茴香、陈皮等辛香药物，以助阳散寒，行气止痛，穿山甲、全蝎，性善走窜，活血通络止痛，川楝子行气止痛，木通"能通利九窍、血脉"（《神农本草经》）；知母善滋肾阴，三药俱为寒凉之品，可防温燥伤阴，青盐引药入肾。诸药配伍，合成一首补肾助阳，益精固涩，行气止痛之方。可用于肾阳虚弱、精血亏虚所致阳痿不举，或遗精滑泄，或精冷不育，小便不禁，伴脐腹冷痛、精神萎顿者。

193 沉香鹿茸丸 （方1《太平惠民和剂局方》卷五）

【组成】沉香一两　附子（炮，去皮脐）四两　巴戟（去心）二两　鹿茸（燎去毛，酒浸，炙）三两　熟干地黄（净洗，酒洒，蒸，焙）六两　菟丝子（酒浸，研，焙）五两

【制剂】上件为细末，入麝香一钱半，别研入和匀，炼蜜为丸，如梧桐子大。

【服法】每服四五十粒，好酒或盐汤，空心吞下。

【功用】温补下元，益精填髓。

【主治】真气不足，下元冷惫，脐腹绞痛，胁肋虚胀，脚膝缓弱，腰背拘急，肢体倦怠，面无精光，唇口干燥，目暗耳鸣，心悸气短，夜多异梦，昼少精神，喜怒无时，悲忧不乐，虚烦盗汗，饮食无味，举动乏力，夜梦鬼交，遗泄失精，小便滑数，时有余沥，阴间湿痒，阳事不举。

【按语】此方用鹿茸、熟干地黄、菟丝子、巴戟补肾壮阳，益精强腰；沉香、附子温肾助阳，引火归元；加少量麝

香，取其辛温芳香走窜之性，能"引药透达"（《仁斋直指方》），与沉香相配，行气散寒止痛。六药合用，温补结合，功专效宏，故凡真阳不足、下元冷惫所致诸症，"并宜服之"，常服还可"养真气，益精髓，明视听，悦色驻颜"。

194　沉香鹿茸丸 （方2《杨氏家藏方》卷九）

【组成】鹿茸（酒炙）二两　附子（炮，去皮脐）沉香各半两　麝香（别研）一钱一字

【制剂】上件四味为细末，将肉苁蓉一两半，酒煮烂，研细，别入酒熬成膏，和丸如梧桐子大。

【服法】每服五十丸，温酒、盐汤任下，空心食前。

【功用】益真气，暖下元。

【主治】下元虚冷诸证。

【按语】本方在组成药物上，比上方少巴戟天、熟干地黄，并以肉苁蓉易菟丝子，故功用、主治与上方相同，但温补之力稍弱。

195　沉香鹿茸丸 （方3《传信适用方》卷二）

【组成】沉香一两　大附子（炮，去皮脐）二两　麝茸（燎去毛，酥炙）三两　苁蓉（洗，酒浸）四两　菟丝子（洗净，酒浸）五两　熟地黄（洗净，酒浸，焙干）六两

【制剂】上件药六味，捣罗为细末，炼蜜为丸，如梧桐子大。

【服法】每服三五十丸，空心食前，用温酒吞下。

【功用】补益下元，滋养真气，明目驻颜。

【主治】真气不足，下元虚冷诸证。

【按语】此方组成药物与方1基本相同，本方少麝香，用肉苁蓉易巴戟天，且附子用量减半，故温肾行气之力弱，而功用、主治基本相同。

196　沉香紫桂丸 (《普济方》卷二二〇)

【组成】桂（去粗皮）　乌头（炮裂，去皮脐）　赤石脂（烧）各一两　蜀椒（去目合口者，炒出汗）　干姜（炮）各半两

【制剂】上为末，酒煮面糊和丸，如桐子大。

【服法】每服二十丸，空心食前醋汤下，丈夫盐汤下。

【功用】温肾散寒，固涩冲任。

【主治】丈夫元脏气虚损，及妇人血海虚冷，月脉愆漏，五般带下，脐腹疼痛，及一切虚风冷气攻注。

【按语】冲为血海，任主胞胎，而肾乃奇经八脉之本，冲任之功能，俱赖于肾。若肾阳亏虚，冲任不固，则致月经淋沥，日久如漏，带下绵绵不断；阳虚寒凝，则脐腹痛。治疗当以温肾散寒，固涩冲任为法。方中以沉香、紫桂（即肉桂）为主药，温肾助阳，行气止痛，辅以大辛大热之乌头、蜀椒、干姜温里散寒止痛，又加酸涩之赤石脂，固摄冲任，止血止带，诸药配伍，可使阴寒散，肾阳复，冲任固而诸症得除。由于本方散寒止痛作用颇强，故凡肾阳虚弱、阴寒内盛所致诸症，都可应用，可治"一切虚风冷气攻注"。

197　补下元虚惫方 (《续本事方》卷一)

【组成】菟丝子　五味子各五两　石莲肉　山药　茴香各二两　白茯苓一两

【制剂】上药六味为末，稀糊为丸，如梧桐子大。

【服法】每服四十丸，温酒或盐汤空心下。

【功用】补肾益脾，固涩下元，兼以除湿。

【主治】丈夫酒色过多，下元虚惫，足膝软乏，小便滑数，外肾湿痒。

【按语】色欲太过，必耗肾精，导致下元虚惫，封藏固摄失司；酒食过度，又损脾胃，而酿生湿浊，浸淫皮肤经脉，以

致足膝软乏、小便滑数、外肾（即阴囊）湿痒诸症遂发。治宜补肾益脾，兼以固涩除湿。方中重用菟丝子、五味子补肾益精固涩为主；辅以石莲肉（即莲子）、山药补益脾肾，收敛精气；又加茴香温肾助阳而散寒湿，茯苓健脾利湿以除湿浊。诸药配伍，补涩结合，脾肾兼顾，且补中寓泻，涩中有通，使肾精充，脾胃健，下元固，湿浊去而诸症可除。

　　本方重在补肾益脾固涩，对脾肾两亏、下元不固所致腰膝酸软，遗精遗尿，食少便溏等症，颇为适宜。若湿浊下注，壅阻经脉，脚膝酸胀、痿软无力之症较显，可加木瓜等以祛湿舒筋，如原书云"脚气及脚膝无力者，木瓜酒空心五十丸，晚食前再服立效"；若阴囊湿痒较重，则可酌配其他除湿止痒之品，以加强疗效。

198　补火丸（《医方解集》卷一）

【组成】石硫黄一斤　猪大肠二尺

【制剂】将硫黄为末，实猪肠中，烂者三时，取出去皮，蒸饼为丸，如梧桐子大。

【服法】每服十丸，日渐加之。

【功用】补益命火。

【主治】冷劳气血枯竭，肉瘠齿落，肢倦言微。

【按语】本方所治之冷劳，乃因命门火衰，精髓亏虚，气血枯竭所致，临床除肉瘠齿落、肢倦言微外，还应有腰脊酸冷疼痛、手足不温等阳虚火衰之症，方中重用大热之硫黄，"补命门真火不足"（《本草纲目》）为君药；臣以甘寒之猪大肠，"补下焦虚竭"，并缓硫黄温燥之性，以防再耗阴精。二药配伍，温而不燥，共补命门之火，故名"补火丸"，用治上述"冷劳"之证，可补已衰之命火，并寓有阳中求阴，使阴得阳升化源不竭之意。临床应用时，可根据病证，酌配益精填髓、补益气血之品。

199　补肾方 （《外台秘要》卷十七）

【组成】磁石（研，绵裹）　生姜　防风　桂心　五味子　玄参各二两　甘草（炙）　附子（炮）各一两　牡丹皮三两　大豆二十四枚

【制剂】上十味，切，以水一斗二升，先于铜器中扬三百遍，煮药取六升，去滓，更煎，取二升八合。

【服法】分为三服。

【功用】温补肾阳，祛风活血。

【主治】肾气不足，心中悒悒而乱，目视䀮䀮，心悬少气，耳聋，目前如星火，消疽痔，一身悉痒，骨中痛，少腹拘急，乏气咽干，唾如胶，颜色黑。

【按语】本方用附子、桂心温肾补火助阳；五味子补肾养心安神；磁石咸寒，质重入肾，善潜降虚阳、摄纳肾气，兼安心神，"肾虚耳聋目昏者皆用之"，四药相合，则温补肾阳，养心安神，聪耳明目。防风、生姜辛温，可祛风除邪止痒；玄参、丹皮苦寒，能凉血活血，解毒散结；大豆（即黑大豆）既能祛风解毒，又可活血利水，合之则祛风解毒，凉血活血；另加甘草调和诸药。全方补泻并用，标本兼顾。用于肾阳虚弱而兼"一身悉痒"或"疽痔"等症，既可温肾阳、宁心神、聪耳明目以治本，兼能祛风止痒，以及凉血活血，解毒散结，消疽痔而治标。

200　补肾丸 （方1《圣济总录》卷五十二）

【组成】肉苁蓉（酒浸，焙）三两　黄芪（炙，锉）附子（炮裂，去皮脐）　泽泻　巴戟天（去心）各二两　枳壳（去瓤，麸炒）　桃仁（去皮尖双仁，炒黄）　蒺藜（炒去角）　白术　牡蛎（煅过，细研）　牛膝（酒浸，切，焙）　菟丝子（酒浸，捣，焙）　干姜（炮）　蜀椒（去目及合口者，炒出汗）　槟榔（锉）　桂（去粗皮）　陈橘皮（去白，焙）各

一两 五味子（炒）一两半

【制剂】上十八味，捣罗为末，炼蜜和丸，如梧桐子大。

【服法】空心温酒下三十丸。

【功用】温补肾阳，散寒行气。

【主治】肾脏积冷，虚损，气乏羸劣。

【按语】此方用肉苁蓉、巴戟天、菟丝子、附子、桂心温补肾阳；五味子、牡蛎补肾涩精；黄芪、白术补气健脾益肺，共助肾阳之化生。干姜、蜀椒温里散寒；枳壳、陈皮、槟榔、白蒺藜行气止痛；牛膝、桃仁活血，泽泻渗湿，诸药相合与温补之品配伍，相反相成，使补中有泻，以泻助补，共奏温补肾阳之功。适用于肾阳虚损、元气亏乏、阴寒凝滞之证，症见畏寒肢冷，腹胁腰脊酸痛，神疲乏力，声音低怯，或阳痿、遗精等。

201 补肾丸 （方2《圣济总录》卷八十六）

【组成】麦门冬（去心，焙） 远志（去心） 干姜（炮） 防风（去叉） 乌喙（炮裂，去皮脐） 枸杞根 牛膝（去苗，酒浸，切，焙） 蓯蓉 肉苁蓉（酒洗，切，焙） 棘刺 菟丝子（酒浸一宿，别捣） 桂（去粗皮） 厚朴（去粗皮，生姜汁炙） 防葵 石龙芮 萆薢 山芋各等分

【制剂】上十七味，捣罗为末，炼蜜和鸡子白为丸，如梧桐子大。

【服法】每服十丸，食前温酒下，加至二十丸，日三。

【功用】阴阳双补。

【主治】虚劳肾气不足，膝胫痛，小便数，囊冷湿，尿有余沥，精自出，阴痿不起，悲恚，消渴。

【按语】本方所治乃虚劳元损，阴阳两虚之证。故方用肉苁蓉、菟丝子补肾壮阳固精，乌喙（即草乌）、干姜、桂心温肾散寒助阳，棘刺可"疗丈夫虚损，阴痿，精自出，补肾气，益精髓"（《别录》），合之则温补肾阳；又用山药、麦门冬、

蓯蓉、枸杞根（即地骨皮）滋阴降火；防风、萆薢、厚朴祛风除湿；远志安神；石龙芮可除"心下烦热"（孟诜）。诸药配伍阴阳兼顾，以补阳为主；补泻兼施，而以补为主。方中防葵，《本经》列为上品，云"味辛寒，主疝瘕，肠泄，膀胱热结，溺不下……久服坚骨髓，益气轻身"；《名医别录》谓"除肾邪，强志"，但其原植物不详，有待考证。

本方适用于肾阳衰弱，兼阴虚有热之证。临床见消渴病兼有腰膝酸软乏力，畏寒怕冷，阳痿遗精，手足心热，口渴，小便频数不禁等阴阳两虚之患者。

202　补肾汤（方1《圣济总录》卷五十一）

【组成】磁石（绵裹）二两半　五味子　防风（去叉）白茯苓（去黑皮）　黄芪　生姜　桂（去皮）　甘草（炙）人参　当归（切，焙）　玄参各半两　羊肾（去脂）一具

【制剂】上十二味，细切如麻豆，每作五剂，每剂以水五盏，煎取三盏。

【服法】去滓，分温三服。

【功用】补肾温阳益气。

【主治】肾虚厥寒，面黑耳枯，脐腹冷痛，倦怠。

【按语】本方以桂心、羊肾、五味子温补肾阳为主；辅以人参、黄芪、茯苓、甘草补元气，益脾肺，以助先天；磁石潜降聪耳；当归、玄参滋阴养血；防风、生姜祛风散寒。诸药配伍，共奏补肾温阳益气之功。治疗肾阳虚弱、元气亏乏之证。

203　补肾汤（方2《圣济总录《卷五十二）

【组成】磁石（水飞研，淘去赤汁）　附子（炮裂，去皮脐）各二两　黄芪（锉）　五味子　当归（切，焙）白茯苓（去黑皮）　石斛（去根）　芍药　人参　沉香各一两　桂（去粗皮）一两半　陈橘皮（汤浸，去白焙）三分　枳壳（麸炒）蜀椒（去目并闭口，炒出汗）各半两

【制剂】上十四味，㕮咀如麻豆。

【服法】每服三钱匕，水一盏，入生姜一枣大，拍碎，枣三枚劈破，煎至六分，去滓，食前温服。

【功用】补肾温阳纳气，散寒行气止痛。

【主治】肾脏虚冷，气攻两胁下胀，小腹急痛，胸中短气。

【按语】本方治证属肾阳虚衰，摄纳无权，阴寒内攻，气机不通。治当补肾温阳纳气为主，兼以散寒行气止痛。方用附子、桂心、沉香温肾补阳；石斛、五味子、磁石合沉香补肾纳气平喘；人参、黄芪、茯苓补气助阳，蜀椒、生姜、枳壳、橘皮温里散寒，行气止痛；当归、芍药养血益阴，缓急止痛。如此配伍，使肾阳充，摄纳有权，而喘息止，阴寒散，气机通畅，则疼痛除。

204　补肾汤 (方3《圣济总录》卷五十二)

【组成】黄芪（炙，锉）一两半　人参　白茯苓（去黑皮）独活（去芦头）　芎䓖　当归（切，焙）　芍药　白术（锉，炒）　蒺藜子（炒去角）　附子（炮裂，去皮脐）　泽泻各一两　蜀椒（去目及合口者，炒出汗）二两

【制剂】上十二味，锉如麻豆。

【服法】每服五钱匕，以水两盏，先煎羊肾一只，至一盏半，入药煎取八分，去滓，空心顿服。

【功用】补肾温阳，益气升清。

【主治】肾脏虚损，耳作蝉鸣，腹疼腰痛。

【按语】本方所治之耳鸣，为肾阳虚弱，中气不足，清阳不升所致。阳虚寒凝则腹痛、喜热喜按，肾虚腰府失养而致腰痛。治当温肾助阳，补气升清，散寒止痛。方中羊肾、附子温补肾阳；当归、白芍滋阴养血；人参、黄芪、白术补气健脾升清，蜀椒温中散寒止痛，独活善"去肾间风邪，治项强腰脊痛"（王好古）；川芎、蒺藜辛温而散，善祛风而升发清阳；

泽泻、茯苓甘淡渗湿降浊，浊降则有助于清升。诸药配伍，脾肾双补，补中有泻，升中有降，使肾阳充，中气足，阴寒除而诸症可愈。

本方可用于神经性耳鸣、耳聋属肾阳虚弱，中气不足者。

205 补肾巴戟丸 （《太平圣惠方》卷七）

【组成】巴戟　鹿茸（去毛，涂酥，炙微黄）　桂心　天雄（炮裂，去皮脐）　菟丝子（酒浸三宿，曝干）钟乳粉　牡蛎（烧为粉）　附子（炮裂，去皮脐）　补骨脂（微炒）　沉香各一两　石斛（去根，锉）半两　当归（锉，微炒）　白石英（细研，水飞过）　石韦（去毛）　石长生　远志（去心）　白茯苓　五味子　牛膝（去苗）　蛇床子　柏子仁　薯蓣荜澄茄　黄芪（锉）　川椒（去目及闭口者，微炒出汗）各三分　肉苁蓉（酒浸一宿，刮去皱皮，炙干）三两　熟干地黄二两

【制剂】上件药，捣罗为末，炼蜜和捣三五百杵，丸如梧桐子大。

【服法】每服空心，以温酒下二十丸，晚食前再服。

【功用】温补肾阳，益肺安神，散寒止痛。

【主治】肾脏气虚，胸中短气，腹胁腰脚疼痛，志意不乐，视听不明，肌肤消瘦，体重无力。

【按语】肾阳为人体一身阳气之根本，"五脏之阳气，非此不能发"，肾阳虚弱，心肺诸脏之阳气亦虚。肺为气之主，肾为气之根，肺肾阳虚，则气无所主，摄纳无权，而致喘促短气，动则尤甚；阳气者，精则养神，柔则养筋，阳虚精亏，神失所养，则志意不乐；形体耳目失去温养，则肌肤消瘦，视听不明，阳虚易致寒湿凝滞，气机不通，故腹胁腰脚疼痛，体重无力。治当补肾温阳为主，兼以温肺安神，散寒除湿，行气止痛。方中巴戟天、鹿茸、菟丝子、肉苁蓉、补骨脂、蛇床子补肾壮阳；附子、桂心、天雄、沉香温肾助阳，散寒除湿；补骨

脂、沉香并能温肾纳气平喘，黄芪、五味子、山药补肺益肾；白石英、钟乳粉温暖肺肾，与补骨药配伍意在温补肺肾，纳气平喘，使气有所主，而喘咳得平。荜澄茄、川椒辛温芳香，善温里助阳，散除寒湿，行气止痛；牛膝补肝肾，强筋骨；当归养血活血止痛，并"主咳逆上气"；茯苓、远志、柏子仁、牡蛎合五味子，可养心安神强志；石韦、石长生（即凤尾草），均善清利湿热，既可助除湿，其寒凉之性，又能缓诸温热药之燥。诸药合用，可使肾阳复，寒湿除，肺气充，心神安，而喘促、疼痛诸症可除。

206　补肾石斛丸 （《太平圣惠方》卷二十九）

【组成】石斛（去根）　杜仲（去粗皮，微炙，锉）　牛膝（去苗）各一两半　萆薢（锉）　泽泻　白龙骨　石龙芮　黄芪（锉）　补骨脂（微炒）　附子（炮裂，去皮脐）　人参（去芦头）　车前子　桂心　白茯苓　熟干地黄　肉苁蓉（酒浸一宿，刮去皱皮，炙干）　巴戟　蛇床子各一两　远志（去心）　覆盆子　防风（去芦头）　薯蓣　五味子　山茱萸各三分　磁石（烧，醋淬七遍，碎，水飞过）　鹿茸（去毛，涂酥，炙微黄）　钟乳粉　菟丝子（酒浸三宿，曝干，别捣为末）各二两　甘草（炙微赤，锉）半两

【制剂】上件药，捣罗为末，炼蜜和捣五七百杵，如梧桐子大。

【服法】每服三十丸，食前以温酒下。

【功用】补肾温阳，益精固涩，强筋壮骨。

【主治】虚劳，肾气不足，阴痿，小便余沥，或精自出，腰脚无力。

【按语】本方在《金匮》肾气丸基础上，又加入了诸多补肾壮阳，益精固涩，强筋壮骨之品。此外，还配伍黄芪、人参补气；远志、磁石、白龙骨安神定志，交通心肾；萆薢、车前子合茯苓、泽泻利湿浊，通水窍，与补肾固涩药相配，可使

"精窍常闭，而无漏泄"（《本草经疏》）；石龙芮"下瘀血"，甘草调和诸药。诸药配伍，共奏补肾壮阳，益精固涩，强筋壮骨之功，可治疗性神经衰弱属肾阳虚衰，精血亏虚，下元不固证。

207　补肾石斛散（《太平圣惠方》卷七）

【组成】石斛（去根，锉）　杜仲（去粗皮，微炙，锉）附子（炮裂，去皮脐）　熟干地黄　沉香　草薢（锉）　肉苁蓉（酒浸一宿，刮去皱皮，炙令干）各一两　当归（锉，微炒）　人参（去芦头）　五味子　黄芪（锉）　棘刺　桂心　防风（去芦头）各半两　白茯苓　白芍药　牛膝（去苗）各三分　磁石（捣碎，水淘去赤汁）三两

【制剂】上件药，捣粗罗为散，

【服法】每服四钱，以水一中盏，入生姜半分，枣三枚，煎至六分，去滓，不计时候，稍热服。

【功用】补肾温阳，益精强腰。

【主治】肾气虚，腰胯腰膝无力，小腹急痛，四肢酸痛，手足逆冷，面色萎黄。

【按语】本方以附子、桂心、肉苁蓉、沉香、五味子温补肾阳；石斛、熟干地黄、白芍、当归补肝肾，益精血；人参、黄芪补元气、益脾肺，共助肾阳之化生；杜仲、牛膝补肝肾，强筋骨；棘刺"补肾气，益精髓"；磁石镇纳肾气；又加防风、茯苓、草薢祛风除湿，以泻助补。诸药配伍，合成一首补肾温阳，益精强腰之方。临床可用于痿、痹证。

208　补肾兴阳方（《本草纲目》卷四十四）

【组成】虾米一斤　蛤蚧二枚　茴香　蜀椒各四两

【制剂】上药以青盐化、酒炙炒，以木香粗末和匀，乘热收新瓶中密封。

【服法】每服一匙，空心盐酒嚼下。

【功用】补肾兴阳。

【主治】肾阳虚衰之阳痿。

【按语】虾米甘温，《纲目》云可"壮阳道"，乃补肾壮阳之品，民间有单用虾米浸酒炒食治疗阳痿；蛤蚧咸温，入肾助阳，又能补益精血，与虾米同为血肉有情之品，共奏补肾兴阳益精之功；茴香、蜀椒温肾助阳为辅药，青盐作引经之用。

本方除治疗性机能减退所致阳痿外，因蛤蚧具有纳气平喘之功，故也用于老年慢性支气管炎、支气管哮喘及肺气肿等见有肾阳虚衰证者。

209 补肾肾沥汤 （《太平圣惠方》卷七）

【组成】磁石（烧，醋淬七遍，捣碎，以帛包之）五两 肉苁蓉（酒浸，去皱皮，微炙） 黄芪（锉） 人参（去芦头） 白茯苓 芎藭 肉桂（去皱皮） 菖蒲 当归（锉，微炒） 熟干地黄石 石斛（去根） 覆盆子 干姜（炮裂，锉） 附子（炮裂，去皮脐） 五味子各一两。

【制剂】上件药，捣筛为散。

【服法】每服五钱，水一大盏，以羊肾一对，切去膜，每与磁石包子同煎至五分，去滓，空心及晚食前温服。

【功用】补肾温阳，聪耳明目。

【主治】肾脏久虚，体瘦骨疼，腰痛足冷，视听不利，食少无力。

【按语】肾阳久虚，脾阳亦亏，清阳不升，耳目失充，以致目昏耳聋，视听不利，并伴有腰膝酸冷，神倦乏力，食少便溏等症，治宜补肾温阳，暖中健脾，聪耳明目为法。方以附子、肉桂、羊肾、覆盆子、熟干地黄、石斛、当归等温肾助阳，补益精血为主；配人参、黄芪、干姜补气暖中升清；川芎辛温，能祛风，升发清阳。又重用磁石，善于通耳明目，"肾虚耳聋目昏者皆用之"，与"利气通窍"之石菖蒲相配，专以聪耳明目。诸药合用，共奏补肾温阳，益气暖中，聪耳明目之功，临床用于神经性耳聋、视神经萎缩、老年白内障等见上述症状者。

210　补肾茯苓丸 （《奇效良方》卷二十一）

【组成】茯苓　防风　桂心　山茱萸　白术　细辛　薯蓣　干地黄　附子（炮）　泽泻　紫菀　牛膝　芍药　丹参　黄芪　沙参　苁蓉　干姜　玄参　苦参　人参　独活各二两

【制剂】上为细末，炼密和丸，如梧桐子大。

【服法】每服五丸，食前用温酒送下。

【功用】补肾温阳，益气健脾，祛风散寒除湿。

【主治】男子肾气虚冷，五脏内伤，风冷所苦，身体羸尪，足胫困乏，难以行藏，饮食无味，目视无光，偏身拘急，腰脊痛僵，遗精白浊，日渐萎黄，心胸懊闷，逆气上撞，转侧须人，不能起床，针灸服药，疗治徬徨，乘马触风，醉以入房，不自持护，饮食不量，用力过度，口干舌强，流涎出口，夜梦飞扬，尿血淋沥，阴下湿痒，心中动悸，痛掣膀胱，四肢酸困，气息不长，身体浮肿，人易能当。为医不识，妄处他方，秋三月宜服之。

【按语】此为脾肾双补，补泻兼施之方，方中以附子、桂心、苁蓉温补肾阳；山茱萸、山药、干地黄、牛膝、玄参补肾益阴以助阳；人参、黄芪、干姜、白术、茯苓补气温中健脾，合之补肾温阳，益气健脾，先后天得补，则五脏内伤可复。阳衰气弱，易为风寒湿诸邪乘袭，故又用防风、独活、细辛、泽泻、紫菀、苦参等，祛风散寒除湿，丹参活血祛瘀，合之以祛邪。二组药物配伍，俾补中有泻，以泻助补，正复邪祛而诸疾可除。

临床可用于脾肾阳虚，而兼风寒湿邪留着之证。

211　补肾肉苁蓉丸 （《太平圣惠方》卷七）

【组成】肉苁蓉（酒浸，去皱皮，微炒炙）　磁石（烧，醋淬七遍，捣碎、细研，水飞过）　熟干地黄　鹿茸（去毛，涂酥，炙令微黄）　菟丝子（酒浸三分，曝干，别杵为末）各二两　桂心　附子（炮裂，去皮脐）　牛膝（去苗）　石斛（去根，锉）　补骨脂（微炒）　杜仲（去粗皮，炙微黄，锉）　白龙骨各一两　山茱萸　薯蓣　石南　白茯苓　泽泻　黄芪（锉）　五味子　覆盆子　远志（去心）　萆薢　巴戟各三分

【制剂】上件药，捣罗为末，炼蜜和捣三五百杵，丸如梧桐子大。

【服法】每服三十丸，空心以温酒下，晚食前再服。

【功用】补肾阳，益精血，强腰膝，固下元。

【主治】肾脏久虚，面色萎黑，足冷耳鸣，四肢羸瘦，腰膝缓弱，小便滑数。

【按语】本方在《金匮》肾气丸基础上（仅少一味丹皮），又加大量的补肾益精，强腰固涩之品，与磁石、远志、龙骨等相合，可交通心肾；黄芪补气助阳，石南辛苦平，能益肾，善"疗脚弱"（《名医别录》）；萆薢除湿。诸药配伍，不仅温补肾阳之力较强，并兼有较好的强腰膝，固下元作用。可治疗肾阳虚衰，精血亏虚，下元不固之证。临床主要表现为腰膝酸软乏力，畏寒足冷，头晕耳鸣，面色黧黑，小便清长、频数不禁，或遗精滑泄，或阳痿早泄。

212　补肾腽肭脐丸（《太平圣惠方《卷七）

【组成】腽肭脐（微炙）　补骨脂（微炒）　天雄（炮裂，去皮脐）　白茯苓　桑螵蛸（微炙）　五味子　石斛（去根）　覆盆子　鹿茸（去毛，涂酥，炙微黄）　巴戟　磁石（烧，醋淬七遍，捣碎细研，水飞过）各一两　牛膝（去苗）三分　楮实（水淘，去浮者，曝干微炒）　桂心　菟丝子（酒浸三分，曝干，别杵为末）　熟干地黄各一两半　肉苁蓉（酒浸一宿，刮去皱皮，炙干）二两半

【制剂】上件药，捣罗为末，炼蜜和捣三五百杵，丸如梧

桐子大。

【服法】每服三十丸，空心及晚食前，温酒下。

【功用】补肾壮阳，强腰膝，固精气。

【主治】肾脏气虚，肌肤羸瘦，面色黧黑，腰脚无力，小便滑数。

【按语】此方与补肾石斛丸的功用相似，补、温、涩三者并举，补以养阳益精，温以助阳散寒，涩以固敛精气，治疗肾阳虚衰，精血亏虚，下元不固之证。

方中腽肭脐，即海狗肾，味咸大温，为血肉有情之品，善壮元阳，益精髓，暖腰膝，用作君药，故名"补肾腽肭脐丸"。

临床可用于性神经衰弱属肾阳虚衰证者。

213　补肾钟乳天雄散 （《太平圣惠方》卷二十八）

【组成】钟乳粉　天雄（炮裂，去皮脐）　巴戟各一两半　肉苁蓉（酒浸一宿，刮去皱皮，炙令干）　菟丝子（酒浸三日，曝干，别捣为末）　蘹香子　补骨脂　木香　天门冬（去心，煨）　续断　沉香　石斛（去根，锉）　丁香　山茱萸　附子（炮裂，去皮脐）　肉桂（去皱皮）　当归　麝香（细研）　白术　人参（去芦头）　仙灵脾　薯蓣　牛膝（去苗）　厚朴（去粗皮，涂生姜汁，炙令香熟）　熟干地黄　石龙芮各一两　磁石（烧令赤，醋七遍，细研，水飞过）

【制剂】上件药，捣罗为末，炼蜜和捣五七百杵，丸如梧桐子大。

【服法】每日空心，以暖酒下三十丸，临卧时再服，如不饮酒，盐汤下亦得。

【功用】补肾温阳，益脾暖中，行气止痛。

【主治】虚劳，水脏久惫，腰膝疼冷，筋骨无力，梦寐不安，阳道劣弱，面色萎黄，饮食不得，日渐消瘦。

【按语】这是一首脾肾双补之方。在诸多补肾温阳药中，附子、肉桂、茴香、丁香、补骨脂等兼能暖脾温中。此外，人参、山药、白术以及木香、沉香、厚朴等补气健脾，温中行气；磁石纳肾气，安心神，以交通心肾。诸药配伍，补肾温阳，益脾暖中，行气止痛，以治疗肾阳衰惫，火不暖土之证。临床以腰膝酸冷，阳痿，早泄，面色萎黄，不思饮食，或腹部冷痛，大便溏泻为使用要点。

214　补肾熟干地黄散 (《太平圣惠方》卷七)

【组成】熟干地黄　五味子　桂心　当归（锉，微炒）白芍药　牛膝（去苗）杜仲（去粗皮，炙微黄，锉）　石斛（去根，锉）　人参（去芦头）　附子（炮裂，去皮济）　白茯苓　厚朴（去粗皮，涂生姜汁，炙令香熟）　白术　沉香各一两　荜澄茄三分

【制剂】上件药，捣筛为散。

【服法】每服四钱，以水一中盏，入生姜半分，枣三枚，煎至六分，去滓，不计时候，稍热服。

【功用】补肾温阳，益气健脾，行气止痛。

【主治】肾虚少气，腹胀腰疼，小腹急痛，手足逆冷，饮食减少，面色萎黑，百节酸疼，日渐无力。

【按语】此与前方功用、主治相似，乃上方加减而成，其补肾壮阳，行气止痛作用均较前方弱。

215　补骨脂丸 (方1《太平圣惠方》卷九十八)

【组成】补骨脂（微炒）　木香　附子（炮裂，去皮脐）槟榔　肉豆蔻（去壳）　青橘皮（汤浸，去白瓤，焙）　桂心（去皮）　牛膝（去苗）　干姜（炮裂，锉）鹿茸（去毛，涂酥，炙令薇黄）　硫黄（细研，水飞过）腽肭脐（酒刷，炙微黄）　肉苁蓉（酒浸一宿，刮去皱皮，炙干）　川椒（去目及闭口者，微炒去汗）各一两

【制剂】上件药，捣罗为末，入硫黄研令匀，用白羊肾五

对，去筋膜细剁，入前药末相和拌了，溲白面裹，熅火中烧，令面熟为度，取出药捣五七百杵，丸如梧桐子大。

【服法】每日空心，以温酒下三十丸，渐加至四十丸。

【功用】温补肾阳，暖中散寒，行气止痛。

【主治】下元虚冷气。

【按语】这是一首补温结合，脾肾兼顾之方。方中除用大量的补肾壮阳药外，又配附子、桂心、干姜、蜀椒、肉豆蔻、木香、槟榔等药，温肾暖脾，助阳散寒，行气止痛，以治疗下元虚冷，火不暖土，虚寒凝滞之证。临床以腰膝酸软，畏寒肢冷，腹痛，食欲不振，大便溏泻等为使用要点，可治疗急慢性肠炎、肠功能紊乱、结肠过敏等属脾肾阳虚者。

补骨脂为辛苦温之品，既可补肾助阳，又能暖脾止泻，故本方用为君药，冠以"补骨脂丸"之名。

216　补骨脂丸 （方2《太平圣惠方》卷九十八）

【组成】补骨脂（微炒）五两　雄雀儿粪（头尖者是）硫黄（细研，水飞过）各二两　熟干地黄　木香各三两　安息香（以胡桃仁捣熟）一两

【制剂】上件药，捣罗为末，入研令匀，炼蜜并安息香同和，捣三五杵，丸如梧桐子大。

【服法】每日空心，以温酒下三十丸。

【功用】温补肾阳，行气止痛。

【主治】男子五劳七伤，久虚积冷，腰胯疼痛，行李无力，脾胃不调，或时自泻，肾气乏弱，梦泄盗汗，终日恍惚，情常不乐，风温外伤，阳道衰竭。

【按语】本方除用补骨脂、硫黄、熟地黄补肾壮阳，益精固涩外，又加木香、安息香，以行气止痛；雄雀儿粪（即白丁香）味苦性温，"性善消散"（《本草经疏》），"主癥瘕，久瘤冷痛"（《名医别录》）。故全方具有温补肾阳，行气止痛之功，适用于下焦虚冷，气血不畅之证。久服强力壮气，轻身明

目，补填精髓，润泽颜色。

　　行李无力：行李，亦作"行理"，指使者，引申为行旅。行李无力，即行走无力之意。

217　补骨脂丸（方3《太平圣惠方》卷九十八）

【组成】补骨脂（微炒，捣罗为末）五两　胡桃仁（研如脂）二两　蜜四两

【制剂】上以蜜、胡桃仁相和，熬如稀饧，后入补骨脂末和丸，如梧桐子大。

【服法】每日空心，以温酒下三十丸，妇人服之亦佳。

【功用】暖下元，壮筋骨。

【主治】下元虚弱，腰痛脚弱证。

【按语】本方重用补骨脂为主药，并辅以胡桃仁补肾阳，强腰膝；用甘润之蜂蜜，既可补中，以助先天，又能缓温药之燥性。三药配伍，补肾强腰，温而不燥，治疗肾虚腰痛，功专效捷，"久服令人壮健悦泽"。

　　本方临床可用于风湿病、腰肌劳损、肾脏疾病等以腰痛为主症，属肾阳不足者。由于胡桃仁不仅擅长补肾强腰治腰痛，且能"消坚开瘀"排石，故本方治疗泌尿系结石，既可消除患者腰痛症状，又能排除结石。

218　补骨脂丸（方4《圣济总录》卷五十二）

【组成】补骨脂（微炒）　五味子（炒）　石斛（去根）肉苁蓉（酒浸一宿，切，焙）各二两　白茯苓（去黑皮）　熟干地黄　人参　杜仲（锉，炒尽丝）　天雄（炮裂，去皮脐）菟丝子（酒浸一宿，别捣为末）各一两

【制剂】上十味，捣罗为末，炼蜜为丸，如梧桐子大。

【服法】空心日午、夜卧，温酒下二十丸至三十丸。

【功用】补肾阳，强筋骨。

【主治】肾气虚损，骨痿肉瘦，耳鸣心烦，小腹里急，气

引膀胱连腰膝痛。

【按语】本方治证均为肾阳不足，精血亏虚所致，治疗当以补肾阳，益精血，强筋骨为法。方中除用温补肾阳，益精强腰药物外，配以人参、茯苓补气健脾，顾后天以充先天，使肾阳充，而阴寒散，精血足，则筋骨壮，诸症可除。

临床可用于痿证、痹证等腰痛骨软属肾阳不足、精血亏虚者，若为阴虚有热者，则非本方所宜。

219　补骨脂散 （方 1《太平圣惠方》卷二十九）

【组成】补骨脂（微炒）　黄芪（锉）各一两　肉苁蓉（酒浸一宿，刮去皱皮，炙干）二两　白芍药　白茯苓　肉桂附子（炮裂，去皮脐）各三分　川椒（去目及闭口者，微炒令汗出）四十粒

【制剂】上件药，捣粗罗为散。

【服法】每服三钱，以水一中盏，煎至六分，去滓，食前温服。忌醋物。

【功用】补肾助阳，固涩止遗。

【主治】肾脏虚冷，虚劳小便数。

【按语】此方用补骨脂、肉苁蓉、附子、肉桂、川椒温肾补阳，以固涩下元，配黄芪、茯苓，补气健脾；白芍益阴养血，共助肾中阳气之化生。诸药合用，使肾阳复，下元固，而小便频数诸症可愈，此为治本之方。

220　补骨脂散 （方 2《普济方》卷四十二）

【组成】补骨脂（炒）　薁香子（炒）　胡芦巴（炒）各一两　槟榔（锉）　沉香（锉）各半两　青橘皮（去白，炒）三分

【制剂】上为散。

【服法】每服二钱，以酒或盐汤下。

【功用】补肾助阳，行气止痛。

【主治】膀胱久虚，便数不禁，腹胁虚满，小腹疗痛。

【按语】本方以补骨脂补肾助阳固精为主药；辅以胡芦巴、茴香、沉香温肾阳，逐寒湿，行气止痛；青皮、槟榔加强行气止痛之功。诸药配伍合成一首温补肾阳，散寒除湿，行气止痛方剂。治疗肾阳衰弱之虚寒疝痛，甚或阴囊收缩，阴冷。

以上诸方均以补骨脂为君，其性温助阳，温补命门，既擅补肾强腰，壮阳益精，治肾虚腰痛，阳痿遗精，尿频遗尿等症；又长于补火生土，暖脾止泻，疗脾肾阳虚之泄泻，乃脾肾双补之药。此外，本品又能补肾阳，纳肾气，虚寒性咳喘，动则喘甚，此亦为常用要药，每与胡桃肉等配伍同用。

本品与肉苁蓉相似，能增强神经内分泌的调节功能，并能促进骨折愈合，改善动物摘除睾丸后所引起的骨质疏松和溶骨现象，对离体和在位内脏都有扩张冠状动脉的作用。补骨脂种子提取物对离体及在位肠管有兴奋作用，可收缩在位子宫及缩短出血时间，减少出血量。

221　补养丸（《瑞竹堂经验方》卷七）

【组成】菟丝子（洗净，捣为末）四两　破故纸（炒香）益智仁　山药（锉碎，炒黄色）　杜仲（去皮，用生姜自然汁拌匀，炒断丝）各一两　茴香（炒香）一两半　苍术（米泔浸一宿，切片，麸炒）二两

【制剂】上为细末，酒糊为丸，如梧桐子大。

【服法】每服五十丸，空心温酒或盐汤下。

【功用】温补肾阳，暖脾益肺。

【主治】虚劳。

【按语】肾阳虚衰，脾肺虚弱，则元气不足，而致脏腑、经络、气血功能减退。方中菟丝子、破故纸、益智仁，俱为脾肾双补之品，善温肾暖脾；山药既补脾肺之气，又益肺肾之阴；杜仲温补下元，诸药相合，则温补肾阳，暖脾益肺。茴香散寒行气，苍术燥湿健脾，使补中有泻，以泻助补。全方先后

天并补，肾脾肺兼顾，肾阳复，脾肺健，则元气充沛，气血旺盛，脏腑功能正常，故原书注之本方可"益下元，暖水脏，补元气，滋气血"。

临床可用于年老久病，脾肾阳虚，元气不足之证，主要表现为腰膝酸冷，精神萎靡，头晕目眩，面色㿠白，纳少便溏。

222 补真丸 (《普济方》卷二二)

【组成】蘹香子（炒） 陈橘皮（汤浸，去白，焙）各一两 附子（炮裂，去皮脐） 巴戟天（去心）各半两 牛膝（去苗，酒浸一宿，切，焙干） 蜀椒（去目及闭口者，炒出汗） 青橘皮 补骨脂 青盐（研）各十两

【制剂】上为细末，用羊肾一对，去筋膜细切，于砂盆内研令极细，入酒半斤煮成糊，和丸如桐子大。

【服法】每服三十丸，空心温酒或盐汤下。

【功用】补元气，壮筋骨，明目驻颜。

【主治】肾阳虚衰诸证。

【按语】本方用巴戟天、补骨脂、羊肾、牛膝补肾阳，强筋骨；附子、茴香、蜀椒温肾助阳散寒；青、陈皮行气止痛；青盐引药入肾。诸药配伍，合成一首温补肾阳，强壮筋骨之方。肾阳复，则元气充；元气充沛，则各脏腑功能旺盛，而健康少病，青春常驻。元气又称"真气"，故名"补真丸"。

临床可用于肾阳虚衰所致腰膝酸软无力，精神萎靡，脐腹冷痛，阳痿精冷等症，及老年阳虚或未老先衰之人。

223 补真丹 (《宣明论》)

【组成】黑附子（炮）一两 阳起石（酒蘸烧灰）乳香雌黄（为衣） 血竭各三钱 海马二对 石莲子（劈，去心皮） 黑锡（炒，去砂子）各半两 石燕子（入锅内烧红，用盐泥固济）一对 麝香一分

【制剂】上捣末，合为丸。

【服法】每服二十丸，空心，用五香汤下。

【功用】补肾壮阳散寒，行气活血止痛。

【主治】男子元脏虚冷。

【按语】方中阳起石、海马补肾壮阳，其中海马甘咸而温，为血肉有情之品，"入肾经命门，专善兴阳"，且能活血散瘀；黑附子温肾助阳，兼以散寒；黑锡甘寒质重，"其性濡滑，内通于肾"，为"水中之精"，与前药相配，寓有阴中求阳之意。石莲子养心益肾，并可收敛精气；麝香、乳香、血竭活血行气，散瘀止痛；雌黄燥湿，石燕子咸凉，"乃利窍利湿热之物"（《本草纲目》）；与黑锡相合，又可制诸温药之燥性。全方补中有泻，则补不碍邪；行中有涩，而行不耗气；寒热并用，润燥并存，共奏补肾壮阳之功，故原书云该方"兴阳助肾不燥"。

五香汤，为《备急千金要方》中的方剂，由青木香、藿香、沉香、丁香、熏陆香组成，具有行气止痛之功。本方以此汤送下，意在加强助阳散寒，行气止痛之力。适用于肾阳衰弱，下元虚冷所致腰膝酸冷软弱，四肢厥冷，精神萎靡，阳痿精冷，或遗精滑泄，心腹冷痛，或喘促心悸。临床可用于性机能衰退、哮喘、冠心病、肺心病等属命门火衰，阴寒内凝，气血不通之证。

本方毕竟多金石有毒之品，故临床用于阳衰至极，寒湿痛甚之证，只宜暂服，不可久用，以免中毒。

224　补益丸（《重订瑞竹堂经验方》卷七）

【组成】小茴香（盐炒）　木香　枳壳（去瓤，麸炒）白茯苓　甘草（炙）　地龙（炒）　鹿茸（酒炙）川山甲（酥炙）各一两　川楝子（取肉，酒浸）春秋二两，夏一两，冬三两　知母（酒浸）春秋二两，夏一两，冬三两　狗茎（酥炙）五枚

【制剂】上为细末，炼蜜为丸，如弹子大。

【服法】每服一丸，空心细嚼，温酒送下，干物压之，午食前再进一服。

【功用】补肾壮阳强腰，行气活血止痛。

【主治】腰膝疼痛。

【按语】狗茎咸温，"专补右肾命门真火"（《本草经疏》），与鹿茸俱为血肉有情之品，两者相须为用，补肾壮阳，益精强腰。知母甘寒质润，滋补肾阴，茯苓健脾渗湿，小茴香、木香、枳壳温里行气止痛，川楝苦寒，既助诸香药行气止痛，又与知母一起制约诸药温燥之性；穿山甲、地龙活血通络；炙甘草调和诸药。全方具有补肾壮阳强腰，行气活血止痛之功。可治疗因肾阳虚衰，虚寒凝滞，经脉受阻，气血不畅所致的腰膝冷痛，脘腹胁肋胀痛，以及阳痿等。

225 补益干漆丸（《太平圣惠方》卷三十）

【组成】干漆（捣碎，炒令烟出） 续断 熟干地 黄桂心 山茱萸 泽泻 附子（炮裂，去皮脐） 肉苁蓉（酒浸一宿，刮去皱皮，炙干）各一两 牛膝（去苗） 杜仲（去粗皮，炙微黄，锉，） 狗脊各一两半 菟丝子（酒浸三日，曝干，别捣为末）二两

【制剂】上件药，捣罗为末，炼蜜和捣三五百杵，丸如梧桐子大。

【服法】每服三十丸，空心以暖酒下，晚食前再服。

【功用】补肾温阳，强壮筋骨。

【主治】虚劳膝冷疼痛，下元伤惫。

【按语】干漆辛温有毒，"性善下降而破血"，可"清瘀血痞结腰痛"（《别录》）；泽泻渗湿泄浊，以之加入大队的温补肾阳、强腰壮骨之药中，意在祛瘀除湿，以泻助补，增加补肾强腰止痛之效，且无伤正之虞。正如李时珍所云："古人用补药，必兼泻邪，邪去则补药得力，一辟一阖，此乃玄妙"。

本方适用于各种疾病所致的腰腿疼痛属肾阳虚弱者，如风

湿病，腰肌劳损，闪挫跌仆等。

226　补益甘草丸（《太平圣惠方》卷二十八。）

【组成】甘草（炙微赤，锉）　薯蓣　远志（去心）续断　桂心　人参（去芦头）　泽泻　防风（去芦头）　天雄（炮裂，去皮脐）石斛（去根，锉）　茯神　覆盆子　车前子　五味子　鹿茸（去毛，涂酥，炙微黄）　楮实（水淘，去浮者，焙干）　山茱萸　蛇床子　杜仲（去皱皮，炙微黄）　巴戟　草薢（锉）　狗脊　黄芪（锉）　肉苁蓉（酒浸一宿，刮去皱皮，炙令干）各一两　牛膝（去苗）一两半　菟丝子（酒浸三日，曝干，别捣为末）生干地黄，钟乳粉各二两

【制剂】上件药，捣罗为末，炼蜜和捣五七百杵，丸如梧桐子大。

【服法】每服空心，以温酒下三十丸，晚食前再服。

【功用】补肾阳，益心脾。

【主治】虚劳羸瘦，膝冷腰疼，神思昏沉，肢节无力，少精乏气，睡卧多惊。

【按语】本方治证中神思昏沉、嗜卧多惊、肢节无力、少精乏气等症，乃因肾阳衰弱，心脾气虚，心神不振所致。故方中除用了较多的补肾温阳之品，以复人体阳气之根本外，又配甘草、人参、黄芪、五味子、茯神等，一则补后天脾肺之气，以助肾中阳气之化生；再则补心脾之气，以振奋心神，与其它温补肾阳药物配伍，可使肾阳充，脾气足，心神振，而诸症得除。

本方适用于肾阳衰弱，心脾气亏，心神不振之证，主要表现为腰膝酸冷疼痛，精神萎靡，倦怠嗜卧，心悸易惊，少气乏力等。

227　补益椒红丸（《圣济总录》卷九十二）

【组成】蜀椒（去目并闭口，炒出汗取红）　巴戟天（去

心）各等分

【制剂】上二味捣罗为末，醋、面糊和丸，如梧桐子大。

【服法】每服十五丸，加至二十丸，空心温酒或盐汤下。

【功用】温补下元。

【主治】虚劳下元不足，小便白浊。

【按语】本方药仅二味，却体现了肾阳虚证的基本治法，即补温结合，使肾阳充，寒邪散，则下元得固，白浊自止，此乃治本之方。临床适用于肾阳衰弱，下元虚冷，封藏不固所致小便白浊，兼腰膝酸冷，畏寒肢冷等症。若尿浊较甚，可酌加固涩之品，以增收摄之力。

228　补益黄芪浸酒方（《太平圣惠方》卷三十）

【组成】黄芪（锉）　桂心　附子（炮裂，去皮脐）　山茱萸　石南　白茯苓各一两　萆薢（锉）　防风（去芦头）各一两半　牛膝（去苗）　石斛（去根）各二两。

【制剂】上件药，细锉以绢袋盛，用酒二斗，于磁瓶中浸，密封瓶头，候三日后。

【服法】每于食前暖一小盏服。

【功用】温补肾阳，强健腰膝。

【主治】虚劳膝冷。

【按语】黄芪甘温，善补元气，益脾肺，"为补气诸药之最"（《本草求真》），本方用之，其意有二：一与诸温补肾阳药配伍，可补气助阳；二与防风、萆薢相合，能益气固表，祛风除湿。元气旺，肾阳充，卫表固，风湿除则腰膝冷痛之症可瘥。以酒浸之，既可通血脉，又可行药势。

本方可用于痹证日久而肾阳虚衰者，以腰膝酸冷疼痛，软弱无力为使用要点。

229　补脬汤（《三因极一病证方论》卷八）

【组成】黄芪　白茯苓各一两半　杜仲（去皮，锉，姜汁

淹，炒断丝）磁石（煅，淬）五味子各三两　白术　白石英（捣碎）各二两半

【制剂】上为锉散。

【服法】每服四钱，水盏半，煎七分，去滓，空心温服。

【功用】补肾温阳，强腰固涩。

【主治】膀胱虚冷，脚筋急，腹痛引腰背，不可屈伸，耳聋，目眳眳，坐欲倒，小便数遗白，面黑如炭。

【按语】肾阳虚衰，腰腹肢体失于温养，以致脚挛急，腹痛引腰背，不可屈伸；清阳不充，故致耳聋、目眳眳，坐欲倒；下元不固，脂液下流，则小便遗白；阳虚浊阴上泛，则面黑如炭。治当温补肾阳，强腰固涩。方中杜仲、五味子补肾强腰，兼以固涩；白石英、磁石质重性降，温肾安神，交通心肾，善治肾虚耳聋目昏；黄芪、白术、茯苓补气健脾，升发清阳。诸药配伍，补涩并施，升降并用，使肾阳充、清阳升、下元固，则诸症除。

230　灵宿丹（《御药院方》卷六）

【组成】菟丝子（酒浸，别研）五两　覆盆子（酒浸，焙）三两　熟地黄（酒浸三日，焙）　牛膝（去苗，酒浸）肉苁蓉（去皱皮，酒浸，切，焙）　天麻（酒浸，锉，焙）槟榔（煨）各二两　附子（炮裂，去皮脐）　鹿茸（酥炙）桂（去粗皮）　石斛（去根）　巴戟天（去心）　青皮（去白）楮实（炒）　石韦（去毛）　杜仲（去粗皮）　蘹香子（微炒）白龙骨（研）　补骨脂（微炒）　胡芦巴　枸杞子　远志（去心）　五味子（炒）　蛇床子（揭）　山茱萸　沉香（锉）　草薢　山药各一两。

【制剂】上三十八味，捣罗为末，用酒浸药，调山药末煮糊，更入酥、蜜各一两，和药捣三五百杵，丸如梧桐子大。

【服法】每服二十丸，空心温酒送下，温粥饮亦得。

【功用】温补下元

【主治】下元虚冷。

【按语】本方药物大多为补肾温阳、益精滋阴、强筋壮骨之品，旨在温补下元；此外又加白龙骨、远志合五味子宁心安神定志，与补肾之品配伍，以交通心肾；再用天麻、石韦、萆薢、槟榔、青皮等祛风除湿行气，如此配伍使全方温而不燥，补而不滞，益阴助阳，以泻助补。药物虽多，但配伍严谨，共奏温补下元、强壮筋骨之功，治疗下元虚冷证颇有灵应，故方名"灵宿丹"。

231　附子丸 （方1《太平圣惠方》卷七）

【组成】附子（炮裂，去皮脐）　蛇床子　钟乳粉　菟丝子（酒浸三日，曝干，别杵为末）　肉苁蓉（酒浸，去皱皮，炙干）各二两　鹿茸（去毛涂酥，炙微黄）一两

【制剂】上件药，捣罗为末，炼蜜和丸，如梧桐子大。

【服法】每日空心及晚食前，以温酒送下三十丸。

【功用】温补肾阳。

【主治】肾脏衰弱绝阳，手足多冷。

【按语】本方六味药，性皆温热，温补肾阳之力甚强，临床适用于肾阳衰竭之重证，以四肢厥冷、精神萎顿等为使用要点。由于本方一派温热之品，容易化燥伤阴，故只宜暂用。一旦阳气回复，厥冷减轻，应酌配养阴之品，以阴中求阳，并防诸阳药温燥伤阴之弊。

232　附子丸 （方2《太平圣惠方》卷三十）

【组成】附子（每日早以新汲水浸，日一度换水浸，经七日去黑皮，薄切，曝干为末）半斤　石斛（去根，锉）　肉苁蓉（酒浸一宿，刮去皱皮，炙干）　补骨脂（微炒）各四两

【制剂】上件药，捣罗为末，炼蜜和捣千余杵，丸如梧桐子大。

【服法】每于食前，以温酒下三十丸。

【功用】温补肾阳，暖腰膝，强筋骨。

【主治】虚劳膝冷。

【按语】本方重用附子为君药，以温肾助阳散寒；臣以肉苁蓉、补骨脂补肾阳，暖腰膝；石斛补肾益精，强筋骨，其甘寒质润，又可制上药温燥之性，四药配伍，温而不燥，共奏温助肾阳，暖腰膝，强筋骨之功，治疗肾阳虚衰，腰府失养所致之腰膝冷痛，软弱乏力。临床可用于痿证、痹证属肾阳虚衰者。

233 附子丸 (方3《圣济总录《卷五十二》)

【组成】附子（炮裂，去皮脐）二两 巴戟天（去心）龙骨（研） 茴香子（炒） 各一两 干姜（炮）三分 木香半两。

【制剂】上六味，捣罗为末，酒煮面糊为丸，如梧桐子大。

【服法】每服二十丸，盐汤或温酒任一下，空心食前服。

【功用】温肾暖脾，散寒止痛。

【主治】肾脏虚冷，心腹疼痛，小便滑数，耳鸣目暗。

【按语】本方所治乃脾肾阳虚，阴寒凝滞而成，治当以温肾暖脾固摄，散寒行气止痛为法。附子大辛大热，可温肾助阳，散寒止痛，故重用为君药；巴戟天补肾壮阳，干姜、茴香、木香温中散寒，行气止痛，龙骨收敛固涩，共为臣、佐药，使肾阳充，脾阳旺，阴寒散，气机畅则诸症自除。

234 附子丸 (方4《普济方》卷三十三)

【组成】附子（炮，去皮脐） 肉苁蓉（酒浸一宿，刮去皮，炙令干） 薯蓣各二两 补骨脂（炒） 鹿茸（去毛，涂酥，炙黄） 杜仲（去粗皮，炙令黄）五味子 牛膝（去节）山茱萸 酸枣仁 柏子仁各一两 黄芪 肉桂（去皮）各一两半 川芎三钱。

【制剂】 上为末，炼蜜和捣三四百杵。丸如梧桐子大。

【服法】 每服空心及晚食前，以温酒下二十丸。

【功用】 补肾阳，益精血，强筋骨。

【主治】 骨极，肢节痠痛，脚胫无力，两耳虚鸣。

【按语】 本方除用大量的补肾温阳，益精强骨药物外，又用黄芪补气升清，川芎辛散上行，助清阳上升而治耳鸣；用酸枣仁、柏子仁养心安神，与补肾药配伍，可交通心肾。诸药合用，可使肾阳复，精血足，筋骨壮，清阳充而诸症可愈。

235　附子汤 （《普济方》卷二百一十六）

【组成】 白术　附子（炮裂，去皮）　干姜（炮）桂　赤石脂各一两

【制刑】 上为末。

【服法】 每服一钱，空心生姜汤调下。

【功用】 温肾暖脾固涩。

【主治】 肾气虚寒，小便滑数。

【按语】 本方以附子、肉桂温肾助阳，干姜、白术补气温中健脾，赤石脂固涩下焦。五药配伍，具有温肾暖脾固涩之功，适用于脾肾虚寒、下元不固所致之小便滑数不禁，并可治久泻不止属肾虚寒者。

236　附术汤 （《重订严氏济生方》）

【组成】 附子（炮，去皮）　白术各一两　杜仲（去皮，锉，炒去丝）半两。

【制剂】 上㕮咀。

【服法】 每服四钱，水一盏半，生姜七片，煎至七分，去滓，温服，空心食前。

【功用】 温肾阳，逐寒湿，强腰膝。

【主治】 湿伤肾经，腰肿冷痛，小便自利。

【按语】 本方是由《金匮》白术附子汤去甘草、大枣，加

杜仲而成。附子温肾助阳，散寒止痛，白术益气健脾，燥湿除痹，两药合之，共逐肾经之寒湿，前人有"附子以白术为佐，乃除寒湿之圣药"之说；杜仲善补肝肾，强腰膝，生姜辛温而散，可助附子、白术除寒湿。四药配伍，共奏温肾阳，逐寒湿，强腰膝之功。临床可用于风湿病、类风湿病、腰肌劳损等属肾阳不足，寒湿痹阻者，以腰膝冷痛、沉重无力、活动不利等为主症。

237　附子木瓜丸（《圣济总录》卷八十九）

【组成】附子（以黑豆一升，水三碗，银石器慢火煮之，候豆熟、附子软，切、焙干）重半两者十枚　木瓜（宣州者，去皮核，蒸软，用新沙盆研成膏，和前药，如干加薄面糊少许）六两　羌活（去芦头）四两　藄香子（舶上者，炒）青橘皮（汤浸，去白。焙）　巴戟天（去心）各二两　牛膝（酒浸，切，焙）六两

【制剂】上七味，捣罗六味为末，将木瓜膏和丸，如梧桐子大。

【服法】每服二十丸至三十丸，空心食前盐汤下，中病即止，不必常服。

【功用】温下元，补肝肾，强筋骨，祛风湿。

【主治】下元久虚，腰脚无力，步履甚艰，或发疼痛，饮食进退。

【按语】本方重用附子，并配巴戟天、茴香以温补下元，巴戟天兼能强筋骨，祛风湿，牛膝酒蒸善补肝肾，强筋骨，且能引药下行，木瓜长于入肝除湿舒筋，"疗腰膝无力，引经所不可缺"（《本草正》），故亦重用之，另加羌活祛风湿，青皮行气滞。诸药合用，温下元，补肝肾，强筋骨，兼祛风湿，以治疗痹证日久，肾阳虚衰，肝肾不足之证。

因本方多为温热之品，久服易化燥，损伤阴精，且木瓜"不可多食　损齿及骨"（《食疗本草》），故原书注云："中病

即止，不必常服。"

238　附子赤石脂丸 （《圣济总录》卷九十二）

【组成】附子（炮裂，去皮脐）　赤石脂（烧）　巴戟天（去心）　补骨脂（炒）　各半两　蘹香子（炒）　益智（去皮）各一两

【制剂】上六味，捣罗为末，酒煮石糊和丸，如梧桐子大。

【服法】每服二十丸，食前盐汤下。

【功用】温补下元，固脬缩尿。

【主治】虚劳下元冷弱，膀胱气寒，小便数。

【按语】此为温肾固摄之剂。方中附子、巴戟天、茴香温补肾阳；补骨脂、益智补肾助阳，固精缩尿；赤石脂酸涩质重，固涩下元。诸药配伍，共同发挥温补肾阳，固脬缩尿之功。

239　鸡肠散 （《赤水玄珠全集》卷十五）

【组成】肉桂　龙骨各一钱　白茯苓　桑螵蛸　牡蛎粉各三钱　鸡肠一具

【制剂】分二帖，水煎，姜三片，枣二枚。

【服法】空心温服。

【功用】温补肾阳，固涩止遗。

【主治】肾与膀胱虚冷，遗尿失禁，或唾自出。

【按语】鸡肠"主遗尿"（《本经》），专治"小便数不禁"（《别录》），与肉桂、桑螵蛸、龙骨、牡蛎、茯苓诸药配伍，可温补肾阳，固涩止遗，以治疗肾阳虚衰，膀胱不约所致的遗尿失禁，或夜尿。此外，尚可用于遗精、滑精、尿浊等属肾阳虚衰者。若为下焦湿热蕴结者，则忌用本方。

240 鸡肶胵散 (《太平圣惠方》卷七。)

【组成】鸡肶胵（微炙）熟地干黄　牡蛎（烧为粉）白龙骨（烧过）鹿茸（去皮，涂酥，炙微黄）赤石脂　肉苁蓉（酒浸一宿，刮去皱皮，炙令干）各一两　黄芪（锉）桑螵蛸（微炒）各三分

【制剂】上件药，捣细罗为散，用丹雄鸡肠三具，纳散在肠中，缝紧于瓶内蒸一炊久，取出焙干，捣罗为散。

【服法】每服食前以温酒调二钱。

【功用】温补肾阳，涩精止遗。

【主治】膀胱虚冷，小便滑数，漏精，白浊如泔

【按语】本方功用、主治与上方相同，只是温补、固涩之力更强。鸡肶胵，即鸡内金，味甘性平，善涩精止遗，而治遗精遗尿，故本方以此药命名。

八 画

241 青娥丸 (《太平惠民和剂局方》卷五)

【组成】胡桃（去皮膜）二十枚 蒜（熬膏）四两 破故纸（酒浸、炒）八两 杜仲（去皮，姜汁浸炒）十六两

【制剂】上药四味为细末，熬膏为丸。

【服法】每服三十丸，空心温酒下，妇人淡醋汤下。

【功用】补肾壮腰。

【主治】肾虚腰痛如折，起坐艰难，难以转侧俯仰者。

【按语】此为肾虚腰痛的常用方剂。方中破故纸、胡桃肉皆为补肾助阳壮腰之品，二药一润一燥，起相须相使作用，加强补肾功效，前人有"破故纸无胡桃，犹水母之无虾也"之说；杜仲补肝肾、壮筋骨、活血脉；以大蒜熬膏为丸，取其辛热助阳止痛。四药合用，共起补肾壮腰，益精助阳之功。故原书云"常服壮筋骨，活血脉，乌髭须，益颜色"。

临床应用于腰痛及腿膝、足胫疼痛，腰肌劳损等，属肾气虚寒者为宜。对于虚寒性喘嗽患者，可去大蒜、杜仲，加白蜜同服。妇女白带属肾气虚寒者，亦可用本方治疗。

242 青塚丸 (《普济方》卷二二二)

【组成】广木香（青者佳）二两 全蝎（焙）六个 狐肾（去筋肉净，酥炙）五个 犬肾（同前）十个 菟丝子（六两酒浸，取头末）三两 小茴香三两 破故纸（五两酒浸，取头末）二两 山茱萸（去心）一两 川山甲（酥炙）一两二钱

【制剂】上药九味为细末，用炼过白沙蜜，同胡桃膏子，

和煎药，入石臼杵千余下，丸如梧桐子大。

【服法】每服三丸，空心温酒下，干物压之。忌饮酒及房室等事。

【功用】补肾温阳，行气活血，通络止痛。

【主治】男子下元虚冷，肾囊阴湿，行步艰辛，饮食不进。

【按语】本方用大量的狐肾、犬肾以肾补肾，配菟丝子、破故纸、小茴香、山茱萸以温补肾阳；木香、全蝎、穿山甲以行气活血、通络止痛。适用于风湿痹痛，肾阳虚损，久痹入络之证。但全蝎、穿山甲均为走窜之品，且全蝎有毒，故气血不足者应慎用。

243　抱婆丸 （《类编朱氏集验医方》卷九）

【组成】大附子（炮，去皮）一两　苍术（泔浸一宿）三两　南木香（不见火）　大川乌（去皮、尖，炮）　天麻（酒浸，炙）半两

【制剂】上药五味为细末，酒煮面糊丸，如梧桐子大。

【服法】空心温酒，盐汤下。头风，食后葱、酒下。

【功用】温肾助阳，散寒除湿，祛风止痛。

【主治】诸虚不足，下元虚冷。女人头风，男子气虚弱，吐痰及脚气、腰疼。

【按语】头风即头痛时久，反复发作，系由下元虚冷，拖延日久，复感风寒湿邪所致。方以附子、川乌为主，温肾助阳、散寒止痛，配苍术、天麻祛风除湿、通经活络，兼治头风头痛，木香疏理气机。五药相配，重在温肾散邪，故临床用于头风、腰痛、脚气等属本虚标实，而以标实为主之证。

244　肾气丸 （方1《金匮要略》卷下）

【组成】地黄八两　薯蓣四两　山茱萸四两　泽泻三两　茯苓三两　牡丹皮三两　桂枝　附子（炮）各一两

【制剂】 上药八味，为末，炼蜜和丸，如梧桐子大。

【服法】 每服十五丸，用酒送下。加至二十丸，一日三次。

【功用】 温补肾气。

【主治】 肾气不足，腰膝酸痛，下半身常有冷感，少腹拘急，小便不利；或小便反多，舌质淡而胖，脉虚弱，尺部沉细，以及脚气、痰饮、消渴、转胞等。

【按语】 本方又名八味肾气丸、《金匮》肾气丸、桂附八味丸、桂附地黄丸，是治疗肾阳不足的常用方。方中地黄、山茱萸、山药补肾阴，涩精气；茯苓、泽泻利水渗湿；丹皮清泄肝火；并配以少量的桂枝、附子温补肾阳，以"少火生气"。如此温凉兼顾，补泻兼施，温而不燥，滋而不腻，使肾阳振奋，气化复常，诸症自除。凡腰痛、小便不利、痰饮、消渴，以及脚气、水肿、阳痿、小儿遗尿、老人大便失禁、妇人带下属肾阳不足所致者，均可应用本方化裁治疗。原方中的干地黄、桂枝，后世改用熟地黄、肉桂。

现代临床广泛用于慢性肾炎，肾脏性水肿，糖尿病，醛固酮增多症，阿狄森氏病，甲状腺机能减退，性神经衰弱，更年期综合症，小儿大脑发育不全，慢性支气管哮喘以及白内障等病症。此外，有报道用本方为主治疗服用强的松引起的并发症，如精神异常、眩晕、肥胖及多汗有一定效果。对肾阳虚弱的胃癌患者，服用本方可以明显延长其生存期。

日本学者认为本方能抗衰老，不仅能中止衰老的发展，还能恢复健康，可作为保健药使用。实验研究提示：肾气丸可显著增强机体非特异性细胞免疫功能和体液免疫功能，并能促进抗体提前产生。研究还发现，肾气丸中抗 STZ 糖尿病的有效成分为山茱萸中的熊果酸和齐墩果酸，而这些有效成分在肾气丸的水提浸膏中未能检出，因此认为应用肾气丸治糖尿病时，仍以古方丸剂或散剂为宜。

245　肾气丸 (方2《备急千金要方》卷十九)

【组成】干地黄八分　苁蓉六分　麦门冬　远志　防风
干姜　牛膝　地骨皮　萎蕤　薯蓣　石斛　细辛　甘草　附子
桂心　茯苓　山茱萸各四分　钟乳粉十分　羖羊肾一具

【制剂】上药十九味末之，蜜丸，如梧桐子大。

【服法】以酒服十五丸，日三，稍加至三十丸。

【功用】温补肾阳，交通心肾。

【主治】虚劳，肾气不足，腰痛阴寒，小便数，阴囊冷
湿，尿有余沥，精自出，阴痿不起。

【按语】本方由《金匮》肾气丸加减而成。加用羊肾、苁
蓉、牛膝、钟乳粉补肾阳，暖腰膝；干姜、细辛、防风温阳散
寒祛风；麦门冬、地骨皮、石斛、萎蕤（即玉竹）养阴清热，
大大增强了原方的温补之力。并用远志与茯苓相合以安神，与
诸补肾之品相伍可交通心肾，甘草调和诸药。全方温凉并用，
温而不燥，滋而不腻，是为平补之剂，临床可以久服。

246　肾气丸 (方3《外台秘要》卷十七)

【组成】羊肾（炙）二具　细辛　桂心　牡丹皮　人参
泽泻　干姜　山茱萸　附子（炮）　薯蓣各二两　石斛　苁蓉
干地黄　黄芪各四两　狗脊（黑者）一两　茯苓五两　麦门
冬（去心）三两　大枣（取膏和丸）一百枚

【制剂】上药十八味捣筛，以枣膏少著蜜合，丸如梧桐
子大。

【服法】以酒服二十丸，渐加至三十丸，日再服，

【功用】温补肾阳，益气壮元。

【主治】丈夫腰脚疼，肾气不足，阳气衰，风痹虚损，惙
惙诸不足，腰背痛，耳鸣，小便余沥，风虚劳冷。

【按语】本方也是在《金匮》肾气丸基础上加味而成，与
上方组成相似。因元气根于肾，肾阳虚衰，精血亏损，常致元

气不足，出现惄惄诸不足（惄：疲乏也），故又加人参、黄芪、大枣补元气，益脾肺，使肾阳振，精血充，元气复，而诸症得除。

服用本方忌生冷、油腻、辛辣之品。

247　肾沥汤（方1《外台秘要》卷十七引崔氏方）

【组成】猪肾（去脂膜）一具　黄芪　茯苓　磁石　桑螵蛸　菖蒲　牡荆子各八分　人参　桂心　附子　当归　川芎　牡丹皮各四分　干地黄六分

【制剂】上药十四味切，以水一斗七升煮肾取一斗一升，去肾纳药，煎取四升。

【服法】分四服。

【功用】补肾温阳，益气养血。

【主治】五劳，八风十二痹。

【按语】此方用猪肾、干地黄、磁石补肾固精，与牡荆子、菖蒲配伍并能聪耳；桂心、附子温肾助阳；人参、黄芪、茯苓、当归益气养血；牡丹皮清泄虚热，制约诸药温燥之性，与当归、川芎相合兼以活血。诸药配伍补肾温阳，益气养血，故可用于一切虚损之证，尤宜于肾阳虚弱，气血不足，腰酸耳鸣、遗尿失精等症。

248　肾沥汤（方2《外台秘要》卷十六）

【组成】羊肾（猪肾亦得）一具　芍药　麦门冬　干地黄　当归各三两　干姜四两　五味二合　人参　茯苓　甘草（炙）川芎　远志各二两　黄芩一两　桂心六两　大枣二十枚

【制剂】上药十五味切，以水一斗五升，煮肾，取一斗，除肾纳药，煮取四升，去滓。

【服法】分为四服，昼三夜一。

【功用】温补脾肾，益气养血。

【主治】骨极虚寒，肾病则面肿垢黑，腰脊痛不能久立，屈伸不利，梦寐惊悸，上气，少腹里急，痛引腰，腰脊常苦寒冷，大小便或白者。

【按语】本方用羊肾补肾阳，益精髓；肉桂、干姜温肾暖脾，助阳散寒；人参、茯苓、大枣、甘草、干地黄、芍药、麦冬、当归益气养血滋阴，其中芍药、甘草并能缓急止痛；川芎合当归活血行气止痛；五味子、远志安神定志，交通心肾，又加一味黄芩，苦寒清心泄热，作为反佐。诸药配伍，共奏温肾暖脾，益气养血，止痛安神之功。适用于下元虚寒，气血亏虚之证，主要表现为腰脊冷痛，不能久立，小腹拘急疼痛，短气乏力，面色黧黑，惊悸多梦，大便溏泻，小便清长等。

249　肾沥汤 （方3《太平圣惠方》卷七）

【组成】磁石（捣碎，水淘去赤汁，以帛包之）二两　肉苁蓉（酒浸　去皱皮，微炙）　附子（炮裂，去皮脐）熟干地黄　桑螵蛸（微炒）各一两　人参（去芦头）　黄芪（锉）桂心　石南　五味子　白龙骨　白茯苓各三分

【制剂】上药一十二味为散，以水一大盏，用羊肾一对，切去脂膜，生姜半分，枣二枚，每用磁石包子同煎至五分，去滓。

【服法】每服五钱，空心及晚食前温服。

【功用】补肾温阳，益气定志。

【主治】肾脏风虚耳鸣，四肢羸，小便滑数，夜卧多梦，吃食减少。

【按语】此方由方1去菖蒲、牡荆子、当归、川芎、牡丹皮，加肉苁蓉、五味子、龙骨、石南叶而成，故补肾作用略强，兼以安神定志。

250　肾沥汤 （方4《太平圣惠方》卷七）

【组成】肉苁蓉（酒浸一宿，刮去皱皮，炙于）　附子（炮裂，去皮脐）各一两　汉椒（去目及闭口者，微炒出汗）

五味子　干姜（炮裂，锉）　当归（锉，微炒）　桂心各半两
人参（去芦头）　黄芪（锉）　泽泻　川芎　牛膝（去苗）　石
斛〔去根，锉〕各三分　磁石（捣碎，水淘去赤汁，以帛包）
二两

【制剂】上药一十四味为散，水一大盏，用羊肾一对，切
去脂膜。每用磁石包子，及入枣三枚，煎至五分，去滓。

【服法】每服五钱，食前温服。

【功用】温肾阳，益气血，缩小便。

【主治】膀胱及肾胜虚冷，小便色白稠浊，日夜无度，恒
腰胁疼痛。

【按语】此方由方1减茯苓、桑螵蛸、牡荆子、牡丹皮、
干地黄，再加肉苁蓉、汉椒（即花椒）、五味子、干姜、泽
泻、牛膝、石斛而成，其温补之力尤胜，使肾阳复，寒邪祛，
而尿频、白浊愈。

251　肾沥汤 （方5《圣济总录》卷二十）

【组成】磁石（煅，醋淬）二两　肉苁蓉（酒浸，切，
焙）　黄芪　人参　白茯苓（去黑皮）　川芎　桂（去粗皮）
菖蒲　当归（切，焙）　熟干地黄（切，焙）　石斛（去根）
覆盆子　干姜（炮）　附子（炮裂，去皮脐）五味子各一两

【制剂】上药一十五味，锉如麻豆，用羊肾一只，去脂
膜，先用水二盏，煮肾取汁一盏，去肾入药末，煎至七分，
去滓。

【服法】每服七钱匕，温服，空心日午、夜卧共三服。

【功用】温肾阳，益气血，强心志。

【主治】肾脏久虚，骨疼腰痛，足冷，食少无力。

【按语】此方与前方相比，少汉椒、泽泻、牛膝，多茯
苓、菖蒲、熟地黄、覆盆子，功用、主治相似，其中茯苓、菖
蒲与磁石相配可强志利窍聪耳。临床除用于肾阳虚弱之腰膝酸
冷外，还可治疗耳鸣、耳聋属肾阳虚者。

252　肾附丸 (《太平圣惠方》卷九十八)

【组成】羊肾五对　附子（炮裂，去皮脐）五两　钟乳粉
桂心　诃黎勒皮　赤箭　山茱萸　薯蓣　肉苁蓉（酒浸一宿，
刮去皱皮，炙干）　菟丝子（酒浸三日，曝干，为别捣为末）
各二两

【制剂】上药十味，捣罗为末，羊肾去筋膜，批作片子，
每一片上铺药末一重，如此重重相隔，以尽为度。用湿纸裹数
重了，更用盐泥重裹，入煻灰火中煨，三炊久，候火气通透，
亦不得令焦，出药看作紫黑色即住。如肾未熟，即重封更煨，
候得所，即捣三五百杵，入少水浸蒸饼，更捣候可丸，即丸如
梧桐子大。

【服法】每日空腹，以温酒下三十丸，晚食前再服。

【功用】温肾阳，祛风冷，暖腰膝。

【主治】水脏风冷滞气，不耐寒冷，腰膝冷痛。

【按语】本方重用羊肾、附子为主药，并配钟乳粉、桂
心、肉苁蓉、山茱萸、菟丝子、山药、诃黎勒（即诃子）等
药以补肾温阳散寒；赤箭（即天麻）甘平，祛风通经活络，
加强羊肾、附子温肾助阳散寒之功。诸药相合，使阳气旺，则
风冷自去；肾气足，则腰膝自利。此方温补之力较强，故原注
云服之"三日后已觉水脏温暖"，适用于肾阳虚衰诸证。

253　肾附子丸 (《太平圣惠方》卷九十八)

【组成】附子（以醋浸七日，去皮脐，切，阴干）二两
硫黄（细研，水飞过）　槟榔　木香各一两　青盐半两　羊肾
（去脂膜）二对

【制剂】上药三味，捣罗为末，入硫黄研，令匀，其羊肾
细剉烂研，和药末捣三五百杵，丸如梧桐子大。

【服法】食前以温生姜酒下二十丸，盐汤下亦得。

【功用】补暖下元，散寒逐冷，下气止痛。

【主治】下元虚惫，冷气上攻，心腹㽺刺疼痛。

【按语】本方以羊肾、附子、硫黄补暖下元，散寒逐冷；木香合槟榔以下气止痛，如《药品化义》所言木香"辛香属阳，阳则升浮，如中下焦结滞，须佐槟榔堕之下行"；另用青盐引药入肾。诸药配伍，温补行散，标本兼顾，使元阳复，寒冷散，气机顺，而心腹㽺刺疼痛可止。

"㽺"音义同"绞"，形容腹中急痛。

254 固元丸 (《普济方》卷三十二)

【组成】八角茴香（炒） 覆盆子（酒浸） 白茯苓 小茴香（炒） 牛膝（去芦，酒浸） 磁石（火煅，醋淬） 龙齿（煅） 补骨脂（炒）各一两 天雄（一两用盐，一两研，入酒一盏，三宿为度） 五味子（酒浸十蒸） 菟丝子（净洗，酒浸）各二两 鹿茸 苁蓉（浸酒十宿）各二两半 车前子（炒）半两 麝香半分 钟乳粉 川乌（炒） 附子（炮，去脐） 桂心 巴戟（去心）各一两半

【制剂】上药二十味为细末，酒煮鹿角胶，丸如梧桐子大。

【服法】每服五十丸至一百丸，食前温酒吞下。

【功用】温补肾阳，散寒行气，强腰止痛。

【主治】腰腹筋脉拘挛。

【按语】此方用药大致由四部分组成：一是覆盆子、牛膝、补骨脂、五味子、菟丝子、鹿茸、鹿角胶、肉苁蓉、巴戟天、钟乳粉等，补肾益精、强壮腰膝；二是天雄、川乌、附子、桂心等，温肾助阳，散寒止痛；三是八角茴香、小茴香、麝香等行气散寒，兼暖脾肾；四为磁石、龙齿，镇心安神，交通心肾；茯苓、泽泻利水渗湿。全方温补、行散结合，而重在温补肾阳，散寒止痛。用之可使肾阳壮、阴寒散，而下元固，故方名"固元丸"。

临床适用于肾阳虚衰、阴寒内凝所致的腰膝冷痛、脐腹疼

痛等症。此方药性温燥，对阴虚之体慎用。

255　固阳丹 (《奇效良方》卷二十一)

【组成】黑附子（炮）三两　川乌（炮）二两　白龙骨一两　舶上茴香　补骨脂　川楝子各一两七钱

【制剂】上药六味为细末，酒煮面糊和丸，如梧桐子大。

【服法】每服五十丸，空心温酒下。

【功用】固精壮阳，补益真气。

【主治】真气不足诸证。

【按语】此方与固真丹均有茴香、龙骨、补骨脂三药，但固真丹用韭子、益智仁、鹿角霜，偏于补肾益精，而本方则用附子、川乌，重在温肾助阳，又佐一味川楝行气，并减诸药温燥之性，久服可振奋肾阳，使精气得以化生，故可治虚损诸证，"养气守神"。

256　固真丸 (方1《丹溪心法》)

【组成】鹿角霜一斤　白茯苓五两　鹿角胶二两

【制剂】上药二味捣末，和胶水为丸，丸如梧桐子大。

【服法】每服一百丸，空心米汤或酒下。

【功用】补肾阳，固真元。

【主治】肾经虚损，真元不足。

【按语】鹿角霜咸涩性温，既能温补肾阳，又可固涩下元，本方重用为君药；臣以白茯苓健脾渗湿，顾后天以充先天，鹿角胶补肾阳，益精血，共助君药温补之力。三药配伍，补而兼涩，补中寓泻，共奏补肾阳、固真元之功。适用于肾阳虚损，真元不固所致腰膝酸冷，小便频数不禁，崩漏带下等症。

257　固真丸 (方2《普济方》卷二二四)

【组成】川乌头（盐炒黄色，去盐）　熟地黄（浸洗，焙） 秦椒各二两 肉桂（去皮）茴香（酒浸，炒）威灵仙 山药 仙灵脾 五味子（炒）各一两 萆薢 附子（炮，去皮脐） 茯苓（去皮） 当归（洗，焙） 牛膝（酒浸一宿） 石菖蒲各一两

【制剂】上药一十四味为末，炼蜜和捣千余下，丸如梧桐子大。

【服法】每服五十丸，空心温酒、盐汤下。

【功用】补肾温阳，强筋壮骨。

【主治】诸虚不足。

【按语】此方用仙灵脾、熟地、五味子、牛膝配川乌、肉桂、附子、茴香、秦椒（即花椒）以补肾温阳，强壮筋骨；当归、山药、茯苓益气养血；仙灵脾、石菖蒲、萆薢祛风除湿。全方补中有泻，以泻助补，使先天得充，则诸症皆除。故原方云："常服补益五脏，接助真阳，润泽肌肤，强壮筋骨。"

258　固真丹 （《魏氏家藏方》卷四）

【组成】韭子四两 舶上茴香（炒） 补骨脂（炒）益智子（炒） 鹿角霜各二两 白龙骨（煅，别研细如粉）三两

【制剂】上药六味为细末，以青盐、鹿角胶各一两同煮，酒糊为丸，如梧桐子大。

【服法】每服五十丸，空腹时温酒或盐汤送下。

【功用】补肾益精，温肾缩尿。

【主治】肾与膀胱虚冷，真气不固，小便滑数。

【按语】此方是由固真丸（方1）去茯苓，加韭子、茴香、补骨脂、益智子、白龙骨组成。方中多为补肾、温肾之药，其中补骨脂、益智子、白龙骨等并有固涩作用，合之以温暖下元，复其约束之职。故适用于肾虚不固之遗尿等证。

259　金液丹 （《普济方》卷二一九）

【组成】硫黄（甘草水浸，柳木椎研，水飞过） 阳起石

（煅研）　石膏（煅研）各四两

【制剂】上药三味研如粉，煎甘草汤煮糊，丸如梧桐大。

【服法】每服二十丸，温酒或盐汤下。

【功用】补暖肾脏。

【主治】元阳气虚。

【按语】硫黄大热有毒，故用甘草浸之以缓其性，解其毒，与阳起石配伍，补命火、助元阳。石膏煅过，清热之力大减，而其收敛之性增，此方用之，可缓上药温燥之性，防止耗伤阴液。三药均为金石之品，合之有补火助阳，固护阴液之功，故名"金液丹"。临床用于肾阳不足，火衰阳痿、小便频数，或阳虚寒喘、便秘等证。但不宜久服，对脾胃虚弱者，亦应慎用，以防金石碍胃之弊。

260　金锁丸（《奇效良方》卷二十一）

【组成】龙骨（茅香汤浴三次，研如粉）一两　官桂（去粗皮）　山茱萸（酒浸，取肉，焙）　附子（炮，去皮脐）　肉苁蓉（汤浸，焙）　莲花蕊（晒干）　沉香各二两　鸡头实三两。

【制剂】上药八味细末，以金樱煎膏和丸，如无，即以炼蜜和丸，如梧桐子大。

【服法】每服二十至三十丸，空心用温酒送服。

【功用】温补肾阳，固涩精气。

【主治】肾阳亏虚之遗精、滑泄。

【按语】本方用肉苁蓉、官桂、附子、沉香温补肾阳，以复其封藏之职；又配山茱萸、鸡头实（即芡实）、金樱子、莲花蕊（即莲须）、龙骨等补肾宁心，涩精止遗，以加强固涩之力。全方温补固涩，标本兼顾，治疗肾阳亏虚，下元不固诸证，功效卓著，犹如"金锁"之固，故名"金锁丸"。

261　金锁正元丹（方1《太平惠民和剂局方》卷五）

【组成】五倍子　茯苓（去皮）各八两　紫巴戟（去心）十六两　补骨脂（酒浸，炒）十两　肉苁蓉（净洗，焙干）胡芦巴（炒）各一斤　龙骨　朱砂（另研）各三两

【制剂】上药八味为细末，入研药令匀，酒糊为丸，如梧桐子大。

【服法】每服十五至二十丸，空心食前温酒吞下，或盐汤亦可。

【功用】温补肾阳，宁心收涩。

【主治】真气不足，元脏虚弱，体倦腰酸，头昏耳鸣，鬓发脱落，遗精盗汗，小便频数等症。

【按语】此方以巴戟、补骨脂、肉苁蓉、胡芦巴温补肾阳为主；辅以五倍子、龙骨收涩固精；茯苓健脾利湿，以泻助补，并与龙骨、朱砂相合，宁心安神，协调心肾。诸药配伍，温补肾阳，宁心收涩，适用于肾阳虚损诸证。

262　金锁正元丹（方2《普济方》卷二二八）

【组成】白僵蚕（炒）　破故纸（炒）　白龙骨　山茱萸（汤浸，去核）　桑螵蛸（炒）　黑附子（炮）　肉苁蓉（酒浸）　菟丝子（酒浸）各半两　韭子（炒）二两

【制剂】上药九味为细末，炼蜜为丸，如梧桐子大。

【服法】每服二十、三十丸，空心温酒下，日进二服。

【功用】补肾阳，固精气，散阴寒。

【主治】五劳七伤，沉寒痼冷，四肢厥逆，阴盛身寒，脐腹久痛，脏腑软弱，困倦乏力，饮食迟化。

【按语】本方所治乃肾阳虚衰，下元不固，阴寒内盛之证，故方中除用韭子、肉苁蓉、菟丝子、破故纸、山茱萸、桑螵蛸及白龙骨等药补壮肾阳，固涩精气外，又配大辛大热之附子，以逐沉寒，回阳气；白僵蚕味辛气薄，善通经活络，可加

强散寒止痛作用。诸药配伍，共奏补肾阳，逐阴寒，固下元之功。全方温补固涩之力较强，故肾阳虚弱、下元不固诸证用之颇宜。若为阳衰阴盛之候，可酌配肉桂、干姜、花椒等温热之品，以加强退阴回阳之功。

263　法制煨肾方（《圣济总录》卷一八五）

【组成】巴戟天（米泔浸，去心）　荜澄茄　茴香（炒）附子（浆水煮三二十沸，控干泡裂，去皮脐）各等分。

【制剂】上药四味捣罗为末。

【服法】每服用羊肾一对，各批开去白，入药末一钱半匕，匀掺，入葱丝少许，用湿纸裹，慢火中煨熟食之。

【功用】补壮元阳。

【主治】下元虚衰。

【按语】此方用巴戟天、羊肾与荜澄茄、茴香、附子等配伍，补温结合，以壮元阳，治疗因元阳不足所致的腰膝酸软、脐腹冷痛、畏寒肢冷、精神萎靡、遗精滑泄等症。

264　泽泻丸（《太平圣惠方》卷九十八）

【组成】泽泻　附子（炮裂，去皮脐）　鹿茸（去毛，涂酥，炙微黄）　云母粉　肉苁蓉（酒浸一宿，刮去皱皮，炙干）　熟干地黄各一两　桂心一两半　远志（去心）　牛膝（去苗）　人参（去芦头）　白茯苓　甘草（炙微赤，锉）牡丹　防风（去芦头）　杜仲（去粗皮，炙微黄，锉）　石斛（去根，锉）　薯蓣　山茱萸　巴戟　五味子各三分

【制剂】上药二十味，捣罗为末，炼蜜和捣三二百杵，丸如梧桐子。

【服法】每日空心，以温酒下三十丸，渐加至四十丸。

【功用】补肾益精，益气壮阳。

【主治】男子五劳七伤，四肢无力，腰膝冷痛，夜多小便，面色萎黄，不能饮食。

【按语】此方由《金匮》肾气丸加味而成。所加药物除防风外，均为补肾益精、益气壮阳之品。用防风与云母粉相配，兼以祛邪，以泻助补。云母粉味甘性温，《别录》云能"下气坚肌，续绝伤，补中，疗五劳七伤，虚损少气，止痢"。

265　泽泻散 (《太平圣惠方》卷二十九)

【组成】泽泻三分　白龙骨　桑螵蛸　车前子各一两　狗脊二两

【制剂】上药五味，捣细罗为散。

【服法】每服二钱，食前以温酒调下。

【功用】补肾固精止遗。

【主治】虚劳内伤，肾气绝，小便余沥，不能自禁。

【按语】本方除用桑螵蛸、狗脊、龙骨补肾助阳，固精缩尿外，又配泽泻、车前子渗泄湿浊，与温补固涩药配伍，补中有泻，涩中有通，使肾阳充，下元固，湿浊去，水道利，则小便复常。正如李时珍所云"古人用补药，必兼泻邪，邪去则补药得力，一辟一阖，此乃玄妙"。方名"泽泻散"，即含"寓补于泻"之意。

本方适用于肾阳不足，膀胱失约之遗尿、尿频，以及下元不固之遗精、滑泄、带下等证。若虚象较显，可酌配温补之品，以加强治本之力。

266　治诸腰痛方 (《肘后备急方》卷四)

【组成】干漆 (熬烟绝)　巴戟天 (去心)　杜仲　牛膝各十二分　桂心　狗脊　独活各八分　五加皮　山茱萸　干薯蓣各十分　防风六分　附子四分

【制剂】上药一十二味，炼蜜丸，如梧桐子大。

【服法】空腹酒下二十丸，日再。

【功用】补肾壮阳强腰，祛风除湿止痛。

【主治】诸腰痛或冷腰疼痛，阴痿。

【按语】方中用巴戟天、杜仲、牛膝、狗脊、山茱萸、干薯蓣（即山药）、桂心、附子等温补肾阳，强壮筋骨为主，以治本，其中巴戟天、狗脊与独活、五加皮、防风、干漆等相合，可祛风湿，兼治标。故本方为标本兼顾之剂，临床主要用于风湿痹痛，日久伤肾之证，若为肾阳虚阳痿，则宜去防风等祛邪药物，而专于补肾壮阳。

干漆能"主绝伤，续筋骨，五缓六急，风寒湿痹"（《本经》），但其辛温有毒，体虚之人应慎用，"怕漆人，不可服"（《经验方》）。

267　治元气虚弱方（《宋人医方三种·史载之方》）

【组成】五味子　熟干地黄各一两　萆薢　牛膝　血茸　川芎各半两　蓬莪术　青盐各一分

【制剂】上青盐一味，自为细末，余七味为细末，蒸饼，丸如梧桐子大。

【服法】空心，清汤下五七十丸。

【功用】补肾壮元，行气血，散寒湿。

【主治】元气虚弱，肾气不足，膀胱气虚，冲任脉虚，丈夫癞疝，妇人阴闭，其脉，六脉皆动，细数而轻弦，肾脉小紧而沉，膀胱涩而短。

【按语】丈夫癞疝，是由寒湿引起的阴囊肿大。《儒门事亲》云："癞疝，其状阴囊肿缒，如升如斗，不痒不痛者是也。"或有阴囊局部重坠胀痛或兼见少腹痛及阴茎肿者。妇人阴闭则是指因寒湿乘虚入里，而致小便不通。两者虽为不同病证，其病因则一，皆由元气虚弱，肾气不足，寒湿内侵，气血壅滞所致，故治法亦同。以补肾壮元为主，兼以散寒湿，调气血。

方中血茸（即鹿茸）补肾壮元阳，熟地、五味子滋肾益元阴，其中熟地性微温，为"阴中之阳"，故能补肾中元气，三药合之，则补元阳，益元阴，而壮元气。川芎、莪术辛温而

燥，善行气血而散寒湿；草薢甘淡，长于除湿；牛膝"走而
能补，性善下行"，既可补益肝肾，又能利水逐湿，从而加强
诸药之功。青盐咸寒，"功专走血入肾"（《本经逢原》），善
"开癃闭而利水"（《长沙药解》），与诸温补药配伍，利水除
湿而无寒凉伤阳之弊，并可减缓诸药温燥之性；与牛膝相合，
又能引药下行。全方补行结合，温凉兼施，则元气壮，肾气
充，气血畅，寒湿去而癞疝、阴闭诸证可愈。

268　治肾气虚衰方 （《肘后备急方》卷四）

【组成】独活四分　附子（大者，炮）一枚　杜仲　茯苓
桂心各八分　牛膝　秦艽　防风　川芎　芍药各六分　细辛五
分　干地黄十分

【制剂】切，水九升煮，取三升。

【服法】空腹，分三服。

【功用】补肾温阳，养血镯痹。

【主治】肾气虚衰，腰脊疼痛或当风卧湿，为冷所中，不
速治流入腿膝为偏枯，冷痹缓弱。

【按语】本方所治之偏枯（即半身不遂），乃因风寒湿邪
久痹，损伤肾元，精血亏虚而成，故方中以附子、桂心、杜
仲、牛膝温补肾元，强壮筋骨为主；辅以干地黄、芍药、川芎
合牛膝养血活血，以利祛风镯痹，此即"治风先治血，血行
风自灭"之意，且地黄、芍药甘润，可缓诸药温燥之性；独
活、防风、秦艽、细辛、茯苓等合附子、桂心祛风散寒除湿。
全方扶正祛邪，标本兼顾，温而不燥，补而不滞，共奏补肾温
阳、养血镯痹之功。

本方重在祛邪镯镯痹，以治标为主。若痹证日久，肾亏较
著者，可酌加补肾之品，以治本。

269　治肾气虚寒方 （《备急千金要方》卷十九）

【组成】生干地黄五斤　苁蓉　白术　巴戟天　麦门冬

茯苓　甘草　牛膝　五味子　杜仲各一两　车前子　干姜各
五两

【制剂】上药一十二味治下筛。

【服法】食后酒服方寸匕，日三服。

【功用】补肾壮阳益精，益脾温中除湿。

【主治】肾气虚寒，阴痿，腰脊痛，身重缓弱，言音混
浊，阳气顿绝。

【按语】本方虽治肾气虚寒，但兼有脾阳不足，湿浊内困
之身重缓弱、言音混浊等症，故方中除重用生干地黄，并配麦
门冬、五味子补肾滋阴益精；苁蓉、巴戟天、杜仲、牛膝温肾
壮阳强腰，两者两合，益阴补阳，以充肾气。又加白术、甘
草、干姜益气温中暖脾，茯苓、车前子渗利湿浊，诸药配伍，
脾肾同补，阴阳兼顾，补中寓泻，以泻助补。临床适用于脾肾
两虚而见上述诸症者，以及脐腹冷痛、大便泄泻等。

270　治肾气虚损方 （《太平圣惠方》卷七）

【组成】鹿茸（去毛，涂酥炙微黄）　巴戟　五味子　蛇
床子　石斛（去根，锉）　肉苁蓉（酒浸一日，刮去皱皮，炙
令干）　菟丝子（酒浸三宿，曝干，别杵为末）　牛膝（去苗）
远志（去心）各一两　天雄（炮裂　去皮脐）二两　雄蚕蛾
（微炒）半两　石龙芮三分

【制剂】上药一十二味，捣细罗为散。

【服法】每服二钱，食前，以温酒调下。

【功用】补肾壮阳，强健筋骨。

【主治】肾脏虚损，精气不足，腰脚酸疼，羸瘦无力，阳
道痿弱。

【按语】本方所用药物，多为补肾、温肾之品，重在温壮
肾阳，强健筋骨。石龙芮性寒有毒，可"下瘀血"（孟诜），
本方用之，意在以泻助补，并能减诸药温热之性。然毕竟为有
毒之品，用之宜慎。

271　治虚寒腰痛方 (《本草纲目》卷十七)

【组成】鹿茸（去毛，酥炙微黄）　附子（炮，去皮脐）各二两　盐花三分

【制剂】上为末，枣肉和丸，梧子大。

【服法】每服三十丸，空心温酒下。

【功用】壮元阳，益精髓，强筋骨。

【主治】虚寒腰痛。

【按语】鹿茸咸温，补肾壮阳，益精强腰；附子辛热，温肾助阳，散寒止痛，两者一补一温，相辅相成。又用盐花引药入肾。药仅三味，但功专效宏，适用于下元虚寒之腰膝酸痛，畏寒肢冷，或阳痿早泄等。

由于鹿茸、附子俱为温热助阳之品，不宜过服久服，以免阳升风动。阴虚阳亢者忌用。

272　参附汤 (《重订严氏济生方》)

【组成】人参半两　附子一两

【制剂】上药二味㕮咀，分作三服，水二盏，生姜十片，煎至八分，去滓。

【服法】食前温服。

【功用】回阳益气救脱。

【主治】真阳不足，上气喘急，自汗盗汗，气虚头晕。

【按语】方中人参甘温，大补元气；附子辛热，温壮元阳，二药相配，共奏回阳固脱之功。《删补名医方论》云："补后天之气，无如人参；补先天之气，无如附子，此参附汤之所由立也……二药相须用之得当，则能瞬息化气于乌有之乡，顷刻生阳于命门之内，方之最神捷者也。"临床适用于心肾阳衰之证，心力衰竭见上述症状者可以应用。

近人对参附注射液进行实验研究，结果表明它能显著提高小鼠耐缺氧能力，对抗由垂体后叶素所引起的大鼠心电图第Ⅱ

期 ST 段的下移和各种不同类型的心律失常。还可明显增加离体兔心的冠脉流量，使离体兔耳和大鼠后肢灌流量增加，能显著延长小鼠常压耐缺氧时间，对乌头碱所致室性或室上性多种快速心律失常有显著治疗作用。

《世医得效方》与《圣济总录》各有一张同名方。一方加肉豆蔻，治下痢鲜血，滑泄不固，欲作厥状者；一方加青黛半两，治肾消，饮水无度，脚膝瘦细，小便白浊证，临床可酌情选用。

273　经心录羊肾汤 (《外台秘要》卷十七)

【组成】羊肾一具　川芎　附子 (炮)　牡丹皮　牡荆子各一两　茯苓　桂心　磁石　当归各二两　人参　干地黄各三两　大枣五枚

【制剂】上药十二味切，以水一斗七升，煮肾，取一斗，去肾煮取四升。

【服法】分四服，昼三夜一。

【功用】温肾益气升清，祛风和血通窍。

【主治】肾气不足，耳无所闻。

【按语】本方所治耳聋，缘于肾阳虚馁，清气不充，风邪乘袭，耳窍闭塞，乃虚实夹杂之证，如原书云：“病源是少阴之经，宗脉之所聚，其气通于耳，其经脉虚，风邪乘之，风入于耳脉，使经气痞塞不宣，故为耳聋。”治宜温肾益气升清，祛风和血通窍，标本兼顾。方以羊肾、干地黄、附子、桂心补肾温阳益精，人参、大枣、茯苓补中益气升清；川芎、牡荆子祛风散邪；牡丹皮、当归合川芎和血通脉，磁石咸寒潜降，善入肾通耳，治肾虚耳聋，诸药合用，扶正祛邪，使肾阳复，清气充，风邪祛，耳脉畅，则聋耳可聪。

使用本方忌食辛辣、生冷、油腻之品。

九 画

274　茸附丸（《类编朱氏集验医方》卷八）

【组成】黄狗脊（去两头，截作五六段，带些肉用）一条
硇砂（研，以浆水二升调匀，放下脊骨，在汁中浸三日，炭
火炙干，以汁尽令黄色，捣细后入诸药）一两　肉桂（去皮）
附子（炮）　菟丝子（酒浸二日，蒸，焙干）　杜仲（姜制）
干姜（炮）　鹿角胶（炒）　肉苁蓉（酒浸，焙）各一两　蛇
床子（炒）　胡芦巴　阳起石（酒煮一日，研）各半两　鹿茸
（蜜炙）一两半　黄狗内外肾（酒煮焙干）一付

【制剂】上药一十四味为末，用枣肉五两，酥一两相合，
杵千余下，丸如绿豆大，日干。

【服法】每日盐汤下二十丸。

【功用】温补下元，强壮筋骨。

【主治】下元虚冷之腰膝冷痛等证。

【按语】本方所用药物，多为温补之品，其中黄狗脊、鹿
茸、鹿角胶、黄狗肾乃血肉有情之品，既可壮元阳、强筋骨，
又能益精血。全方温补强壮之功颇著，原书注云："专治下
元，补伤惫，驻颜悦色，壮筋力，去百病。"

方中硇砂咸苦辛温，前人云可"补水藏，暖子宫，消冷
癖瘀血"（《日华子本草》），但其有大毒，故用之宜慎。

275　荜澄茄丸（方1《太平圣惠方》卷七）

【组成】荜澄茄　木香　沉香　干蝎（微炒）　白术　青
橘皮（汤浸，去白瓤，焙）　当归（锉，微炒）各半两　桂心
诃黎勒（煨，用皮）　槟榔各一两　蘹香子　蓬莪术　高良

姜各二分

【制剂】上件药，捣罗为末，炼蜜和捣三二百枚，丸如梧桐子大。

【服法】每服以热生姜酒下二十丸。

【功用】温肾暖脾散寒，行气消胀止痛。

【主治】肾脏虚冷，气攻心腹疼痛，胁肋胀满。

【按语】荜澄茄辛温芳香，善温肾暖脾，下气止痛，"主心腹卒痛"（《海药本草》），与诸多温肾助阳，暖脾散寒，行气止痛之品配伍，则其功尤著；诃黎勒（即诃子）味苦能泄，"同橘皮、厚朴用则下气"（《本草纲目》），并可涩肠止泻；干蝎（即全蝎）味辛走窜，善通络止痛，本方用之可加强止痛之功。全方具有温肾暖脾，散寒行气，消胀止痛作用，适用于脾肾阳虚、阴寒凝滞所致之心腹或胁肋胀满疼痛等症。

276　荜澄茄丸 （方2《太平圣惠方》卷七）

【组成】荜澄茄　安息香　木香　附子（炮裂，去皮脐）补骨脂　蘹香子各一两　肉桂（去皱皮）一两半　当归（锉，微炒）沉香　槟榔　肉豆蔻（去壳）　青橘皮（汤浸、去白瓤，微炒）　吴茱萸（汤浸七遍，焙干，微炒）桃仁（汤浸，去皮尖，双仁麸炒微黄）各半两

【制剂】上件药，捣细罗为末，酒煮面糊，和捣三二百杵，为丸如梧桐子大。

【服法】每服食前以温酒下二十丸。

【功用】补肾温阳，暖脾散寒，行气止痛。

【主治】膀胱虚冷，气攻腹胁胀满，腰脚冷疼，面色多黑，体重无力。

【按语】本方功用、主治及药物组成均与前方相似，只是本方又配伍附子、补骨脂、肉豆蔻等药，因而温肾暖脾助阳之功要比前方强，临床可酌情选用。

277　荜澄茄散（《太平圣惠方》卷七）

【组成】荜澄茄　木香　人参（去芦头）　肉桂（去皱皮）　肉豆蔻（去壳）　陈橘皮（汤浸，去白瓤，焙）槟榔　诃黎勒皮　附子（炮裂，去皮脐）各一两　缩砂（去皮）　丁香　干姜（炮裂，锉）　京三棱（微煨，锉）　赤茯苓　白术各三分　赤芍药　甘草（炙微赤，锉）各半两

【制剂】上件药，捣细罗为散。

【服法】每服不计时候，以热酒调下二钱。

【功用】温肾助阳，暖中健脾，行气止痛。

【主治】肾脏虚冷，气攻心腹疼痛，或时吐逆，两胁虚胀，不思饮食，四肢乏力。

【按语】此在方1基础上又加入附子、肉豆蔻、白术、茯苓、木香、丁香、缩砂、橘皮、三棱等药，故尔无论是温暖脾肾作用，还是健脾行气之力，都比方1强，所治之证也相应要重。

278　荜澄茄煮散（《圣济总录》卷五十二）

【组成】荜澄茄　甘草（炙，锉）　人参　芍药各一两薷香子（炒）　槟榔（锉）各三分　干姜（炮）　诃黎勒皮桂（去粗皮）各半两

【制剂】上九味，捣罗为散。

【服法】每服三钱匕，水一盏，煎至七分，温服不拘时。

【功用】温肾助阳，暖中健脾，行气止痛。

【主治】肾脏虚冷，气攻腹胁疼痛，胀满烦倦。

【按语】本方除用荜澄茄、桂心、茴香、干姜、槟榔等温肾暖脾，散寒行气外，又加人参、甘草补气健脾助运，芍药与甘草配伍，即可缓急止痛，加强全方止痛之效；又能甘酸化阴，减缓诸药温燥之性。临床适用于脾肾阳虚、寒气凝滞所致腹胁胀满疼痛、畏寒肢冷、虚烦倦怠、纳少便溏等症。

279　草还丹 (《济阴纲目》卷六十四)

【组成】山茱萸（酒浸，取肉）一斤　破故纸（酒浸一日，焙干）半斤　当归四两　麝香一钱

【制剂】上为末，炼蜜丸，如桐子大。

【服法】每服八十丸，临卧酒、盐汤任下

【功用】益元阳，补元气，固元精，壮元神。

【主治】虚损诸证。

【按语】元气为人体根本之气，它根于肾，与肾阳一样，赖肾中精气所化生。肾阳虚衰，精气亏损，常致元气不足，而百病乃生，早衰折寿。本方重用酸涩微温之山茱萸为君药，补精助阳，收敛精气；臣以性温之破故纸温肾壮阳固精，合之则益精壮阳，以补元气。阳衰气弱，温煦失职，推动无力，必致气血运行不畅，故又佐以辛温之当归、麝香调畅气血。四药配伍，益精壮阳，调和气血，温而不燥，补中有行，使肾精充，阳气旺，元气充沛，气血冲和，则百病不生，延年益寿，老而还少，犹如枯草返青，故方名"草还丹"，原书云："此延年嗣续之至药也。"

本方适用于老人及未老先衰者，属阳虚精亏证。

280　草四神煎 (《圣济总录》卷一八五)

【组成】苁蓉（细切，以酒烂煮，细研为膏，次将下三味都为细末，入此膏中，研令匀）半斤　巴戟天（去心，炒）补骨脂（炒）　附子（炮裂，去皮脐）　胡桃仁各二两　杏仁（汤浸，去皮尖、双仁，炒）　桃仁（汤浸，去皮尖、双仁）各一两

【制剂】上七味，先将桃、杏、胡桃仁等三味同细研，次用白蜜一斤滤过，于银器内炼熟，入前药一处和如膏。

【服法】每服一小弹子大，以热酒化下，日进二服。

【功用】补肾阳，益精血，壮腰膝，润肠道。

【主治】肾阳不足，腰膝不利，形寒肢冷，便秘等。

【按语】此方又名七珍丸、四神煎。方用肉苁蓉、巴戟天、补骨脂、胡桃肉补肾阳，益精血，强腰膝，其中肉苁蓉、胡桃肉味甘质润，合桃仁、杏仁并可润肠通便，附子温肾助阳散寒。全方具有较强的补肾阳，益精血，壮腰膝，润肠道作用，对于老人肾阳不足、精血亏虚所致的腰膝酸软，畏寒怕冷，大便秘结等症，颇为适宜。原书云能"进饮食，秘精益气"。

由于本方药性偏于温润，故脾虚便溏，或肠胃有实热之便秘等应忌用。

281　茴香丸 （《普济方》卷二一九）

【组成】茴香　良姜　官桂　苍术（去粗皮，米泔浸）

【制剂】上为细末，火煮为丸。

【服法】每服二三十丸，温酒、姜汤下。

【功用】温下元，散寒湿，止疼痛。

【主治】下元久冷，脐腹疼痛。

【按语】本方用官桂、茴香温肾助阳，散寒止痛；良姜温中止痛；苍术燥除湿邪，四药配伍，温下元，散寒湿，止腹痛，适用于下元久冷，寒湿壅阻之证，临床以脐腹冷痛、形寒怕冷、舌苔白腻为使用要点。

282　茱萸内消丸 （《太平惠民和剂局方》卷五）

【组成】吴茱萸（汤浸七次，焙）　陈皮（去白）川楝（蒸，去皮、核）　肉桂（去粗皮）　马兰花（醋炙）青皮（去白）　山药（焙）　茴香（炒）　山茱萸（去核）各二两　木香（不见火）一两

【制剂】上为细末，酒糊丸，如梧桐子大。

【服法】每服三十丸至五十丸，空心温酒或盐汤吞下。

【功用】补虚消疝，温养肾经。

【主治】肾与膀胱经寒。

【按语】此为走马茴香丸去附子、胡芦巴、干姜、破故纸、巴戟天，再加吴茱萸、山药、山茱萸、木香而成。前方温补之力较强；而本方则重在温散，止痛作用略胜，适用于下元虚冷，寒凝肝脉之疝痛。

283　胡芦巴丸 （方1《太平圣惠方》卷七）

【组成】胡芦巴　蘹香子　附子（炮裂，去皮脐）硫黄（细研）各一两　木香　桂心　当归（锉，微炒）　阿魏（研入）　青橘皮（汤浸，去白瓤，焙）　沉香　白豆蔻（去壳）各半两　桃仁（汤浸，去皮尖，双仁，别研如膏）一两

【制剂】上件药，捣细罗为末，入研了药令匀，好酒一升半，先熬桃仁膏令稠，拌诸药末，捣三二百杵，丸如梧桐子大。

【服法】每服，不计时候，以温酒下二十丸。

【功用】温肾阳，逐寒湿，行气血。

【主治】肾脏气虚，下焦积冷，气攻腹胁胀满，脐下疼痛，面色青黑，足胫多冷。

【按语】本方除用胡芦巴、硫黄、附子、桂心、茴香等诸多温热之品，以温肾助阳，祛除寒湿外；又配伍木香、沉香、青皮、白豆蔻、当归、桃仁行气活血止痛；阿魏善破积冷。诸药合用，具有温肾阳、逐寒湿、行气血之功，适用于肾脏虚冷，寒湿凝滞，气血壅阻之证。

284　胡芦巴丸 （方2《圣济总录》卷五十一）

【组成】胡芦巴（微炒）　巴戟天（紫者，去心，妙）肉苁蓉（酒浸，切，焙）各二两　楝实（去皮，醋浸一宿，焙）　桂（去皮）　补骨脂（炒）　蛇床子（酒浸一宿，焙）牛膝（酒浸一宿，切，焙）各一两　蓬莪术（醋浸一宿，煨，锉）三分　附子（炮裂，去皮脐）　蘹香子（炒）各一两半

【制剂】上一十一味，捣罗为末，炼蜜和丸，如小豆大。

【服法】常服二十丸，空心炒盐生姜汤下，酒下亦得。

【功用】补肾壮阳，散寒止痛。

【主治】肾气虚损，阳气痿弱，腰膝酸痛乏力，腹胁胀满疼痛，或阳痿，或寒疝腹痛。

【按语】本方在大队的温补之品中，加入川楝、莪术以行气活血，加强全方止痛作用，川楝并可制约诸药温燥之性。

285　胡芦巴丸 （方 3《圣济总录》卷五十二）

【组成】胡芦巴二两　附子（炮裂，去皮脐）　硫黄（研）各三分

【制剂】上三味，捣研为末，酒煮面糊丸，如梧桐子大。

【服法】每服二十丸至三十丸，盐汤下。

【功用】温肾阳，逐寒湿。

【主治】肾脏虚冷，腹胁胀满。

【按语】本方重用胡芦巴温肾阳，逐寒湿为主药，辅以附子温肾助阳、散寒止痛；硫黄补火助阳。三药均为温热之品，合之温肾阳、逐寒湿之力颇强，善治肾脏虚冷，寒湿凝滞之证，如《嘉佑本草》所云，胡芦巴"主元脏虚冷气，得附子、硫黄，治肾虚冷、腹胁胀满、面色青黑"。

由于本方温燥之性颇强，易伤津液，故只宜暂用，不可久服。阴虚火旺，或湿热蕴结者忌用。

286　胡芦巴丸 （方 4《圣济总录》卷一八五）

【组成】胡芦巴半两　蘹香子（炒香）　苍术（麸炒黄，刮去皮）各三两　王瓜　巴戟天各一两

【制剂】上五味，先将王瓜、苍术二味同捣令匀，焙干后，与诸药同捣为末，酒煮面和丸，如梧桐子大。

【服法】每服二十丸，空心食前温酒或盐汤下。

【功用】温肾壮阳，祛寒除湿。

【主治】肾阳虚衰，寒湿痹阻所致之腰膝冷痛、酸重乏力，或脐腹冷痛等症。

【按语】本方以胡芦巴、巴戟天补肾壮阳，祛逐寒湿为主，配小茴香，温肾散寒，行气止痛；苍术燥湿除邪；王瓜苦寒，善消瘀，并可缓诸药温燥之性。全方补中有泻，温而不燥，共奏温肾壮阳，祛寒除湿之功。服之，可"补虚乏，轻腰脚，止腹疼"。

287　胡芦巴丸 (方5《杨氏家藏方》卷九)

【组成】胡芦巴（炒）　破故纸（炒）　川楝子（去核，炒）茴香（炒）　川椒（取红）　青盐（别研）　山药　青橘皮（去白）　附子（炮，去皮脐）

【制剂】上件各等份为细末，酒煮面糊为丸，如梧桐子大。

【服法】每服五十丸，温酒下，空心，食前。

【功能】温肾壮阳，散寒止痛。

【主治】下焦阳惫，脐腹冷痛，小便白浊，肌肤消瘦，饮食减少，及膀胱疝气。

【按语】本方具有较好的温肾散寒，行气止痛作用，主治下焦阳惫，命门火衰之虚寒疝痛。因方中破故纸、山药、附子、川椒、陈皮等药相配，有温中补脾，行气助运之功，且破故纸、山药兼固涩之功，故脾肾阳虚，阴寒凝滞之脐腹冷痛，肌肤消瘦，饮食减少，以及下元不固之小便白浊诸症，"并宜服之"。

288　胡芦巴丸 (方6《普济方》卷二二○)

【组成】胡芦巴（炒）　沉香　桂心　硫黄（研，水飞过）　附子（炮，去皮脐）　蘹香子　槟榔　青皮（汤泡，去白，焙）　鹿茸（涂酥，炙）　补骨脂（炒）　木香各一两　干姜（炮，锉）半两

【制剂】上为末，入硫黄研令匀，炼蜜和捣三五百杵，丸如桐子大。

【服法】每日空心，以温酒下三十丸。

【功用】补暖下元，祛逐冷气。

【主治】下元虚冷，脐腹疼痛，腰膝酸软乏力等症。

【按语】本方功用、主治及药物组成均与方 1 相似。所不同的是方 1 有当归、桃仁、阿魏等药，兼活血祛瘀之功；而本方则配伍了鹿茸、补骨脂、干姜等药，其补肾温阳散寒之力较强，临床可根据具体病证选用。

289　厚朴丸（《普济方》卷四十三）

【组成】厚朴（去粗皮，锉）五两　附子（炮，去皮脐）一两　蜀椒（去目及闭口者，取红）二两

【制剂】上以浆水六升、青盐三两、生姜三两，同于铜锅中煮，令水尽焙干，捣罗为末，以水浸炊饼，和丸如梧桐子大。

【服法】每日空心温酒下三十丸。

【功用】温肾散寒。

【主治】下焦虚冷，便利频并，羸瘦无力，不思饮食。

【按语】此方所治因脾肾阳虚，寒湿内生而见小便频数，大便泻利等症，故以温散立法。方用附子、蜀椒温肾暖脾，散寒止痛；并重用厚朴，其苦温之性，可"温降散滞，除寒湿泻痢"（《本草正》），与青盐相合，引药入肾，加强其温肾散寒之功，配生姜温中散寒。全方五药均为温热之品，重在温散，以治其标，且脾肾并治。临床可用于脾肾虚寒诸证，并可适当配伍补益之品，以标本兼顾。

290　韭子丸（方1《太平圣惠方》卷九十八）

【组成】韭子（酒煮十余沸，炒令干）二两　肉苁蓉（酒浸一宿，刮去皱皮，炙干）一两　龙骨一两　厚朴（去粗皮，

涂生姜汁，炙令香熟）一两　附子（炮裂，去皮脐）　鹿角屑
山茱萸　桂心　车前子　天雄（炮裂，去皮脐）　槐子（黑大
者，炒令香）各一两　补骨脂（微炒）二两

【制剂】上件药，捣罗为末，炼蜜和捣三二百杵，丸如梧
桐子大。

【服法】每日空心，以温酒下四十丸。

【功用】温补肾阳，固涩止遗。

【主治】下元虚惫，小便滑数，虚损不足。

【按语】本方在诸多温补固涩药中，又佐以厚朴、车前
子、槐子三味药，厚朴苦温，善温中行气，以助气化；车前子
甘寒滑利，渗泄湿浊，与固涩药相配　通涩结合，使湿浊去，
水道利，下元固而便数止；槐子（即槐角）苦寒质润，清热
润肝，与车前子相合，可制诸温补药温燥之性。全方补中有
泻，涩中有通，温而不燥，涩而不滞，共奏温补肾阳，固涩止
遗之功。

291　韭子丸（方2《太平圣惠方》卷九十八）

【组成】韭子（微炒令香）　鹿茸（去毛，涂酥，炙令微
黄）　楮实（水淘去浮者，晒干，微炒）　肉苁蓉（酒浸一宿，
刮去皱皮，炙干）各一两　石斛（去根，锉）　柏子仁　桂心
（去皮）　牛膝（去苗）　泽泻　川椒（去目及闭口者，微炒去
汗）　远志（去心）　白术　薯蓣　巴戟　黄芪（锉）　狗脊
（去毛）　杜仲（去粗皮，炙微黄，锉）　覆盆子各三分　附子
（炮裂，去皮脐）一两　蛇床子　芎䓖　五味子　枳壳（麸炒
微黄，去瓤）　干姜（炮裂，锉）各半两

【制剂】上件药，捣罗为末，炼蜜和捣三五百杵，丸如梧
桐子大。

【服法】每日空心，以温酒下三十丸，渐加至四十丸
为度。

【功用】补肾阳，益心脾，强腰膝，固精气。

【主治】下元虚惫，惊悸梦泄，腰脚无力，肌体羸瘦，颜色萎弱，食饮减少。

【按语】本方治证乃肾阳虚衰，心脾不足所致。肾虚则封藏失司，心虚则神无所主，以致惊悸梦泄，肾阳虚衰，腰府失养，骨髓不充，则腰膝无力；脾阳不足，运化不健，肢体失养，则饮食减少、肢体羸瘦、颜色萎弱。治当以温补肾阳，补益心脾，强腰涩精为法。方中一方面用了较多的温补固涩之品，以温补肾阳，强腰涩精；同时，又配伍五味子、柏子仁、远志等养心安神定志，以交通心肾；黄芪、白术、山药、干姜等补气温中健脾，以助运化。诸药合用，使肾阳充，心脾旺，精有所藏，神有所主，运化强健，而诸症可除。

292　韭子丸 (方3《圣济总录》卷一八五)

【组成】韭子（微炒）　巴戟天（去心）　桑螵蛸（锉，炒）　菟丝子（酒浸，别捣）　牛膝（酒浸，焙）　牡蛎（左顾者，火煅）　熟干地黄各一两　干姜（炮）半两

【制剂】上八味，捣罗为末，醋煮面糊和丸，如梧桐子大。

【服法】每服二十丸，空心盐汤下。

【功用】秘精，补肾元；强志，解虚烦。

【主治】下元亏虚，遗精滑泄，虚烦不眠。

【按语】牡蛎咸涩微寒，既善收敛固涩，又能益阴潜阳，镇心安神，本方以此药与诸温补固涩之品配伍，意在补肾涩精，安神除烦，以交通心肾，使下元充而精有所藏，心神安而精有主宰。适用于下元亏虚，心肾不交所致之遗精滑泄、虚烦失眠等症。临床可用于性神经衰弱证。

293　韭子丸 (方4《重订严氏济生方》)

【组成】赤石脂（煅）　韭子（炒）　川牛膝（去芦，酒浸）　牡蛎（煅）　覆盆子（酒浸）　附子（炮，去皮脐）　桑

螵蛸（酒炙）　鹿茸（酒蒸，焙）　肉苁蓉（酒浸）　龙骨（生）各一两　鸡膍胫（烧灰）　沉香（镑，不见火）各半两

【制剂】上为细末，酒糊为丸，如梧桐子大。

【服法】每服七十丸，空心，盐汤、盐酒任下。

【功用】温补肾阳，固精止遗。

【主治】膀胱虚冷，小便白浊滑数，日夜无度。

【按语】这是一首温补固涩、标本兼顾之剂。方中韭子、桑螵蛸、覆盆子补肾助阳，收摄固精；鹿茸、肉苁蓉、附子、沉香温补肾阳；赤石脂、牡蛎、龙骨、鸡膍胫（即鸡内金）收敛固涩；牛膝酒浸，则滑利之性减，而补肾之功胜，且可利湿浊，以泻助补。诸药配伍，具有较强的温补肾阳，固精止遗之效，适用于肾阳虚衰，下元不固所致的小便白浊、滑数不禁，以及遗精滑泄、遗尿等症。

294　韭子散 （方1《太平圣惠方》卷七）

【组成】韭子（微炒）　赤石脂　土瓜根　狗脊　牛膝（去苗）　黄芪（锉）　附子（炮裂，去皮脐）　鹿茸（去毛，涂酥，炙令微黄）　肉苁蓉（酒浸一宿，刮去皱皮，炙令干）各一两　牡蛎（烧为粉）二两

【制剂】上件药，捣细罗为散。

【服法】每服食前，以温酒调下二钱。

【功用】温补肾阳，涩精止遗。

【主治】膀胱虚冷，小便白浊滑数，日夜无度。

【按语】本方功用、主治及药物组成均与上方相似，只是温补固涩之力较上方为弱。但本方配伍了一味土瓜根（即王瓜根），取其苦寒消瘀利湿之功，与黄芪相合，可升清降浊，使全方补中寓泻，温而不燥，适用于症情较缓，需久服之患者。

295　韭子散 (方2《圣济总录》卷五十一)

【组成】韭子（醋煮，炒香）二两　附子（炮裂，去皮脐）　桑螵蛸（锉，炒）　泽泻各三分　赤石脂（研）　龙骨（煅，碎）各一两　甘草（炙，锉）一寸　蜀椒（去目及闭口者，炒出汗）三分

【制剂】上为散。

【服法】每服三钱，空心温酒调下，日再服。

【功用】补肾温阳，涩精止遗。

【主治】肾脏虚冷遗泄。

【按语】此方以韭子、桑螵蛸补肾助阳、涩精止遗为君药；臣以附子、蜀椒温肾助阳，赤石脂、龙骨收敛固涩；又配泽泻渗泄湿浊，使水道利而精窍闭，甘草调和诸药，共为佐使药。合之，以发挥补肾温阳、涩精止遗作用，治疗肾阳虚衰，下元不固，遗精滑泄，或尿频遗尿等症。

296　骨补丸 (《普济方》卷二二三)

【组成】黄狗脊骨（两头去两节，截为五段，取硇砂一两细研，以浆水一升调搅，令消化作水，下脊骨在汁中浸三宿后用炭水炙干，以汁刷之，汁尽为度）一条　肉苁蓉（酒浸，切，焙）　桂（去粗皮）　附子（炮裂，去皮脐）　干姜（炮）各一两　蛇床子（炒）　牛膝（酒浸，焙干）各半两　鹿茸（酥炙）一只　阳起石（火煅，研为粉）　五味子　胡椒各半两

【制剂】上十味捣罗为末，和前狗脊骨末，用枣肉五两，酥一两，相和搅，捣一二千杵，软硬得所，丸如小豆大，曝干。

【服法】每日盐汤下十丸。

【功用】温补下元，强健筋骨。

【主治】下元伤惫。

【按语】黄狗脊骨（即狗骨）甘温，古代多用于风湿痹痛、腰腿无力等症，现代临床及实验研究表明：狗骨所含成分与虎骨基本相同，亦有类似虎骨祛风止痛、强健筋骨的作用。本方重用狗骨与诸温补之品配伍，旨在温补下元，强壮筋骨，以治疗下元伤惫，筋骨失养所致之腰膝酸冷，痿软无力之症。方名"骨补丸"即取"以骨补骨"之意。临床可用于痹证、痿证属肾阳虚弱者。

297　钟乳丸 (方1《太平圣惠方》卷九十八)。

【组成】钟乳粉三两　鹿茸（去毛，涂酥炙微黄）　附子（炮裂，去皮脐）　石斛（去根，锉）　蛇床子　菟丝子（酒浸三日，曝干，别捣为末）　桂心　干漆（捣碎，炒出烟）各二两

【制剂】上件药，捣罗为末，入钟乳粉，研令匀，炼蜜和捣三五百杵，丸如梧桐子大。

【服法】每日空心，以温酒下三十丸。

【功用】补肾温阳，强壮腰膝。

【主治】五劳七伤，腰脚疼痛无力，面色萎黄，肌肤消瘦。

【按语】钟乳粉味甘性温，善"益气补虚损，疗脚弱疼冷，下焦伤竭，强阴"（《别录》），本方重用为君药；臣以鹿茸、菟丝子、蛇床子、石斛补肾壮阳，益精强腰。阳虚则寒，寒则血泣，故又配桂心、附子温肾助阳，散寒止痛，干漆活血破瘀，"消瘀血痞结腰痛"（《别录》），共为佐药。诸药配伍，补肾壮阳、益精强腰为主，兼以散寒逐瘀止痛，适用于肾阳虚弱，精血亏乏，寒凝血瘀所致的腰脚疼痛无力等症。

298　钟乳丸 (方2《太平圣惠方》卷九十八)

【组成】钟乳粉三两　吴茱萸（汤浸七遍，焙干，微炒）石斛（去根，锉）　菟丝子（酒浸三日，曝干，别捣为末）

附子（炮裂，去皮脐） 肉苁蓉（酒浸一宿，刮去皱皮，炙干）各二两

【制刊】上件药，捣罗为末，入钟乳粉，同研令匀，炼蜜和丸，如梧桐子大。

【服法】每日三十丸，空心，以温酒下。

【功用】补肾强腰，温阳祛寒，

【主治】五脏虚损，血脉不利，腰脚无力。

【按语】此为钟乳丸方1去鹿茸、桂心、蛇床子、牛膝，加吴茱萸、肉苁蓉而成。功用、主治相似，原书云"补虚暖冷，充益肌肤，安利五脏，强壮腰膝，通利血脉，悦泽颜色"，临床适用于老年人肾虚阳衰，寒冷腰痛，脚弱无力者。

299 钟乳丸 （方3《太平圣惠方》卷七）

【组成】钟乳粉 硫黄 阳起石各一两 朱砂一两半

【制剂】上药都研如粉，用琅玕石一斤，捣为末，分为三份，先入一份于瓷瓶内，即用纸裹前药末入瓶内，即加余二份盖之，筑令实，如法封固，入炭池，每日常用炭二斤，连煅至七日满，加炭七斤连煅赤，候冷开之。取药摊于净地上，以盆盖之，三日取出细研如粉，煮枣肉为丸，如梧桐子大。

【服法】每日空心及晚食前，以温酒下五丸，渐加至十丸。

【功用】补肾壮阳，宁心安神。

【主治】肾脏虚损，阳道痿弱。

【按语】此为"炼丹"之法，用钟乳粉、硫黄、阳起石补肾温阳助火，配朱砂镇心安神、交通心肾，并用枣肉健脾和胃，防金石之品碍胃，心肾协调，则精液固守，阳气振奋，故可用于肾阳虚弱所致阳痿、遗精等症。因硫黄、朱砂均为有毒之品，故用之宜慎。

300　钟乳丸 (方4《普济方》卷一七一)

【组成】钟乳粉　沉香（锉）　桑螵蛸（炙）各半两　白茯苓（去黑皮）半两　龙骨（煅用）半两

【制剂】上为末，炼蜜和丸，如梧桐子大。

【服法】每服三十丸，空心食前温酒下。

【功用】补肾温阳，涩精止遗。

【主治】膀胱虚冷，小便利多，小腹冷痛，脚筋拘急。

【按语】方用钟乳粉、沉香温肾助阳，散寒止痛；桑螵蛸、龙骨补肾涩精止遗；白茯苓渗利湿浊，以泻助补，防止收涩敛邪，并与龙骨相配，宁心安神。五药配伍，温涩并用，收涩与渗利并施，以达补肾温阳、涩精止遗之目的，临床适用于肾阳不足，膀胱虚冷之遗尿、遗精等症。

301　钟乳散 (《备急千金要方》卷二十七)

【组成】成炼钟乳粉三两　上党人参　石斛　干姜各三分

【制剂】上四味，捣下筛三味，俱与乳合和相得，分作九贴。

【服法】平旦空服，温淳酒服一贴，日午后服一贴，黄昏后服一贴，三日后准此服之。凡服此药，法皆三日一剂。

【功用】温补肾气。

【主治】虚羸不足，六十以上瘦弱不能食者，及百病。

【按语】此方以钟乳粉补肾壮阳为君药，臣以石斛补肾益精强腰，上党人参（即党参）、干姜益气温中，合之以温补肾气。中老年人脾肾两虚、阳气不足者可用之。服时忌生冷、辛辣之品。

302　钟乳粉丸 (《鸡峰普济方》卷九)

【组成】钟乳粉　菟丝子各二两　蛇床子三分　石斛　桂心　肉苁蓉各一两

【制剂】上为细末，炼蜜和捣三五百杵，丸如桐子大。

【服法】每服食前，以温酒下三十丸。

【功用】温补肾阳。

【主治】虚劳衰弱，绝阳阴痿、膝冷。

【按语】本方药物均为温补肾阳之品，力专效宏，可作为治疗肾阳不足证之基本方。

303　钟乳酒方 (《太平圣惠方》卷三十八)

【组成】炼成钟乳（绵裹）　石斛　肉苁蓉（酒浸，去皱皮，炙令干）各五两　附子（炮裂，去皮脐）三两　甘菊花二两

【制剂】上件药细锉，以生绢袋盛，同酒三斗浸，经五日，密封头，勿令泄气，候日满拆开。

【服法】每于空心，温饮二合，渐加五合，晚食前再服之。

【功用】补益下元，通顺血脉。

【主治】虚损。

【按语】本方在诸补肾温阳药中，又加一味甘菊，取其甘寒轻清之性，疏风邪、清头目，并防诸药温热太过，耗伤阴精，正如《本草便读》所云："甘菊之用，可一言以蔽之曰疏风而已。然虽系疏风之品，而性味甘寒，与羌、麻等辛燥者不同，故补肝肾药中可相需而用也。"以酒浸之，既可通血脉，又能行药势。本方适用于肾阳不足所致之头晕目眩、精神萎靡、腰膝酸痛、畏寒肢冷等症。

304　香茸丸 (方1《圣济总录》卷一八五)

【组成】鹿茸（去毛，酒浸，煮，焙干）一两　麝香（细研）一分　山茱萸（去核，焙干）二两　沉香（锉）一钱

【制剂】上三味，捣罗为末，入麝香研匀，炼蜜和丸，如梧桐子大。

【服法】每服空心温酒或盐汤下三十丸。

【功用】补肾阳，益精血，宣壅闭，畅气血。

【主治】精耗血少，阳气衰弱。

【按语】本方所治乃由肾阳虚衰，精血亏耗，气血壅闭而成，属本虚标实之证。"盖凡病于为壅、为结、为闭者，当责其本以疗之。然不开其壅，散其结，通其闭，则何处着手？"（《本草述》）故方中除用鹿茸、山茱萸、沉香温壮肾阳，补益精血，以治本外，又配少量麝香，取其辛温芳香走窜之性，调畅气血宣闭开壅，使肾阳壮，精血充，气血畅，关窍通，则诸症可除。由于麝香芳香走窜，极易耗散正气，故一旦壅开闭通，痛止神清，即应停用，转以扶正固本，不可过剂。正如前人所云："麝香之用，其要在能通诸窍一语，……即虚而病于壅结闭者，亦必借之为先导，但贵中节而投，适可而止耳。"

本方可用于冠心病心绞痛属阳气衰弱，气血壅闭者，老人肾阳虚弱，精血不足，气血失畅所致精神萎靡，神识昏昧等症，亦可选用。

305　香茸丸（方2《普济方》卷二二〇）

【组成】附子（以火炮裂，去皮脐）二个（重六钱）胡芦巴（洗，淘净）　白茯苓（去皮）　安息香（酒洗化，下滓，酒浸作糊丸，药如无安息香，以鹿茸代，茸以酒洗，浸，炙黄）　桃仁（麸炒去皮）　苁蓉（酒浸，切，焙）　木香各二两　麝香（入麝与茸谓之香茸丸，去麝与茸，用安息香谓之安息丸）一钱

【制剂】上为细末，酒糊为丸，如桐子大。

【服法】每服三十丸，空心食前盐汤送下。

【功用】温补肾阳，开窍行气，活血止痛。

【主治】下元虚惫，面色黧黑，一切寒冷病，及小肠尿白脬寒。

【按语】此方除用麝香、鹿茸外，又配伍附子、胡芦巴、

肉苁蓉加强鹿茸的补肾壮阳益精作用，并能温肾散寒除湿；木香、桃仁加强麝香之行气活血止痛功效；茯苓健脾祛湿。若用安息香代麝香、鹿茸，则重在开窍行气止痛。全方有较强的补肾阳，散寒湿，行气血，止疼痛作用，适用于下元虚惫，寒湿困阻，气血壅滞之证，症可见脐腹冷痛，四肢厥寒，腰膝酸软，尿频色白等。

306　香茸丸 （方3《奇效良方》卷三十四）

【组成】鹿茸　麋茸（二味俱用火燎去毛，酥炙）各二两　麝香（别研）半两　沉香　五味子　白茯苓（去皮）白龙骨（火煅）　肉苁蓉（酒浸一宿，切，焙干）各一两

【制剂】上为细末和匀，用熟地黄三两焙干，为细末，以酒二升熬成膏子，搜药入臼内，捣千杵，如硬更入酒少许，丸如梧桐子大。

【服法】每服五十丸，空心温酒、盐汤任下。

【功用】滋补精血，益养真元。

【主治】下焦阳竭，腹疗痛，饮食减少，目视眈眈，夜梦鬼交，遗泄失精，肌肉消瘦。

【按语】此方与方1相比，少一味山茱萸，而多用麋茸、肉苁蓉、五味子、白茯苓、白龙骨等，因此其补肾阳，益精血作用较强，且兼宁心安神、涩精止遗之功，适用于下焦阳竭，心肾失调，精关不固之证，临床以腰膝酸软、脐腹冷痛、失眠多梦、遗精滑泄等为使用要点。

以上三首"香茸丸"，均于温补药中配伍一味麝香，乃取其芳香走窜之性，通关开窍，活血止痛，主要适用于阳虚寒凝，气血不通，心腹疼痛较显者，或见神识昏蒙者。现代研究表明：麝香主含麝香酮，能增强 β 一肾上腺素能药物的作用，对动物能升高血压，兴奋呼吸，引起子宫收缩。临床用于治疗冠心病心绞痛，有较好疗效。因其芳香走窜，易耗元气，故只宜暂用，中病即止，不可多服、久服。

307 保寿丸 (《太平圣惠方》卷七)

【组成】鹿茸（去毛，酒洗，炙微黄） 钟乳粉 补骨脂（炒） 天雄（炮，去皮脐） 硇砂（细研） 菟丝子（酒浸三宿，曝干为末） 白马茎骨（酒涂炙黄色） 腽肭脐（酒洗，微炒） 阳起石（酒炙，细研，水飞为末） 肉苁蓉（酒浸，去皮） 青盐 巴戟（去心） 硫黄（细研飞过） 桂各一两 雄雀儿（去肠肚，研，以酒煮）二十枚 石膏三分 黄犬茎并肾（切，焙干）一对 雄鸡肝（切，焙干）三个

【制剂】上为末，入雀肉膏为丸，如梧桐子大。

【服法】每日空心及晚食前温酒下三十丸。

【功用】暖肾壮阳，益精补髓。

【主治】肾脏虚损，阳气不足。

【按语】此方是在《济生方》腽肭脐丸基础上加减而成。方用鹿茸、白马茎骨、腽肭脐（即海狗肾）、雄雀儿、黄犬茎并肾及雄鸡肝等诸多血肉有情之品，与钟乳粉、补骨脂、菟丝子、阳起石、肉苁蓉、巴戟天、硫黄、硇砂等温补之品相合，重在补肾壮阳，益精充髓；又配天雄、桂温肾助阳，加强前药温补之力，用青盐咸寒入肾，作引经之用，另加一味甘寒之石膏，作为反佐，监制诸药温热之性。整首方剂具有较强的补壮肾阳，益精填髓之功，且温而不燥，补而不滞，可以久服，令肾阳壮，精髓充，则一身阳气皆旺，生命活动正常而能延年益寿，故方名"保寿丸"。

临床可用于五劳七伤，真阳衰惫所致的各种病证，尤以阳痿、遗精等为宜。方中硇砂有毒，用之宜慎。

308 保寿太阳丹 (《圣济总录》卷一八五)

【组成】硫黄（光明者，研两复时，取末）十一两 青盐（研）四两半 阳起石（别研如粉） 牛膝 附子（炮裂，去皮脐） 楮实 桂（去粗皮）各三两

【制剂】上将四味草药捣为末，与前三味研药同搅，再研匀，别取干姜六两细末，姜石糊为丸，如桐子大。

【服法】每服空心酒下二十丸，加至三十丸。

【功用】温肾补火助阳。

【主治】下元虚冷诸证。

【按语】《素问·生气通天论》云："阳气者，若天与日，失其所，则折寿而不彰，故天运当以日光明。"而肾阳为一身阳气之根本，肾阳虚衰，则一身阳气皆弱，必致病起、衰老、寿折。本方集硫黄、阳起石、楮实、附子、肉桂等温补之品于一方，具有较好的温肾补火助阳之功，可使肾阳充沛，则一身阳气皆旺，犹如初升之太阳，生生不息，而能却病延年益寿，故冠以"保寿太阳丹"之名。本方适用于老年人肾阳不足，命门火衰者。

309 神功七宝丹 (《御药院方》卷六)

【组成】腽肭脐 黑附子（炮） 鹿茸（去毛，酥炙）钟乳粉 龙骨各三两 沉香一两 麝香五钱 阳起石（火烧通赤，研）二两

【制剂】上八味同碾为末，再入麝香研匀，酒煮糊丸桐子大。

【服法】每服五十丸，空心温酒下。

【功用】补益真元，固精实髓。

【主治】真元不足，精髓空虚。

【按语】方用腽肭脐、鹿茸、阳起石、钟乳粉壮肾阳，益精髓；附子、沉香温肾助阳散寒；龙骨固涩精气，麝香调畅气血，诸药配伍，壮元阳，益精髓，固精之功颇著，原书云："补益真元，固精实髓，通畅百脉，泽颜色，久服延年益寿，强力壮神。"

十 画

310　莲实丸 (《圣济总录》卷九十二)

【组成】莲实（去皮）　附子（炮裂，去皮脐）　巴戟天（去心）　补骨脂（炒）各二两　山茱萸　覆盆子各一两　龙骨（研）半两

【制剂】上七味，捣研为末，煮米糊和丸，如梧桐子大。

【服法】每服二十九丸至三十丸，空心盐汤下。

【功用】温补肾阳，固涩精气。

【主治】下元虚冷，小便白淫。

【按语】本方以附子、巴戟天、补骨脂补肾温助阳气，覆盆子、莲实（即莲心）、山茱萸、龙骨益肾固涩精气。诸药配伍，"回阳气而使上升，固其精气而不使下陷"（《理虚元鉴·白浊白淫》），则白淫可愈。

311　莨菪子丸 (《太平圣惠方》卷七)

【组成】莨菪子（水淘去浮者，水煮芽出，焙干，炒令黄黑色，别杵为末）一两半　蛇床子　菟丝子（酒浸三日，曝干，别杵为末）　附子（炮裂，去皮脐）　雄雀粪各一两　蜀茶　硇砂（细研）各半两

【制剂】上件药捣，先取莨菪子、雄雀粪、硇砂三味，用白蜜四两同和。以浆水三升煮，勿住手搅，煎如饧，即入诸药末，和捣三五百杵，丸如梧桐子大。

【服法】每日空心及晚食前盐汤下十丸。

【功用】温肾阳，破冷积。

【主治】肾脏虚损，阳气萎弱，手足不和。

【按语】本方适用于肾阳衰弱，阴寒凝积之证，临床可见腹胁冷痛，或有积块，畏寒肢冷等症。方中附子、蛇床子、菟丝子温肾壮阳，以散阴寒；莨菪子（即天仙子）苦辛性温，长于止痛，并"主瘕癖"（《本草拾遗》）；雄雀粪（即白丁香）与硇砂、蜀茶等气雄力峻，均善散寒破积止痛。

因本方所用药物多为温热燥烈之品，且莨菪子、硇砂有毒，故用之宜慎，只可暂用，见效即止。

312　破故纸丸（《类编朱氏集验医方》卷八）

【组成】破故纸（酒浸，蒸，酒炒）　茴香盐（炒）

【制剂】上等分为末，酒糊为丸。

【服法】每服五十丸，空心盐酒下。

【功用】补肾温阳缩尿。

【主治】肾气虚寒，小便无度。

【按语】补骨脂善补肾助阳，茴香盐（即盐茴香）长于温肾散寒，两药一补一温，使肾阳充，阴寒散，下元封固，而小便复常。

313　秘精丸（《永类钤方》卷十三》）

【组成】牡蛎（煅）　菟丝子（酒蒸，焙）龙骨（生用）五味子　韭子（炒）　白茯苓　白石脂（煅）　桑螵蛸（酒煮）各等分

【制剂】上为细末，酒糊为丸，如梧子大。

【服法】每服七十丸，空心盐酒下。

【功用】补肾固涩。

【主治】下虚胞寒，小便白浊，或如米泔，或若凝脂。

【按语】此方除用补肾固涩药物外，又配一味白茯苓健脾渗湿，使补涩而无留邪之虞，诸药配伍，补肾阳，交下元，标本兼顾，则尿浊可愈。

314　离珠丹 (《医学发明》)

【组成】杜仲（炒，去丝）　破故纸（炒）各三两　萆薢
巴戟（酒浸，去心）各二两　诃子（炮）五个　龙骨一两
胡桃（去皮）一百二十个　朱砂（别研）一两半　缩砂仁
半两

【制剂】上为末，酒糊丸，如梧桐子大，朱砂为衣。

【服法】每服三十丸，空心温酒、盐汤任下。

【功用】补肾固涩，交通心肾。

【主治】下焦阳虚，脐腹冷痛，足胻寒而逆。

【按语】本方以杜仲、破故纸、胡桃肉、巴戟天温补肾
阳，破故纸合诃子并可涩肠止泻；龙骨、朱砂镇心安神，与诸
补肾药配伍，以交通心肾；缩砂仁行气化湿，萆薢甘淡渗湿，
诸药配伍，共奏温补肾阳，涩肠止泻，交通心肾之功。临床适
用于肾虚寒凝之腹痛，兼有泄泻、足膝酸冷等症。

　　胻：即脚胫。

315　烧肾散 (《证治准绳·类方》卷八)

【组成】磁石（煅，醋淬七次，研，飞）一两　附子
（炮，去皮）　巴戟　川椒（去目及闭口者，微炒去汗）各
一两

【制剂】上为末。

【服法】每服，用猪肾一枚，去筋膜，细切，葱白、韭白
各一分，入散药一钱，盐花一字和匀，用十重湿纸裹，于煻灰
火内煨熟，空心细嚼，酒解薄粥下之。

【功用】温肾补火助阳。

【主治】肾虚寒。

【按语】巴戟天辛甘温，补肾壮阳益精；附子、川椒辛
热，温肾助阳散寒；磁石咸寒，潜虚阳以归肾元，四药配伍，
温肾补火助阳之力颇强，故方名"烧肾散"，适用于命门火

衰、肾脏虚寒所致之腰膝酸痛、脐腹冷痛、畏寒肢冷、头晕耳鸣，或阳痿等症。

316　烧石子茴香散（《博济方》卷二）

【组成】川附子（炮，去皮脐）　官桂（去皮）　川椒（去目）　舶上茴香　木香　胡椒　陈橘皮（去白）　紫白戟（去心）　干姜（炮）各半两　京三棱（煨）一两

【制剂】上件十味，同捣杵为细末。

【服法】每服用獖猪腰子一对，切去筋膜，切作薄片子，以末三钱，入葱丝少许，盐半钱，湿纸裹煨熟，饵讫，以酒或粥饭压之。

【功用】温肾散寒，行气止痛。

【主治】下焦虚冷，脐腹撮痛，心胸痞胀。

【按语】此方主治乃肾阳素虚，阴寒内盛，气机凝滞之证。阴寒不散，气机不通，则阳气难复，疼痛、痞胀诸症亦难除，故方中以附子、肉桂、川椒、茴香、干姜等辛热之品、温肾散寒为主，配木香、胡椒、陈皮、三棱等行气止痛，合之，温肾散寒，行气止痛，以急治其标；少佐巴戟天、猪肾温补肾阳，兼顾其本。一旦阴寒散，气机通而疼痛缓解，则当转以补肾固本为主。本方散寒止痛作用颇强，原书注云："须臾觉脐下暖，甚妙。"

317　益志汤（《三因极一病证方论》卷八）

【组成】鹿茸（酥涂，炙，去毛尽）　巴戟（去心）熟干地黄（酒浸）　枸杞子　苁蓉（酒浸）　牛膝（酒浸）　附子（炮，去皮脐）　桂心（不焙）　山茱萸　白芍药　防风　甘草各等分

【制剂】上锉散。

【服法】每服四钱，水盏半，姜五片，盐少许，煎七分，去滓食前服。

【功用】补肾壮阳滋阴。

【主治】右肾虚寒，小便数，腰胁引痛，短气咳逆，四肢烦疼，耳鸣面黑，骨间热，梦遗，白浊，目眩，诸虚困乏。

【按语】本方又名益智汤（《证治准绳·类方》）。所治之证除有小便频数、白浊、腰胁引痛、咳逆短气等肾阳虚弱症外，尚兼骨蒸潮热、梦遗、四肢烦疼等肾阴不足征象，乃阴阳两虚之证。故方中既有鹿茸、巴戟、苁蓉、附子、桂心温补肾阳，又加熟地、枸杞子、山茱萸、白芍药滋养肾阴，甘草调和诸药。诸药配伍，壮阳滋阴，壮阳不伤阴，滋阴以助阳，阴生阳长，肾气充足，则诸症可除。

318　家韭子丸（《三因极一病证方论》卷十二）

【组成】家韭子（炒）六两　鹿茸（酥炙）四两　苁蓉（酒浸）　牛膝（酒浸）　熟地黄　当归各二两　巴戟（去心）　菟丝子（酒浸）各一两半　杜仲（去皮，锉制，炒丝断）　石斛（去苗）　桂心　干姜（炮）各一两

【制剂】上为末，酒糊为丸，如梧子大。

【服法】每服五十丸，加至百丸。空心食前盐汤、温酒下。

【功用】补肾助阳，涩精止遗。

【主治】少长遗尿，男子虚剧，阳气衰败，小便白浊，夜梦泄精。

【按语】家韭子（即韭子）辛甘温，善补肾壮阳固精，"主梦泄精，溺白"（《别录》），"治小便频数，遗尿"（《纲目》），本方重用为君药；臣以鹿茸、苁蓉、牛膝、巴戟、菟丝子、杜仲、桂心温补肾阳；熟地、当归、石斛补精气，助阳气；干姜温中暖脾，顾后天以助先天，诸药配伍，以温补肾阳治本为主，兼以涩精止遗，肾阳充，下元固则诸症皆除。原书云此方"补养元气，进美饮食"。

319　桑螵蛸丸 （《杨氏家藏方》卷九）

【组成】附子（炮，去皮脐）　五味子　龙骨各半两　桑螵蛸（切，细炒）七枚

【制剂】上件为细末，醋糊为丸，如梧桐子大。

【服法】每服三十丸，温酒、盐汤任下，空心。

【功用】补肾温阳　涩精止遗

【主治】下焦虚冷，精滑不固，遗沥不断。

【按语】本方以桑螵蛸、五味子，补肾涩精；附子温肾助阳，龙骨涩精止遗，合之补肾温阳，涩精止遗。适用于下元虚冷，精关不固之滑精、遗尿等症。

320　桑螵蛸散 （方1《太平圣惠方》卷七）

【组成】桑螵蛸（微炒）　萆薢（锉）各一两　赤石脂补骨脂（微炒）　白龙骨　鹿茸（去毛、涂酥，炙，气微黄）菟丝子（酒浸三日，曝，别杵为末）各二两　狗脊　韭子（微炒）各三分　肉苁蓉（酒浸一宿，刮去皱皮，炙干）四两

【制剂】上件药，捣细罗为散。

【服法】每服食前，以温酒调下三钱。

【功用】温补肾阳，固涩止遗。

【主治】膀胱虚冷，小便滑数，色如泔淀。

【按语】“肾者水脏，主津液”（《素问·逆调论》），肾阳虚弱，气化无权，膀胱失约而小便频数；分清泌浊失职，以致小便混浊，色如泔淀。本方在诸多温补固涩药中，又佐以一味萆薢，取其甘淡渗湿，分清泌浊之功，使肾阳充足，下元固密，清升浊降，而小便复常。

321　桑螵蛸散 （方2《太平圣惠方》卷二十九）

【组成】桑螵蛸（微炒）三枚　薯蓣　山茱萸　附子（炮裂，去皮脐）　杜仲（去粗皮，炙微黄）各一两　黄芪（锉）

桂心各三分　鹿茸（酒洗，去毛，微炒）一两半

【制剂】上件药，捣细箩为散。

【服法】每服，食前以温酒调下二钱。

【功用】补肾温阳　固脬缩尿

【主治】虚劳小便数，及精气虚冷。

【按语】黄芪甘微温，能补脾肺，益元气，本方以之与其他温补固涩药配伍，一则可助肾阳之化生，同时又能增强固摄之力。全方具有补肾温阳，固脬缩尿之功。

十 一 画

322 黄芪丸 (方1《备急千金要方》卷十九)

【组成】黄芪（锉） 干姜（炮） 当归（酒浸，切，焙）
羌活（去芦头，一作白术） 芎䓖 甘草（炙，锉） 白茯苓
（去黑皮） 细辛（去苗，叶） 防风（去叉） 桂（去粗皮）
乌头（炮裂，去皮脐） 附子（炮裂，去皮脐） 人参 芍药
石斛 干地黄（焙） 肉苁蓉（酒浸，切，焙）各二两 枣
（去皮）五合 羊肾（煨熟，切，研膏）一对

【制剂】上除羊肾、枣膏外，捣罗为末，入二膏和匀，更
入少炼蜜和捣，丸如梧桐子大。

【服法】每服二十丸，加至三十丸。

【功用】温肾阳，益气血。

【主治】五劳七伤，诸虚不足，肾气虚损，目视䀮䀮，耳
无所闻。

【按语】此方所治乃因肾阳不足，气血亏虚，风寒乘袭而
成，属本虚标实之证。故方用肉苁蓉、羊肾、石斛补肾壮阳益
精，附子、肉桂温肾助阳散寒，人参、黄芪、茯苓、甘草、大
枣、当归、芍药、干地黄合肉桂温养气血，诸药配伍，温补肾
阳，颐养气血，重在扶正治本；又配川乌、干姜、细辛、羌
活、防风、川芎等散寒祛风，兼以祛邪治标，全方扶正祛邪，
标本兼顾，适用于老人肾阳不足，气血亏虚，兼感风寒者，症
可见头晕目眩、耳鸣耳聋、腰膝软弱、畏寒怕冷、纳少神
倦等。

323　黄芪丸 (方2《太平圣惠方》卷七)

【组成】黄芪（锉）　土瓜根　栝楼根　白龙骨　菝葜（锉）　牡蛎（烧为粉）　五味子　沉香各一两　熟干地黄二两　玄参　人参　桑螵蛸各三分

【制剂】上件药，捣罗为末，炼蜜和捣三五百杵，丸如梧桐子大。

【服法】每服食前，以粥饮下三十丸。

【功用】补肾温阳固摄，益阴生津清热。

【主治】膀胱及肾脏久积虚冷，上焦烦热，小便滑数如米泔。

【按语】菝葜：即菝葜。此方与菝葜散相比，少附子、肉苁蓉，而多人参、桑螵蛸、龙骨、熟地、玄参、栝楼根（即天花粉），因此，其温肾之力减弱，而益气固摄作用增强，且兼养阴生津清热之功，是一首补涩并用，阴阳兼顾之方。适用于肾脏虚冷，气阴不足，下元失固之证，临床表现为小便量多，频数不禁，甚则混浊如米泔，腰膝酸冷，头晕神倦，口干虚烦等。糖尿病、乳糜尿等患者，出现上述症状，属肾亏气阴不足者，可选用本方。

324　黄芪丸 (方3《太平圣惠方》卷九十八)

【组成】黄芪（锉）　熟干地黄各二两　覆盆子　牛膝（去苗）　石斛（去根，锉）　泽泻　附子（炮裂，去皮脐）　鹿茸（去毛，涂酥，炙微黄）　山茱萸　五味子　桂心　人参　沉香　肉苁蓉（酒浸三宿，刮去皱皮，炙干）各一两

【制剂】上件药，捣罗为末，炼蜜和捣三百杵，丸如梧桐子大。

【服法】每日空心及晚食前，以温酒下三十丸。

【功用】补气壮阳，益精填髓，强健筋骨。

【主治】虚劳羸瘦，精髓不足，腰膝无力。

【按语】此方重用黄芪为主药，并配人参补脾肺，益元气，以壮元阳；用鹿茸、苁蓉、熟地黄、石斛、山茱萸、五味子、覆盆子等补肾壮阳，益精强腰；附子、桂心、沉香温肾助阳散寒；泽泻渗利水湿，以泻助补，合而成为一首补气壮阳、益精填髓、强腰健骨之剂，适用于元阳不足，精髓亏虚，腰膝酸软无力，气怯神疲，畏寒肢冷，阳痿早泄，遗精等症，服之可"补虚乏，长肌肉，调中动力，美颜色，益精志"。

325　黄芪丸 （方4《太平圣惠方》卷九十八）

【组成】黄芪（锉）　覆盆子　牛膝（去苗）　薯蓣　五味子　天门冬（去心）　人参（去芦头）　白茯苓　牡丹　泽泻　附子（炮裂，去皮脐）　鹿角胶（捣碎，炒令气黄，燥）　山茱萸　熟干地黄　肉苁蓉（酒浸一宿，刮去皱皮，炙干）各一两

【制法】上件药，捣罗为末，炼蜜和捣三二百杵，丸如梧桐子大。

【服法】每日空心，以温酒下三十丸，渐加至四十丸。

【功用】益气温阳，补肾益精。

【主治】肾亏气虚，精血不足，羸瘦健忘，短气乏力，形寒肢冷等。

【按语】此在《金匮》肾气丸基础上（仅少一味桂枝），加黄芪、人参、鹿角胶、肉苁蓉、牛膝、覆盆子、五味子、天门冬等而成，从而增强了补肾益精，益气温阳作用，适用于肾中阳气亏虚，精血不足之虚损诸证。原书注云："补虚养气，益精壮血，久服安神定志，长肌肉，美颜色。"

326　黄芪丸 （方5《太平圣惠方》卷九十八）

【组成】黄芪（锉）　人参（去芦头）　石斛（去根，锉）　桂心　肉苁蓉（酒浸一宿，刮去皱皮，炙干）　鹿茸（去毛，涂酥，炙令微黄）　熟干地黄　菟丝子（酒浸三日，曝干，别

捣为末）阳起石（酒煮半日，细研水飞过）杜仲（去粗皮，炙微黄，锉）钟乳粉白茯苓狗脊赤石脂（细研）山茱萸薯蓣附子（炮裂，去皮脐）五味子蛇床子草薢（锉）巴戟白术续断泽泽各一两

【制剂】上件药，捣罗为末，入阳起石，研令匀，炼蜜和捣五七百杵，丸如梧桐子大。

【服法】每日空腹，以温酒下三丸。晚食前再服，渐加至五十丸。

【功用】补肾温阳，益精强腰，固精止遗。

【主治】五劳七伤，风虚羸瘦，腰疼膝冷，阴盛阳虚，身力衰残，夜梦遗泄。

【按语】此方除用了较多的补肾温阳，益精强腰之品外，又配黄芪、人参、白术、山药等益气健脾；赤石脂、五味子合山茱萸、山药等补肾固精止遗；草薢、蛇床子、茯苓、泽泻等渗利水湿，以泻助补，诸药配伍，共奏补肾通阳，益精强腰，固精止遗之功，适用于中老年人，肾阳不足，精血亏虚，下元不固诸证，原书云：“久服令人五脏内实，肌肤外充，面色红光，反老为少。”

327　黄芪丸 (方6《圣济总录》卷九十二)

【组成】黄芪（锉）二两　肉苁蓉　（酒浸，去皱皮，切焙）鹿茸（酥炙、去毛）山芋各一两半　石斛　巴戟天（去心）白茯苓（去黑皮）山茱萸　续断各一两　菟丝子（酒浸一宿，别捣）三分　远志（去心）柏子仁（炒、别研）泽泻　桂（去粗皮）各三分　熟干地黄（洗去土，切，焙）六两

【制剂】上一十五味，捣罗为细末，炼蜜丸如梧桐子大。

【服法】每日空心，煎枣汤下三十丸，午食前再服。

【功用】补肾益精血，益气养心志。

【主治】虚劳，肾气冷弱，小溲余沥。

【按语】此方重用熟地，并与鹿茸、苁蓉、巴戟天、山茱萸、菟丝子、石斛、续断、桂心等合用，补肾益精，温肾助阳为主；黄芪、远志、柏子仁、茯苓益气养心强志，泽泻合茯苓兼利水湿。适用于中老年人肾阳虚弱，精血不足，阳痿，健忘乏力，尿有余沥等。

328　黄芪丸 (方7《圣济总录》卷一八五)

【组成】黄芪（锉）　肉苁蓉（酒浸、切、焙）　人参　防风（去叉）　桂（去粗皮）　桔梗（炒）　牛膝（酒浸，切、焙）　白术　芍药　白茯苓（去黑皮）　天雄（炮裂，去皮脐）　附子（炮裂，去皮脐）各一两

【制剂】上一十二味，捣罗为末，炼蜜和丸，如梧桐子大。

【服法】每服二十丸，温酒或盐汤下，空心服。

【功用】补肾温阳，益气固卫。

【主治】下脏积冷。

【按语】本方用肉苁蓉、牛膝、附子、桂心、天雄补肾温阳散寒；黄芪、白术、茯苓益气健脾固卫；芍药养血敛阴，与桂、附、芪等配伍，有调和营卫之效，并可缓诸药温燥之性；桔梗、防风宣肺散邪，与诸补药相伍，使补中有散，补涩而不留邪；散中有补，散邪而不伤正。诸药配伍，合成一首补肾温阳，益气固卫之剂，适用于元阳不足，卫气虚弱，易感风寒之证，症可见畏寒肢冷、自汗恶风、面色㿠白、腰膝酸软、舌淡苔白、脉沉无力等。

329　黄芪散 (方1《太平圣惠方》卷二十六)

【组成】黄芪（锉）一两半　防风（去芦头）　川芎　白术　山茱萸　当归　甘草（炙微赤，锉）　五味子　熟干地黄　桂心各一两　白茯苓二两

【制剂】上件药，捣粗罗为散。

【服法】每服四钱，以水一中盏，入生姜半分、枣三枚，煎至六分，去滓，每于食前温服。

【功用】强肾气，补精血。

【主治】虚损羸弱。

【按语】此方以熟干地黄、山茱萸、五味子、当归补益精血，桂心、黄芪、白术、甘草温肾益气助阳；又配川芎、防风祛风散邪，茯苓渗利湿浊，使补中有泻。适用于肾气虚寒，精血不足证，见头晕乏力、食欲不振、身体羸瘦等。

330　黄芪散（方2《太平圣惠方》卷三十）

【组成】黄芪（锉）　白茯苓　熟干地黄　韭子（微炒）车前子　鹿茸（去毛，涂酥，炙微黑）各一两　麦门冬（去心，焙）一两半　菟丝子（酒浸三日，曝干，别捣为末）白龙骨三分。

【制剂】上件药，捣细罗为散。

【服法】每服，食前以温粥调下二钱。

【功用】补肾壮阳，宁心固涩。

【主治】虚劳，肾气乏弱，或时失精，心中虚烦。

【按语】此方用鹿茸、韭子、菟丝子、熟地、麦门冬补肾壮阳，益精固摄，黄芪益气补脾，以增固摄之力；龙骨、茯苓宁心安神，收敛固涩，茯苓配车前子，渗泄湿浊，与诸补涩药配伍，补中有泻，涩中有通，使水道通利，精窍常闭。全方温补固摄，标本兼顾，适用于肾阳虚馁，心神失养，精关不固之证。

黄芪，原名黄耆。耆者，长也，意为补气之功良。《本草求真》誉之"为补气诸药之最"。它与人参均为补气要药，常配伍同用，加入补肾壮阳方中，以补元气，益脾肺，从而资助肾中之精气，有利于肾阳之化生。本品又擅补气升阳，故肾阳虚衰，清阳不充所致之耳鸣耳聋、头晕目眩、精神萎顿等证，除用温补肾阳之药外，亦每配伍黄芪以升清阳。

　　本品含有数种氨基酸及多种微量元素。药理及临床研究表明：黄芪能显著增强人体的免疫功能，具有强壮、促使细胞生长旺盛、延长生命作用。在小鼠丫型迷路实验中，表明它能加强学习记忆，有利于大脑对信息的贮存作用；对兔有加强心脏收缩作用。这些对防治肾虚病证，对延缓老年人机能衰退，防止或减轻疾病的进程，改善对环境的适应能力等，都有一定的意义。

331　黄犬肉丸 (《重订严氏济生方》)

　　【组成】磁石（煅，水飞）三两　川乌（炮，去皮尖）附子（炮，去皮脐）　桑寄生　麋茸（燎去毛，酒蒸）　麋茸（同上制）　仙茅（酒蒸）　肉苁蓉（酒浸，切，焙）　川巴戟（去心）　胡芦巴（炒）各二两　沉香（别研）　青盐（别研）阳起石（煅，研极细）　龙骨（生用）　虎胫骨（酥炙）　覆盆子（酒浸）各一两

　　【制剂】上为细末，用犬肉二斤，以酒、葱、茴香煮烂，杵和为丸，如梧桐子大。

　　【服法】每服七十丸，空心，盐酒、盐汤任下。

　　【功用】壮阳益精固涩，强筋健骨除痹。

　　【主治】真精衰惫，脐腹冷痛，小便频数，头晕耳鸣，足胫酸冷，步履无力，腰背拘痛，水谷不消，饮食无味，肌肉瘦悴，遗泄失精。

　　【按语】黄犬肉咸温，"大补"（陶弘景），既善温肾壮阳，又能补中益气，治疗元阳虚馁，真精衰惫之证，有先后天并补之妙，本方重用为主药；另辅以较多的补肾温阳、益精固涩、强壮筋骨之品，其温补之力更宏。此外，用川乌、附子与桑寄生、仙茅、胡芦巴、巴戟天、虎胫骨等药配伍，又具有较强的祛风除湿、散寒止痛作用，故肾阳虚馁，真精衰惫，兼寒湿痹阻之证尤宜。

332　菝葜散（《普济方》卷四十二》）

【组成】菝葜（锉）　牡蛎（煅为粉）各二两　土瓜根　黄芪　附子（炮裂，去皮脐）　沉香　五味子　肉苁蓉（洒浸，刮去皱皮，微焙）各一两

【制剂】上件药为散。

【服法】每服四钱，以水一盏，煎至六分，去滓，食前温服。

【功用】温肾助阳缩尿。

【主治】膀胱虚冷，小便滑数，其色白浊。

【按语】此以附子、沉香、肉苁蓉、黄芪补肾助阳为主，辅以五味子、牡蛎收涩止遗，菝葜、土瓜根等通利小便，以泻助补，使膀胱气化得力而小便复常。全方温补并用，涩利兼施，使利不伤正，补不敛邪。适用于肾阳不足、膀胱气化失司所致的淋浊等证。现代临床可用于乳糜尿、带下等病症。

333　萆薢丸（《普济方》卷二一六）

【组成】萆薢　菟丝子　白茯苓　鹿茸　肉苁蓉　黄芪　川巴戟　杜仲　金毛狗脊　益智仁

【制剂】上为末，酒和丸如梧桐子大。

【服法】每服四十丸，盐水饮之。

【功用】温补肾阳，利湿泄浊。

【主治】小便频数

【按语】肾阳虚衰，气化无力，不能分清泌浊，湿浊下注，以致小便频数，混浊不清。治宜温补肾阳，分清泌浊。方中以萆薢利水渗湿，分清泌浊为君药；臣以菟丝子、鹿茸、肉苁蓉、巴戟天、金毛狗脊温壮肾阳，益智仁温肾缩尿；又配黄芪补气升清，茯苓渗湿泄浊，以助分清泌浊之力，共为佐药。合之，温补下元，利湿泄浊，恢复肾的气化功能，原书云："大益肾气"。临床可用于乳糜尿、慢性前列腺炎等属肾阳虚

衰，湿浊内蕴者。

334　菟丝子丸（方1《太平惠民和剂局方》卷五）

【组成】菟丝子（净洗，酒浸）　泽泻　鹿茸（去毛）
石龙芮（去土）　肉桂（去粗皮）　附子（炮，去皮）各一两
石斛（去根）　熟干地黄　白茯苓（去皮）　牛膝（酒浸一宿，
焙干）　续断　山茱萸　肉苁蓉（酒浸，切，焙）　防风（去
苗）　杜仲（去粗皮，炒）　补骨脂（去毛，酒炒）　荜澄茄
沉香　巴戟（去心）　茴香（炒）各三分　五味子　桑螵蛸
（酒浸，炒）　芎劳　覆盆子（去枝、叶、萼）各半两

【制剂】上为细末，以酒煮面糊为丸，如梧桐子大。

【服法】每服二十丸，空腹时用温酒或盐汤送下；如腰膝
无力，木瓜汤下。

【功用】补肾阳，壮筋骨，固下元。

【主治】肾气虚损，元阳不足，腰膝痿软少力，阳痿遗
精，小便频数，或尿有余沥，或腰欠温暖。

【按语】本方组成药物，大都为温补之品，重在补肾温
阳，强壮筋骨；同时，配伍了收涩药，以固下元，涩精止遗。
此外，又加入一些祛风、除湿、活血、行气药物，与其他温补
固涩之品配伍，相反相成，使补中有泻，以泻助补。全方药物
虽多，但配伍得法，具有较强的温补、强壮、固摄之功，适用
于肾阳虚弱、下元不固诸证。

335　菟丝子丸（方2《太平圣惠方》卷三十）

【组成】菟丝子（酒浸三宿三日，曝干，别捣为末）三两
车前子　白术　桂心　杜仲（去粗皮，炙微黄，锉）各二两
熟干地黄四两

【制剂】上件药，捣罗为末，炼蜜和捣五七百杵，丸如梧
桐子大。

【服法】每于食前，以温酒下三十丸。

【功用】补肾阳，强腰膝，除寒湿。

【主治】虚劳损，肾腰痛，膝冷少力。

【按语】此方重用菟丝子，并配伍杜仲、熟地黄以补肾阳，益精血，强腰膝；桂心温肾助阳散寒，白术补气健脾，顾后天以充先天，与肉桂相合，又可除寒湿；车前子利水祛湿，诸药配伍，补肾阳，强腰膝，除寒湿，治疗肾阳虚弱、寒湿痹阻所致之腰膝冷痛，软弱乏力等症。

336　菟丝子丸 (方 3《圣济总录》卷五十一)

【组成】菟丝子（酒浸，别捣）　萆薢各半两　补骨脂（炒）　防风（去叉）　硫黄各一分　续断　巴戟天（去心）各一两　细辛（去苗、叶）　蜀椒（去目并闭口，炒出汗）各五钱

【制剂】上九味，捣罗为末，炼蜜和丸，如梧桐子大。

【服法】空心盐汤下三十丸。

【功用】补肾温阳，散寒止痛。

【主治】肾脏虚冷，阳气痿弱，呃逆多唾，体瘦，精神不爽，不思饮食，腰脚沉重，脐腹急痛，小便频数。

【按语】此方以菟丝子、补骨脂、硫黄、川椒、续断、巴戟天等补肾温阳，强壮腰膝为主；配防风、萆薢、细辛等兼祛风寒湿邪，细辛与川椒相合可散寒止痛。适用于肾阳虚弱，寒气凝滞之证。

337　菟丝子丸 (方 4《圣济总录》卷五十二)

【组成】菟丝子（酒浸三日，湿捣，焙干）　肉苁蓉（净洗，酒浸一宿，切，焙）　天雄（炮裂，水浸少时，去皮脐）各二两　骨碎补（去毛，锉，以盐半两同炒，令黄，去盐不用）　薏苡仁（炒）　地龙（去土，焙干）各一两　石硫黄（研）半两

【制剂】上七味，捣罗为末，酒煮面糊，丸如梧桐子大。

【服法】空心温酒或盐汤下二十丸，加至三十丸。

【功用】补肾阳，壮筋骨。

【主治】肾脏虚损，精髓枯竭，形体瘦悴，骨痿弱，昼夜掣痛，腰膝冷痹，耳内虚声，强直不任转侧。

【按语】此方用菟丝子、肉苁蓉、天雄、硫黄补肾温阳益精，骨碎补、地龙、薏苡仁强筋壮骨，肾精足则筋骨壮，阳气旺则冷痛除，故本方适用于骨痿、痹痛属肾阳不足、精血亏虚者。

338　菟丝子丸 (方5《圣济总录》卷五十二)

【组成】菟丝子（酒浸透，别捣）　桂心（去粗皮）　鹿茸（去毛，酥炙）　附子（炮裂，去皮脐）　泽泻　石龙芮（去土）各一两　肉苁蓉（酒浸，切，焙）　杜仲（去粗皮，锉，炒）　白茯苓（去皮）　熟干地黄　巴戟（去心）　荜澄茄　沉香（锉）　蘹香子（炒）石斛（去苗）　牛膝（酒浸一宿）续断各三分　桑螵蛸（酒浸，炒）　芎䓖　覆盆子（去枝、叶并萼）　五味子各半两

【制剂】上二十一味，捣为细末，以酒煮糊为丸，如梧桐子大。

【服法】每服二十丸，温酒或盐汤下，空心服。如脚膝无力，木瓜汤下，晚食前再服。

【功用】补肾壮阳，涩精止遗。

【主治】肾脏虚损，阳气痿弱，少腹枸急，四肢酸疼，面色黧黑，唇口干燥，目暗耳鸣，气短乏力，精神倦怠，小便滑数。

【按语】此方鹿茸、菟丝子、熟地黄、苁蓉、巴戟天、杜仲、续断、石斛等壮肾阳，益精血，强筋骨；附子、桂心、茴香、沉香、荜澄茄、石龙芮等温肾助阳，散寒止痛；桑螵蛸、覆盆子、五味子补肾固涩；川芎、牛膝调气血，茯苓、泽泻渗水湿，诸药配伍，补涩并用，补泻兼施，共奏补肾壮阳益精，

散寒止痛固涩之功，适用于肾阳虚弱，精血不足，头晕目眩，耳鸣，腰疼，腹冷痛，遗精遗尿等症。

339　菟丝子丸 (方6《圣济总录》卷一八五)

【组成】菟丝子（淘去浮者，以酒浸七日，烂杵，焙干）三十两　蘹香子　青盐各三两。

【制剂】上三味，捣罗为末，用酒浸药酒煮面糊，丸如梧桐子大。

【服法】每日空心，温酒下二十丸至三十丸。

【功用】补肾壮阳。

【主治】肾阳虚，腰膝酸软，阳痿等。

【按语】此方重用菟丝子为君药，以补肾壮阳，益精强腰；臣以蘹香子（即小茴香）温肾助阳散寒；使以青盐，引药入肾，三药配伍，补温结合，共同发挥补肾壮阳，益精强腰之功。适用于肾阳虚、精血亏之腰膝痿软无力、阳痿等。虚寒疝痛亦可应用本方。

340　菟丝子丸 (方7《圣济总录》卷一八六)

【组成】菟丝子　牛膝（寸截）各一两

【制剂】上药二味，以好酒渍之，五日焙干为末，酒糊丸如梧桐子大。

【服法】每服三十丸，空心温酒下。

【功用】补肾，强腰膝。

【主治】腰膝积冷酸疼，或痹麻无力。

【按语】菟丝子味甘性平，能补肾阳益肾阴，"其功专于益精髓，坚筋骨"（《本经逢原》）；牛膝性善下行，长于补肝肾，强筋骨，"善治肾虚腰疼腿疼，或腰膝不能屈伸，或腿痿不能任地"（《医学衷中参西录》），二者配伍，补肾强腰之力颇强，用于肾虚腰膝疼痛、软弱无力诸症，药专效捷。若下元虚寒、腰膝冷痛明显者，可酌配巴戟天、肉苁蓉等温补强壮之品，以加强疗效。

341　菟丝子丸 （方8《普济方》卷二十九）

【组成】菟丝子　山药各四两　牛膝　附子　草薢　鹿茸各二两　巴戟　茴香各一两

【制剂】上件捣罗为细末，以酒煮面糊为丸，如梧桐子大。

【服法】每服空心，温酒或盐汤下五十丸。

【功用】温补肾阳。

【主治】肾阳虚弱，腰膝酸冷疼痛，神倦乏力，阳痿滑泄等。

【按语】本方以菟丝子、鹿茸、巴戟天补肾壮阳，益精强腰；山药益肾补脾，兼顾先后天；附子、茴香温肾助阳散寒；又配牛膝，既可活血，又能强筋骨，草薢除湿，二药相合，活血利湿，以泻助补。诸药配伍，温而不燥，补中寓泻，合而成为一首温补肾阳之剂，适用于肾阳不足，精血亏虚之证。

342　菟丝子散 （方1《太平圣惠方》卷七）

【组成】菟丝子（汤浸三宿，焙干，别捣为末）三分　鹿茸（去毛，涂酥，炙令微黄）　肉苁蓉（酒浸一宿，去皱皮、炙令干）　桑螵蛸（微炒）　牡蛎（烧为粉）　五味子各一两　鸡肶胵（微炙）二两

【制剂】上件药，捣细罗为散。

【服法】每服，食前以温酒下二钱。

【功用】补肾壮阳，固精缩尿。

【主治】膀胱及肾脏虚冷伤惫，小便滑数，白浊不止。

【按语】此方用菟丝子、鹿茸、肉苁蓉、桑螵蛸、五味子补肾壮阳固精；牡蛎、鸡肶胵（即鸡内金）涩精止遗，合之，补涩并用，标本兼顾，以治疗肾阳虚弱，下元不固，膀胱失约之尿频遗尿，尿浊不止，遗精滑泄，或阳痿等症。

343　菟丝子散 （方2《太平圣惠方》卷五十八）

【组成】菟丝子（酒浸三日，曝干，别捣为末） 肉苁蓉（酒浸一宿，刮去皱皮，炙干用）各二两 牡蛎（烧为粉）附子（炮裂，去皮脐） 五味子各一两 鸡肶胵中黄皮（微炙）二两

【制剂】上件药，捣细罗为散。

【服法】每于食前，以粥饮调下二钱。

【功用】补肾温阳缩尿。

【主治】小便多或不禁。

【按语】此由上方去鹿茸、桑螵蛸，加附子而成，故补涩之力稍减，而温肾助阳之功略胜，主要适用于膀胱虚冷之尿频、遗尿等。

以上诸方均以菟丝子为君，其药性平和，不温不燥，补而不腻，既可补阳，又能益阴，是一味平补肾阳肾阴之品，并兼有较好的固精缩尿止带功效。凡肾虚下元不固之证，常用本品，有益阴补阳固涩之效，而无伤津耗阴滞腻之弊，堪称补肾良药。

现代药理研究发现，以菟丝子灌胃可使大白鼠垂体前叶、卵巢子宫的重量明显增加，卵巢 HCG/LH 受体特异结合力明显提高。能提高阳虚模型 DNA、RNA 的合成率。菟丝子黄酮可促进抗体产生，提高小鼠淋巴细胞活性 E 玫瑰花瓣形成率，增强小鼠腹腔巨噬细胞功能等。此外还观察到菟丝子可延长家蚕的幼虫期及生存寿命，初步表明其有延寿作用。所有这些，对肾阳虚证患者，尤其是老年患者都是有益的。

344　雪粉丸 （《圣济总录》卷一八七）

【组成】阳起石（狼牙者，杵研如粉） 钟乳（研） 砒霜（细研） 黄蜡（用浆水煎炼三五遍，令白）各半两 羊肾胏脂（水洗过）三两

【制剂】上五味，各研三味令匀，粗瓷碗中炭火上熔蜡脂成汁，下药末搅匀拈下，乘热丸就，如梧桐子大。

【服法】每服三丸，空心新汲水下。

【功用】补暖下元，止泄利。

【主治】下元虚冷，久利不止。

【按语】本方以温热之阳起石、钟乳石温补下元，砒霜辛热大毒，破冷积；羊肾肤脂（即羊脂）甘润补虚，"止下痢脱肛"（《千金·食治》）；黄蜡（即蜜蜡）甘淡性涩，亦"止泄痢"（《纲目》），后二药兼可缓前药之温热燥性，且作赋形之用。诸药合之，则暖下元，破积冷，止泄利，用于下元虚冷所致之久利不愈。方中五药，皆色白如雪，研细似粉，合而成丸，故名"雪粉丸"。

本方适用于久泄、久利属肾阳虚衰者，临床以利下稀薄、滑泄不禁，腰酸畏冷，舌淡苔白润，脉虚细为辨证要点。由于砒霜有剧毒，用之应极慎，切不可过量（方中用量太大，一般每次只能用 0.002～0.004g）及持续服用，以免中毒。为保安全，可换其他功效相似而无毒之品。

345　硇砂丸 (方1《太平圣惠方》卷九十八)

【组成】硇砂（细研）　青盐（细研）各二两　生姜（捣，绞取汁）五斤　附子（生，去皮脐，为末）半斤　肉苁蓉（酒浸一宿，刮去皱皮，炙干）　山茱萸　石斛（去根，锉）　远志（去心）　木香　巴戟　薯蓣各二两

【制剂】将硇砂并青盐、附子于姜汁内，用慢火煎令稠，取出焙干，捣罗为末。后药捣罗为末，与前药相和令匀，炼蜜和丸，如梧桐子大。

【服法】每日空心，以温酒下二十丸，渐加至三十丸。

【功用】补肾阳，固下元，逐冷气。

【主治】肾脏虚惫，腰间疼痛，小便滑数，冷气攻筑，虚损不足。

【按语】本方除以一些常用的温补之品来温补肾阳，散寒行气，固涩下元外，更配一味硇砂，取其咸苦辛、大温之性，以逐冷破积，另加青盐，咸寒"功专走血入肾"（《本经逢原》），能"除五脏癥结，心腹积聚痛"（《日华子本草》），并可缓诸药温热之性，兼作引经之用。全方具有温补固涩、散寒逐冷之功，乃攻补兼施之剂，适用于肾阳虚衰，下元不固，冷气攻筑之证，症可见腰间冷痛，脐腹寒疼，甚则有块，小便滑数不禁等。

346　硇砂丸 （方2《太平圣惠方》卷九十八）

【组成】硇砂　干姜（炮裂，锉）槟榔　当归（锉，微炒）桂心　干蝎（微炒）苦楝子　乌蛇肉（酥拌，微炒）蘹香子　附子（炮裂，去皮脐）木香　沉香各一两

【制剂】上件药，捣罗为末，用好酒一斗，先将硇砂消后，用纱绢滤过，去后，相次下诸药末，慢火煎之，候可丸，即丸如鸡头实大。

【服法】以热酒化二丸服。

【功用】温助肾阳，逐风冷气，行气止痛。

【主治】治肾脏风冷气，脐腹疼痛。

【按语】此方集附子、桂心、干姜、硇砂、小茴香、沉香、槟榔、木香诸温热之品，以温肾助阳，散寒逐冷，行气止痛；另配甘润之当归活血，苦寒之苦楝子（即川楝子）行气，合之以加强止痛之功，并缓诸阳药温燥之性；又加性善走窜之干蝎（即全蝎）、乌蛇肉，以祛风通络止痛。诸药合用，温肾助阳，逐风冷气，行气止痛，适用于肾阳不足，风寒壅滞，气机阻结之证，临床以脐腹寒冷疼痛、腰膝酸软等为使用要点。

347　硇砂丸 （方3《太平圣惠方》卷九十八）

【组成】硇砂（细研）一两　硫黄（细研）阿魏（面裹煨，令面熟为度）木香　附子（炮裂，去皮脐）巴戟　干姜

（炮裂，锉）　肉苁蓉（酒浸一宿，刮去皱皮，炙干）　牛膝
（去苗）　桃仁（汤浸，去皮尖、双仁，麸炒微黄）　自然铜
（细研）　干蝎（微炒）　草薢（锉）　石斛（去根，锉）各
二两

【制剂】上件药，捣罗为末，入研了药，令匀，炼蜜和捣
三五百杵，丸如梧桐子大。

【服法】每服，以温酒下三十丸。

【功用】补暖下元，益精强腰，散寒逐冷，破瘀消癥。

【主治】虚冷气，脐腹疼痛。

【按语】本方所治乃下元虚冷，阴寒凝结，气血瘀滞之
证，临床除脐腹冷痛、腰膝酸软等症外，还可见腹部癥块。故
方中除用巴戟天、肉苁蓉、硫黄、石斛等药补肾壮阳，益精强
腰，附子、干姜、硇砂、阿魏温肾散寒，逐冷攻积外，又配以
木香、牛膝、桃仁、自然铜行气活血，破瘀消癥，全蝎、草薢
祛风除湿，合而成为一首攻补兼施之方，临床适用于腹部肿瘤
属下元虚冷、寒凝血瘀者。

348　硇砂丸 （方4《博济方》卷二）

【组成】羊胫骨（去净肉，用硇砂、醋二升同煎骨，炙焦
黄，以醋尽为度，焙干）一条　沉香（锉）　木香　槟榔
（锉）　官桂（去皮）　人参　牛膝　白茯苓（去皮）山芋
郁李仁（浸，去皮）　附子（炮）　巴戟天（去心）　丁香
苁蓉各二两　石斛　阿魏（用面三两，先将醋化，溲作饼子，
炙黄）各半两

【制剂】上为末，酒煮面糊为丸，如梧桐子大。

【服法】每日空心，盐酒或盐汤下二十丸。

【功用】温补肾阳，攻逐积冷，行气止痛。

【主治】肾脏虚惫积冷。

【按语】本方与方3相比，温补肾阳、益精强腰、散寒逐
冷之功近似，只是方3兼有较强的活血破瘀之功，适用于下元

虚冷，寒凝血瘀之证；而本方配有沉香、木香、槟榔、丁香诸辛温之品，以行气止痛，还用了一味郁李仁，取其甘苦而润，善行水下气，润燥去结，因此全方行气止痛作用较强，宜于肾阳虚衰，阴寒积冷，气机阻滞之证，症见脐腹胀满冷痛，腰膝酸软，大便秘结等。

本方《圣济总录》名骨煎丸，无巴戟天，有白术，治肾脏虚冷，不思饮食，倦怠。可参。

以上四张"硇砂丸"，硇砂皆作为主要药物，盖取其"极咸、极苦、极辛、气温"（《本草经疏》）之性，以逐寒冷，消积聚，与其他温补肾阳药配伍，用于肾阳虚衰，沉寒积冷之证，可收扶正祛邪之效。由于硇砂有较强的逐寒软坚，破积消癥之功，现代临床上试用于治疗食管癌、鼻咽癌等，有一定效果。故一些肿瘤患者，属肾阳虚衰者，亦可选用上述方剂化裁治疗。然正如李时珍引《丹房鉴源》所言："硇砂性有大毒，为五金之贼，有沉冷之疾则可服之，疾减便止。"切不可多服、久服，尤其"不可独用，须入群队药中用之"（张元素），以免中毒，损伤正气。

349　雀附丸 （方1《太平圣惠方》卷九十八）

【组成】雀儿（去毛、嘴、足、肠胃，以酒五升煮，令烂去骨，烂研，并酒都绞取汁）四十只　硇砂（细研以汤化，澄滤于银器中，煎成霜，将小木瓜一枚去皮、子，细切，以酒一斤半煮，令烂，同研用之）二两　川椒红（微炒，捣罗为末）二两　菟丝子（酒浸三日，曝干，别捣为末）三两　附子（炮裂，去皮脐）　鹿茸（去毛，涂酥，炙令微黄）各二两　肉苁蓉（酒浸一宿，刮去皱皮，炙干）　天麻　补骨脂（微炒）　沉香　木香　蘹香子　石斛（去根，锉）各一两

【制剂】将硇砂、川椒、菟丝子并入雀儿煎中相和，搅令匀，以慢火熬如膏。另将后药捣罗为末，以雀儿膏和捣一千杵，丸如梧桐子大。

【服法】每日空心，以温酒下三十丸，盐汤下亦得。

【功用】补虚冷，暖下元，壮腰膝，祛风气。

【主治】下元虚冷，目暗耳鸣，四肢无力。

【按语】此方以雀和附子为主药，并配鹿茸、苁蓉、菟丝子、补骨脂、沉香、茴香等补暖下元；木香、椒红、天麻祛风除冷气；硇砂、石斛除积强腰。原书注云："充肌肤，益颜色。"

350　雀附丸 （方2《太平圣惠方》卷九十八）

【组成】雀儿（去嘴、脚、毛羽、肠胃、胸骨，用好酒一升，煮烂熟研）三十枚　补骨脂（微炒）　木香　吴茱萸（汤浸七遍，焙干，微炒）　干姜（炮裂，锉）　青橘皮（汤浸，去白瓤，焙）　木瓜（捣罗为末）　附子（炮裂，去皮脐）各一两　熟艾（以米醋二升，煎如膏）二两

【制剂】上件药捣罗为末，以雀肉入于艾膏内，和药末令得所，更捣三五百杵，丸如梧桐子大。

【服法】每日空心及晚食前，以温酒或盐汤下三十丸，渐加至四十丸。

【功用】温肾暖脾，散寒行气。

【主治】肾脏久积虚冷，腹胁多气，脾胃乏弱，少思饮食，羸瘦无力。

【按语】本方所治实为脾肾阳虚，阴寒凝积，气机阻滞之证。故方以雀儿、附子、补骨脂、艾叶、吴萸、干姜等药温肾暖脾，助阳散寒；青皮、木香合吴萸疏肝运脾，调畅气机；木瓜除湿和胃。诸药配伍，共奏温肾暖脾，散寒行气之功，适用于肾脏虚冷，脾胃乏弱，腹胁胀满、冷痛，不思饮食，羸瘦无力，或呕吐泛酸等。

351　鹿角丸 （方1《圣济总录》卷一八七）

【组成】鹿角（镑）　石斛（去根）　山芋　人参　防风

白马茎（阴干）　熟干地黄（焙）　菟丝子（酒浸一宿，别捣）　蛇床子（炒）　牛膝（酒浸，切，焙）　五味子　巴戟天（去心）各一两半　杜仲（去粗皮，炙）　泽泻　山茱萸　赤石脂　干姜（炮）各一两　肉苁蓉（酒浸，切，焙）一两三分　远志（去心）　石龙芮各三分　天雄（炮裂，去皮脐）半两。

【制剂】上二十一味，捣罗为末，炼蜜丸如梧桐子大。

【服法】每服三十丸，温酒下，空心服。

【功用】补肾阳，益精血。

【主治】虚损诸证。

【按语】此用鹿角温肾壮阳，补益精血为主，配白马茎、菟丝子、熟地黄、蛇床子、苁蓉、山茱萸、巴戟天等加强补肾益精之力。人参、山药、五味子补气壮元，杜仲、牛膝、石斛补肾强腰，天雄、干姜、防风散风寒，远志交心肾，赤石脂涩精气，泽泻利水湿，石龙芮"下瘀血"（孟诜），诸药配伍，补中有泻，以泻助补，共奏补肾阳，益精血之功。适用于肾阳亏虚、精血不足诸证。

352　鹿角丸（方2《三因极一病证方论》卷十三）

【组成】鹿角屑（酥炙）一两　附子（炮）二两　桂心三分。

【制剂】上为末，酒糊丸如梧桐子大。

【服法】盐酒下三五十丸，空心服。

【功用】补肾温阳。

【主治】肾虚伤冷，冷气入肾，其痛如挛。

【按语】鹿角屑既能益肾强筋骨，又可活血消肿，善治腰脊疼痛，故本方用作君药；臣以附子、桂心温肾助阳散寒，合之，补肾温阳，散寒止痛，适用于肾阳虚衰，阴寒内凝而致腰脊疼痛，形寒肢冷等。

《太平圣惠方》卷九十四有一同名方，以一味桂心，且重用鹿角屑，其补益作用强，而温肾之力较弱，主治病证与此方相似。原书并注云："能通神明，益气力，得力速矣。"

353　鹿角胶丸 （方1《普济方》卷三十三）

【组成】鹿角胶（炒，研）三两　破故纸　熟地黄　薯蓣　人参（去芦）　附子（炮，去皮脐）　菟丝子（酒浸一夜，曝干，别捣为末）　白术　柏子仁　杜仲（去粗皮，炙为末）　山茱萸　酸枣仁　虎胫骨（涂酥炙）　牛膝　五味子　巴戟各一两　肉苁蓉（酒浸一宿，刮去皮，炙干）二两

【制剂】上为末，炼蜜和捣三五百杵，丸如梧桐子大。

【服法】每服三十丸，以温酒下，空心及晚食前服。

【功用】补肾壮阳，健脾益气，强健筋骨。

【主治】骨极，肢体羸瘦，肾虚弱。

【按语】鹿角胶功似鹿茸而力稍逊，本方重用之，并配伍较多的温补之品，以补肾阳，益精血，强筋壮骨；复加人参、白术合山药补气健脾以助生化；柏子仁、酸枣仁养心安神，以交心肾。诸药配伍，可使肾阳复，脾气旺，精血充，筋骨壮而"骨极"得愈。

354　鹿角胶丸 （方2《杨氏家藏方》卷九）

【组成】肉苁蓉（酒浸一宿，切，焙）　牛膝（酒浸一宿）　菟丝子（汤浸去浮，别用酒浸，取软）　附子（炮，去皮脐）　桑寄生　覆盆子　熟干地黄（洗，焙）　山药　五味子　山茱萸　白蒺藜（炒）　当归（洗，焙）　肉桂（去粗皮）各二两　川萆薢四两　破故纸（炒）　茴香（炒）各二两半　柏子仁　鹿角胶（蚌粉炒焦）　茯神（去木）各二两

【制剂】上件为细末，酒煮面糊为丸，如梧桐子大。

【服法】每服五十丸，空心食前温酒或盐汤送下，或温醋汤下。

【功用】补益元阳，滋养气血。

【主治】真气虚弱，下元冷惫，脐腹疼痛，夜多小便，腰膝无力，肢体倦怠，怔忡恍惚，头昏目运，面色黧黑，耳内蝉鸣，饮食减少；兼治妇女人诸虚不足，一切冷病，久娠不成，发落面黑。

【按语】此方在鹿茸丸（《杨氏家藏方》）基础上，易鹿茸为鹿角胶，去杜仲而加菟丝子、桑寄生、覆盆子、山茱萸、当归、肉桂、破故纸等，从而增强了补肾壮阳，益精养血之功；此外，还配柏子仁、茯神养心安神，白蒺藜祛风，草薢利湿浊，茴香行气滞，使补中有泻，相反相成。适用于真气虚弱，下元冷惫诸证。

355　鹿角胶煎丸 （《太平圣惠方》卷九十五）

【组成】鹿角胶（捣碎，炒，令黄燥，捣罗为末）三两　牛乳一升　白蜜一合　牛酥一合　生姜汁一合

【制剂】上五味，先煎乳，欲熟，即下胶，消讫，次下姜汁，次下蜜，唯须缓入，煎十余沸，倾于瓷器中，数数搅，勿令酥浮于上，待凝，以竹刀割为小片。

【服法】每食后，细细含咽之。

【功用】填精髓，补督脉。

【主治】肾虚，督脉衰，腰脊疼痛。

【按语】鹿角为补肾壮阳之品，煎熬成胶长于填精髓，补督脉，配牛乳、酥、蜜、姜汁，既可增益精之力，又能调味，故可作为食补之方，用于五劳七伤、肾肾不足、腰脊痛等症，阳虚出血证，亦可应用。原书云："其补益不可具言。"

356　鹿角霜丸 （《圣济总录》卷一八五）

【组成】鹿角霜　肉苁蓉（汤浸，去皱皮，切，焙）　附子（炮裂，去皮脐）　巴戟天（去心）　蜀椒（去目及闭口，炒出汗）各一两

【制剂】上为末，酒煮面糊和丸，如梧桐子大。

【服法】每服二十丸，空心温酒下。

【功用】温补肾阳。

【主治】肾寒羸瘦。

【按语】本方以鹿角霜、肉苁蓉、巴戟天补肾阳、益精髓；附子、蜀椒温肾助阳散寒，五药配伍，补温结合，使肾精充，阴寒散而肾阳必复，诸虚羸瘦可瘥。

357　鹿茸丸（方1《太平圣惠方》卷七）

【组成】鹿茸（去皮毛，涂酥，炙令微黄）二两　莨菪子（水淘去浮者，水煮令芽出，候干，炒黑黄色）　磁石（烧赤，醋淬十遍，细研，水飞过）　附子（炮裂，去皮脐）　天雄（炮裂，去皮脐）　硫黄（细研，水飞过）　蛇床仁　韭子（微炒）　桂心　硇砂（细研）　龙骨　熟干地黄各一两。

【制剂】上件药，捣罗为末，用羊肾一对，去脂膜，研如泥，以酒二升，煎成膏，入诸药末，和捣三五百杵，丸如梧桐子大。

【服法】每日空心及晚食前，以温酒下三十丸。

【功用】温肾壮阳益精，散寒止痛固涩。

【主治】肾脏虚损，阳气萎弱，精泄不禁。

【按语】本方重用鹿茸，并配蛇床子、韭子、硫黄、熟地等补肾壮阳益精，复加附子、桂心、天雄、硇砂、莨菪子（即天仙子）温肾逐寒止痛；磁石、龙骨宁心安神固涩。合之以温壮肾阳益精，散寒止痛固涩，治疗肾阳萎弱，阴寒凝结所致脐腹冷痛，滑精，或阳痿等症。

358　鹿茸丸（方2《太平圣惠方》卷七）

【组成】鹿茸（去毛，涂酥，炙微黄）　肉苁蓉（酒浸，去皱皮，微炙）　附子（炮裂，去皮脐）　石斛（去根，锉）　蘹香子　钟乳粉（研入）　白龙骨　沉香　木香各一两　桑螵蛸（微炙）半两　菟丝子（酒浸三宿，刮，捣如泥，焙干）

磁石（烧，醋淬七遍，捣碎，细研）各一两半

【制剂】上件药，捣细罗为末，入研了药令匀，以酒煮薁面糊和丸，如梧桐子大。

【服法】每服以温酒下三十丸，渐加至四十丸，空心及晚食前服。

【功用】补肾壮阳，益精固涩，行气止痛。

【主治】膀胱虚冷，面色萎黑，小便不禁，腰膝酸疼，两肋胀满，不能饮食，肌肤消瘦。

【按语】本方补肾壮阳，益精固涩之功与方 1 相似，所不同的是，方 1 配伍了天雄、硇砂、荜茇子等药，故散寒逐冷作用较强；而本方则加入小茴香、沉香、木香等药，因此，兼有较好的行气消胀止痛功效，适用于下元虚冷，气机阻滞之证。

359　鹿茸丸 （方3《太平圣惠方》卷二十六）

【组成】鹿茸（去毛涂酥，炙微黄）二两　腽肭脐（酒洗，微炙）巴戟　附子（炮裂，去皮脐）　肉苁蓉（酒浸一宿，刮去皱皮，炙干）　石斛（去根，锉）泽泻　远志（去皮）山茱萸　续断　天麻　五味子　酸枣仁（微炒）薁香子柏子仁　菟丝子（酒浸一宿，曝干，别捣罗为末）各一两汉椒（去目及闭口者，微妙出汗）　芎䓖　当归　萆薢（锉）各半两　桂心　白茯苓　蛇床子　杜仲（去粗皮，炙微黄，锉）　枳壳（麸炒微黄，去瓤）各三分　牛膝（去苗）一两半

【制剂】上件药，捣罗为末，炼蜜和捣五七百杵，丸如梧桐子大。

【服法】每服，空腹及晚食前，以温酒下四十丸。

【功用】益下元，暖水脏。

【主治】虚损，风冷气。

【按语】鹿茸甘咸而温，善壮元阳，填精髓，强筋骨，"为峻补命门真元之专药"（《本经逢原》），本方重用为君药，同时臣以大队的温补之品，其功尤著。又配酸枣仁、柏子仁、

五味子、远志等益肾养心，安神定志，以交心肾；天麻、茯苓、泽泻、萆薢、川椒、小茴香、枳壳、川芎等祛风除湿，散寒行气，以泻助补，共为佐使药。全方药物虽众，但配伍得法。适用于虚劳损伤，下元虚冷，神萎羸瘦，腰膝酸软，畏寒肢冷，或阳痿早泄，或女子不孕等，临床具体应用时，可酌情化裁。

360 鹿茸丸 (方4《太平圣惠方》卷三十)

【组成】鹿茸（去毛，涂酥，炙微黄）二两 补骨脂（微炒） 牛膝（去苗） 杜仲（去粗皮，炙微黄，锉）薯蓣 黄芪（锉，微炒） 桑螵蛸（微炒） 附子（炮裂，去皮脐）熟干地黄各一两 菟丝子（酒浸三日，日曝干，别捣为末）肉苁蓉（酒浸一宿，刮去皱皮，炙干）各一两半 桂心 牡蛎粉 泽泻 防风（去芦头） 干姜（炮裂，锉） 远志（去心） 龙骨各三分。

【制剂】上件药，捣罗为末，炼蜜和捣五七百杵，丸如梧桐子大。

【服法】每服，食前以温酒下三十丸。

【功用】温补肾阳，益精强腰，固精止遗。

【主治】虚劳，肾气乏弱，失精，腰膝无力，小便数。

【按语】这是一首温补固涩，标本兼顾之方。方中鹿茸、肉苁蓉、菟丝子、补骨脂、杜仲、牛膝、熟地黄、山药、附子、桂心等温补肾阳，益精强腰；黄芪、干姜合山药、补骨脂补气温脾，以充肾气；桑螵蛸、龙骨、牡蛎粉、远志安神定志、固精止遗；防风、泽泻祛风渗湿，以泻助补，诸药合用，共奏温补肾阳，益精强腰，固精止遗之功。

361 鹿茸丸 (方5《太平圣惠方》卷九十八)

【组成】鹿茸（去毛，涂酥，炙微黄） 磁石（烧，醋淬七遍，细研，用水飞过）各二两 白茯苓 熟干地黄 肉苁蓉（酒浸一宿，刮去皱皮，炙干）　菟丝子（酒浸三日，曝干，别捣为末）　人参（芦头）　附子（炮裂，去皮脐）　薯蓣　远志（去心）　桂心　牛膝（去苗）　杜仲（去粗皮，炙微黄，锉）　巴戟天　续断　五味子　山茱萸　泽泻　补骨脂　蛇床子各一两

【制剂】上件药，捣罗为末，入磁石，研令匀，炼蜜和捣五七百杵，丸如梧桐子大。

【服法】每日空心，以温酒下三十丸。

【功用】暖脏腑，壮腰膝，补下元，养精气。

【主治】诸虚损。

【按语】此方以鹿茸为主药，并配熟地、苁蓉、菟丝子、山药、巴戟天、山茱萸、补骨脂、蛇床子以补肾益精血；桂心、附子温阳祛冷气；杜仲、续断、牛膝补肾强腰膝；人参、远志、五味子益气养心志；茯苓、泽泻利水湿；磁石补肾聪耳。原书注云："久服美颜容，长肌肉，补虚损，四时宜常服。"

362　鹿茸丸 （方6《太平圣惠方》卷九十八）

【组成】鹿茸（去毛，涂酥，炙微黄）　肉苁蓉（酒浸一宿，刮去皱皮，炙干）　巴戟　菟丝子（酒浸三日，曝干，别捣为末）　天雄（炮裂，去皮脐）各一两　人参（去芦头）　白茯苓　五味子　萆薢（锉）　桂心　黄芪（锉）　续断　远志（去心）　木香　薯蓣　泽泻　熟干地黄　石斛（去根，锉）　覆盆子　蛇床子　白蒺藜（微炒，去刺）柏子仁　附子（炮裂，去皮脐）　牡丹　防风（去芦头）各半两

【制剂】上件药，捣罗为末，炼蜜和捣三五百杵，丸如梧桐子大。

【服法】每日空心，温酒及盐汤下三十丸，渐加至四十丸。

【功用】补下元，填精髓，祛风气，强筋骨。

【主治】下元虚冷，精髓不足，风虚眩晕，腰膝无力，健忘少寐。

【按语】此方用鹿茸、苁蓉、巴戟天、菟丝子、熟地、山药、蛇床子、覆盆子、天雄、附子、桂心等温补下元、填精补髓；人参、黄芪、五味子、柏子仁、远志补气养心、强志安神；川断、石斛、萆薢补肾强筋骨；白蒺藜、防风祛风气，木香、丹皮调气血，茯苓、泽泻利水湿。适用于心肾阳衰，精髓不足，眩晕、健忘、腰酸等症。

363 鹿茸丸 （方7《太平圣惠方》卷九十八）

【组成】鹿茸（去毛，涂酥，炙微黄） 巴戟天 龙骨 干漆（捣碎，烧令烟出） 桂心各一两 牛膝（去苗） 补骨脂（微炒） 附子（炮裂，去皮脐） 熟干地黄 肉苁蓉（酒浸一宿，刮去皱皮，炙干） 菟丝子（酒浸三日，曝干，别捣为末） 阳起石（酒煮半日，细研，水飞过）各二两

【制剂】上件药，捣罗为末，入阳起石，研令匀，炼蜜和捣三五百杵，丸如梧桐子大。

【服法】每日空心，以温酒下三十丸，渐加至四十丸。

【功用】补暖下元，强壮腰膝。

【主治】下元冷惫，风虚劳损，腰膝无力。

【按语】此由前二方精简而成，以温补下元，强壮腰膝为主。

364 鹿茸丸 （方8《圣济总录》卷五十一）

【组成】鹿茸（酒浸，去毛，炙）一对 肉苁蓉（酒浸一宿，去皱皮，焙） 附子（炮裂，去皮脐） 牛膝（酒浸一宿，焙） 天雄（炮裂，去皮脐） 五味子 巴戟天（去心） 胡芦巴 山芋 菟丝子（酒浸，别捣） 熟干地黄（焙） 桂（去皮） 桑螵蛸（炙） 楮实 木香 肉豆蔻（去壳） 红豆 蜀椒（去目并闭口者，炒出汗） 没药 沉香 人参 白茯苓

（去黑皮）　羌活（去芦头）　白蒺藜（炒去角）　各一两

【制剂】上二十四味，捣罗为末，炼蜜和丸，如梧桐子大。

【服法】每服二十丸，温酒下，空心午前、临卧各一服。

【功用】温阳益精，补气缩尿。

【主治】肾脏虚损，腰脚弱，气不足，体烦倦，面色黑，小便数。

【按语】此方用鹿茸、苁蓉、巴戟天、菟丝子、熟地、胡芦巴、楮实、五味子、桑螵蛸、牛膝等补肾益精，强腰固涩为主；又配人参、山药、肉豆蔻、茯苓、川椒、红豆、附子、桂心，温阳益气；木香、沉香、没药行气；羌活、白蒺藜祛风。适用于肾阳虚损、元气不足、膀胱失约之证，症见腰酸膝软，神倦乏力，小便频数不禁等。

365　鹿茸丸（方9《圣济总录》卷五十一）

【组成】鹿茸（去毛，炙）三两　菟丝子（酒浸，别捣）紫菀（去苗、土）　蛇床子（黄蜜炙，锉）　桂（去皮）　白蒺藜（炒去角）　白茯苓（去黑皮）　肉苁蓉（酒浸，去皱毛，切，焙）　阳起石（研）　桑螵蛸（烧灰存性）　附子（炮裂，去皮脐）各一两

【制剂】上一十二味，捣罗为末，炼蜜和丸，如梧桐子大。

【服法】每服二十丸，温酒或盐汤下。

【功用】补肾固精。

【主治】肾脏虚惫，遗泄不时，神疲无力。

【按语】此方以鹿茸配菟丝子、蛇床子、阳起石、桑螵蛸等补肾壮阳固精为主；又配附子、桂心温肾助阳；紫菀开泄肺郁，合茯苓可通调水道；白蒺藜祛风，合之，共奏补肾温阳固精之功，适用于肾阳虚衰，下元不固之遗精、阳痿等症。

366　鹿茸丸 （方10《圣济总录》卷五十一）

【组成】鹿茸（去毛，酥炙）半两　桂（去粗皮）三分
黄芪（锉）　泽泻　芍药　桑寄生　补骨脂（炒）各一两

【制剂】上七味，捣罗为末，炼蜜和丸，如梧桐子大。

【服法】每服三十丸，空心温酒或盐汤下。

【功用】补肾强腰，温阳祛寒。

【主治】肾胀虚寒，痛引脐腹、腰髀。

【按语】肾阳不足，寒气积于肾经，不得宣通，故水气留
滞而为肾胀之病。方用鹿茸、补骨脂、桑寄生补肾壮阳强腰，
黄芪益气壮元助阳，以治本；复配桂心、泽泻温里祛寒，利水
清胀，芍药活血止痛，以治标，如此扶正祛邪，标本兼顾，使
肾阳充足，寒邪祛除，经气流通而诸症可瘳。

367　鹿茸丸 （方11《圣济总录》卷五十二）

【组成】鹿茸（去毛，涂酥，炙脆）　天雄（炮裂，冷水
浸，去皮脐）　白附子（大者，炮）　鹿髓（去膜，别研如膏，
后入）各一两　腽肭脐（薄切，涂盐炙香）一对

【制剂】上五味，捣罗四味为末，与鹿髓同研和令匀，入
炼蜜和丸，如梧桐子大。

【服法】温酒下三十丸，日三二服。

【功用】壮阳填精补肾，祛风除痰止痛。

【主治】肾脏伤惫，腰膝无力，形瘦骨痿，头目昏沉，时
忽旋运，项背疼痛，不得俯仰。

【按语】督脉行于背正中，沿髓入脑内，它络属于两肾，
系于命门，一旦肾阳衰弱，精髓亏乏，则督脉空虚，风痰乘
袭，以致头晕目眩、项背疼痛、不能俯仰诸症遂发。故本方用
血肉有情之品鹿茸、鹿髓、腽肭脐壮肾阳，填精髓，补督脉，
强筋骨；又配伍附子、天雄祛风痰，散寒邪，止疼痛。诸药相
合，扶正祛邪，标本兼顾，共奏壮阳填精补肾，祛风除痰止痛

之功。临床可用于头痛、眩晕等病证，属阳虚精亏者。

368　鹿茸丸 （方 12《圣济总录》卷五十二）

【组成】鹿茸（去毛，酥炙）　肉苁蓉（酒浸，切，焙）　石斛（去根）　蘹香子（炒）各一两　龙骨（煅）钟乳粉各半两

【制剂】上六味，捣研为末，酒煮面糊丸，如梧桐子大。

【服法】每服三十丸，温酒下，空心食前。

【功用】补肾强腰，缩尿止遗。

【主治】膀胱虚，小便冷滑，少腹虚胀，腰背相引疼痛，遗精。

【按语】此方用鹿茸、肉苁蓉、石斛、钟乳粉补肾壮阳，益精强腰；茴香温肾助阳，散寒行气，以除少腹虚胀；龙骨收敛固涩。诸药配伍，使肾气充，精血足，阴寒散，下元固则诸症自除。全方重在温补肾阳以治本。

369　鹿茸丸 （方 13《圣济总录》卷八十九）

【组成】鹿茸（去毛，酥炙）五两　石斛（去根）山茱萸　远志（去心）　杜仲（去粗皮，炙）　巴戟天（去心）牛膝（酒浸，切，焙）各一两

【制剂】上七味，捣罗为末，面糊和丸，如梧桐子大。

【服法】每服二十丸，空心温酒下。

【功用】暖肾脏，壮筋骨。

【主治】虚劳肾气内伤，腰痛不能转侧。

【按语】此方所用药物除远志外，均为补肾壮阳，益精强腰之品，功专效宏。远志，《本经》云可"强志倍力"，以助诸药之功。服本方可"暖肾脏，壮筋骨，养精神，润颜色"。

370　鹿茸丸 （方 14《圣济总录》卷九十二）

【组成】鹿茸（去毛，酥炙黄）　磁石（烧，醋淬七遍，

研，水飞）各二两　山芋　远志（去心）　牛膝（去苗，酒浸，切，焙）　白茯苓（去黑皮）　熟干地黄（焙）桂（去粗皮）　巴戟天（去心）　续断　肉苁蓉（酒浸一宿，去皱皮，炙）　泽泻　五味子　人参　山茱萸　菟丝子（酒浸三日，焙，别捣）　补骨脂（炒）　杜仲（去粗皮，炙黄，锉）　附子（炮裂，去皮脐）各一两

【制剂】上一十九味，除磁石外，捣罗为末，入磁石拌匀，炼蜜和丸，如梧桐子大。

【服法】每服三十丸，空心温酒下。

【功用】补下元，益精血。

【主治】虚劳，肾气不足，小便白浊。

【按语】本方用鹿茸、苁蓉、巴戟天、菟丝子、熟地黄、山茱萸补肾阳，益精血，固下元；桂心、附子、人参、山药、五味子温阳益气固摄；杜仲、续断、牛膝、补骨脂补肾强壮筋骨；磁石、远志安神强志聪耳，泽泻渗利湿浊。合之以补肾阳，益精气，固下元，适用于肾阳亏虚，精血不足，下元失固之尿浊、遗精、耳鸣、腰酸膝软等症。原书云："久服，驻颜补虚，长肌肉。"

371　鹿茸丸 （方15《圣济总录》卷九十二）

【组成】鹿茸（去毛，酒浸三宿，焙）二两　菟丝子（淘，酒浸三宿，焙，别捣）　紫菀（去苗、土）　肉苁蓉（酒浸三宿，去皱皮，切片，焙干）　黄芪（细，锉）　桑螵蛸（锉，炒）　阳起石（烧，令赤）　白茯苓（去黑皮）　白蒺藜（拣，炒，别杵）　桂（去粗皮）　附子（炮裂，去皮脐）　蛇床子（拣，淘浸三宿，焙干）各一两

【制剂】上一十二味，捣罗为细末，炼蜜和丸，如梧桐子大。

【服法】每服三十丸，空心温酒下。

【功用】补肾益精，温阳益气。

【主治】虚劳，肾气不足，下焦冷弱，小便遗沥，腰膝疼重。

【按语】此方在药物组成上仅比方 8 多一味黄芪，故兼有补益元气之功。适用于阳虚精亏、元气不足之证，临床表现为眩晕目糊，少气懒言，腰膝疼痛，小便遗沥等。

372　鹿茸丸（方16《杨氏家藏方》卷九）

【组成】熟地黄（洗，焙）五两　山药三两　杜仲（炒去丝）一两半　鹿茸（火燎去毛，浸酒，炙）五味子　附子（炮，去皮脐）肉苁蓉（酒浸一宿，切，焙）牛膝（酒浸一宿）各一两

【制剂】上为细末，面糊和丸，如梧桐子大。

【服法】每服三十丸，食前温酒、盐汤下。

【功用】补肾益精，强筋壮骨。

【主治】真元虚惫，五劳七伤，小腹拘急，四肢酸疼，面色黧黯，唇干口燥，目暗耳鸣，心松气短，精神困倦，喜怒无常，饮食无味，举动乏力，小便滑数，或时出血。

【按语】此方重用熟地补肾益精，与鹿茸、肉苁蓉、山药、五味子、附子等相配以温补肾阳；杜仲、牛膝既可加强补肾作用，又能强壮筋骨，使肾精充足，肾阳得复，则诸症悉除，本方尤宜于肾精不足之腰膝疼痛。

373　鹿茸丸（方17《重订严氏济生方》）

【组成】川牛膝（去芦，酒浸）鹿茸（去毛，酒蒸）五味子各二两　石斛（去根）菟丝子（淘净，酒浸）棘刺杜仲（去皮，锉，炒）川巴戟（去心）山药（锉，炒）阳起石（煅）附子（炮，去皮脐）川楝子（取肉，炒）磁石（煅）官桂（不见火）泽泻各一两　沉香（别杵）半两

【制剂】上为细末，酒糊为丸，如梧桐子大。

【服法】每服七十丸，空腹时，盐酒或盐汤送一下。

【功用】补肾阳，壮筋骨。

【主治】肾虚少气，腹胀疼痛，小腹急痛，手足逆冷，饮食减少，面色黧黑，百节疼痛，日渐无力。

【按语】此方用鹿茸、菟丝子、巴戟天、杜仲、阳起石、石斛、辣刺、牛膝等壮阳益精，强筋健骨；山药补气益阳，兼顾脾肾；附子、官桂、沉香温肾回阳，散寒止痛；五味子、磁石益肾宁心，交通心肾；又加川楝子行气止痛，泽泻渗利湿浊，二者兼可缓诸阳药温燥之性。全方补中有泻，温而不燥，适用于肾阳虚衰，寒凝气滞之证，临床可见腰膝酸软，脐腹冷痛，手足厥冷，食少乏力等症。

374　鹿茸丸 （方18《普济方》二二〇）

【组成】鹿茸（去毛，酥炙）　附子（炮裂，去皮脐）当归（酒浸一宿，焙）　白术　细辛（去苗，叶，生用）　桂（去皮，生用）各一两

【制剂】上为细末，炼蜜为丸，如桐子大。

【服法】每服二十至三十丸，空心日午盐汤下。

【功用】补肾祛风。

【主治】元脏虚损，一切风冷。

【按语】由于肾脏虚损，风邪易侵，可致手足沉重，痹痛等症。治宜补肾为主，兼以祛风。故方用鹿茸为主，补肾壮阳益精；当归、白术益气养血；附子、桂心既可助鹿茸温肾壮阳，与细辛相配又能祛风寒止痛，诸药配伍，合而成为一首扶正祛邪之方。

375　鹿茸丸 （方19《济阳纲目》卷九十三）

【组成】鹿茸（酥炙）　牛膝（酒浸）　五味子各二两石斛　杜仲（姜汁炒）　巴戟（去骨）　山药　菟丝子（酒煮捣烂）　川楝肉　泽泻各一两　附子（炒）　官桂　沉香各半两

【制剂】上为末，酒糊丸，如桐子大。

【服法】每服七十丸，空心盐汤下。

【功用】补肾壮阳，固精止遗。

【主治】久虚冷，小便白浊，滑数不禁。

【按语】本方在较多的补肾温阳固涩药中，又佐以泽泻渗湿利水道，川楝肉行气助气化，并缓诸药温热之性。合之，使肾阳充，虚冷除，下元固，水道清而小便复常。

376　鹿茸酒（《奇效良方》卷二十一）

【组成】嫩鹿茸（多用一两，去皮，切作片）半两　干山药（为末）一两

【制剂】上以生薄绢裹，用官酒一瓶，浸七日后，开瓶饮酒，酒尽，再将酒一瓶浸，喫了，却将鹿茸焙干，留为补药内用之。

【服法】日三盏为度。

【功用】补肾壮阳，益脾固摄。

【主治】阳事不举，面色无光，小便频数，不思饮食。

【按语】鹿茸甘咸而温，善壮元阳，益精血；山药甘平质润，长于补脾肾，固精气，两者配伍，温而不燥，润而不腻，补中有涩，脾肾兼顾，浸之以酒，更行药势，用于肾阳衰惫，脾肾虚弱之证，堪称药专效宏。

377　鹿茸散（方1《太平圣惠方》卷七）

【组成】鹿茸（去毛，涂酥，炙）　菟丝子（酒浸三宿，晒干为末）　阳起石（酒煮半日，细研碎）　钟乳粉各二两半　雄蚕蛾（微炒）　远志　桑螵蛸（微炒）　蛇床子　石南　腽肭脐（酒浸，微炒）各一两　桂心　附子（炮，去皮脐）　肉苁蓉（酒浸一宿，炙干）各二两。

【制剂】上为散。

【服法】每服二钱，空心及晚食前，以温酒调下。

【功用】补肾壮阳。

【主治】肾脏虚损，阳气乏弱。

【按语】本方集诸温补药于一方，其补肾壮阳益精之力颇强，又加桑螵蛸固涩精气，防止耗泄；远志安神定志，交通心肾；石南既有益肾之功，兼可祛风邪，以泻助补，全方一派温热之品，用于肾阳衰弱，阳痿、遗泄等症，可壮肾阳，功专而效宏。然不可久服，恐温燥太过伤阴。若酌配养阴之品，以"阴中求阳"，并缓温燥之性，则效更佳。

378　鹿茸散 (方2《太平圣惠方》卷二十九)

【组成】鹿茸（去毛，酒洗，微炙）　乌贼鱼骨各二两　白龙骨　桑寄生　人参（去芦头）　白芍药各一两　当归三分　桑螵蛸（微炒）三七枚

【制剂】上件药，捣细罗为散。

【服法】每服二钱，食前以温酒调下。

【功用】补肾精，益气血，强腰缩尿。

【主治】虚劳腰膝伤冷，小便日夜五十余行。

【按语】此方用鹿茸、人参、当归、白芍等补肾精，益气血；桑寄生合鹿茸补肾强腰；乌贼骨、龙骨、桑螵蛸收涩缩尿，诸药配伍，补涩并用，标本兼顾。适用于肾虚精亏，气血不足之腰膝酸冷、遗尿等。

379　鹿茸散 (方3《太平圣惠方》卷三十)

【组成】鹿茸（去毛，涂酥，炙微黄）一两半　肉苁蓉（酒浸一宿，刮去皱皮，炙干）　钟乳粉　续断　桑螵蛸（微炒）　熟干地黄各一两　蛇床子　远志（去心）　薯蓣三分

【制剂】上件药，捣细罗为散。

【服法】每服二钱，食前以温酒调下。

【功用】补肾壮阳固涩。

【主治】虚劳，阳气不足，阴痿，小便滑数。

【按语】本方重用鹿茸，并配肉苁蓉、蛇床子、钟乳粉、续断、熟地黄、山药等以补肾壮阳益精；复加桑螵蛸合山药益肾固涩止遗，远志安神定志，诸药配伍，可壮肾阳，益精气，起阳痿，缩小便。

380 鹿茸散 （方4《太平圣惠方》卷五十八）

【组成】鹿茸（去毛，涂酥，炙令微黄）二两　羊踯躅（酒拌，炒令干）　韭子（微炒）　附子（炮裂，去皮脐）　桂心　泽泻各一两

【制剂】上件捣细为散。

【服法】空腹时，用粥汤调下二钱。

【功用】温肾壮阳固摄，散寒除湿止痛。

【主治】小便不禁，阳痿脚弱。

【按语】羊踯躅（即闹羊花）辛温有毒，善驱风除湿定痛，治顽痹。本方以之与鹿茸、韭子、附子、桂心、泽泻配伍，而具有补肾壮阳固摄，散寒除湿止痛之功，故其主治病证除原书所列外，还可用于肾阳虚衰，寒湿久痹所致的腰膝足胫冷痛，软弱无力，屈伸不利等症。

由于羊踯躅毒性较强，因此用之宜慎，前人云："必须外邪难以外越者，始可偶尔一用，以出奇，断不可频用以炫异也。……止可用至三分，重伤者断不可越出一钱之外耳。"（《本草新编》）可供参考。

鹿茸甘咸性温，乃峻补肾阳之药，又为血肉有情之品，兼能益精血，强筋骨。故凡肾阳虚衰、精血亏乏诸证，如：男子阳痿不举，早泄精冷，女子宫冷不孕，畏寒肢冷，腰膝酸痛，小便频数，气怯神疲，面色㿠白无华或黧黑，头晕耳鸣，健忘心悸，以及肾虚骨痿等，此每持为要药。

现代研究表明：鹿茸含激素——鹿茸精，又含胶质、蛋白质、磷酸钙、碳酸钙等，三权茸中含有26种微量元素，其中包括人体所必需的铁、锌、铜、铬、钼、钴等18种元素。鹿

草能促进发育生长，提高机体的工作能力，减轻疲劳，改善蛋白质代谢障碍和改善能量代谢，促进健康人淋巴细胞转化，并具有激素样作用。此外，鹿茸精对神经中枢有复杂的调节细胞代谢作用；能显著提高大白鼠组织耗氧量，使头颈部受伤的家兔异常脑电波、糖酵解、酶活性得到改善。这对于肾阳虚证患者下丘脑——垂体及其靶腺轴功能紊乱，无疑可起到积极的调节作用。

381 鹿茸补涩丸 （《杂病源流犀烛》卷九）

【组成】人参 黄芪 菟丝子 桑螵蛸 莲肉 茯苓 肉桂 山药 附子 鹿茸 桑皮 龙骨 补骨脂 五味子

【制剂】上药研末，制成丸剂。

【服法】每服十丸，温开水送下。

【功用】补肾涩精。

【主治】下元虚冷，小便混浊不清，茎中不痛，脉来无力。

【按语】此方用鹿茸、菟丝子、补骨脂、五味子、附子、肉桂补肾温阳固精；山药、莲肉益肾补脾，固涩精气；人参、黄芪补气益脾，以增固摄之力；又加茯苓、桑白皮利湿浊，畅水道，诸药配伍，脾肾兼顾，补泻并用，涩中有通，以治疗下元虚冷，封藏失司，固摄无力所致之尿浊等症。

382 鹿髓丸 （《济阳纲目》卷六十四）

【组成】巴戟（去心） 山萸（酒浸，去核）各二两半 肉苁蓉（酒洗去皱皮，酥炙） 胡芦巴（微炒） 破故纸（酒浸，炒） 菟丝子（酒煮干） 甘枸杞子（炒）各二两 龙骨（五色者，真火煅，童便、醋、盐淬九次，井水浸三日，晒干）一两 川牛膝（酒洗去芦） 白茯神（去木） 败龟板（去裙边，酥炙）各一两 大附子（童便入盐，共煮七次，去皮脐）一两

【制剂】上为细末，用鹿髓同炼蜜为丸，如梧桐子大，取鹿髓，先将肉煮熟，而后敲碎取之。

【服法】每服六七十丸，空心温酒、米汤、炒盐汤任下。

【功用】壮阳补肾。

【主治】肾阳虚衰，精血不足，阳痿，梦遗滑泄，腰膝酸冷，面黑神萎等。

【按语】鹿髓甘温，可"补阴强阳，生精益髓"（《纲目》），有阴阳并补之效，本方以之加入诸补肾壮阳，滋阴益精药中，其效尤宏；又配龙骨、茯神安神固涩，交通心肾，整首方剂补阳益阴，刚柔相济，补阳不伤阴，益阴以助阳，阴阳既济，则诸症可除。临床凡属肾阳虚衰，精血不足之症，皆可服之。

383　续命丸 （《奇效良方》卷二十二）

【组成】牛膝（酒浸，焙）一两半　楮实四两　附子（炮，去皮脐）　官桂（去粗皮）　蜀椒（去目并闭口者，炒出汗）各一两

【制剂】上为细末，炼蜜和丸，如梧桐子大。

【服法】每服二十丸，用温酒或盐汤送下，空心服。

【功用】温肾回阳。

【主治】虚劳久病，真气欲绝，喘满自汗，四肢厥逆，面色青白，全不入食。

【按语】本方所治属肾阳虚衰，阴寒内盛之重证。肾阳乃一身阳气之根本，一旦肾阳虚衰，则一身阳气虚弱，温煦推动无力，脏脏功能减退，以致诸危象迭见。治宜急用温热纯阳之品，以破阴凝气而复阳气。方中集大辛大热之附子、肉桂、蜀椒温肾散寒回阳；肾为水火之宅，内寓元阴元阳，而阴阳又各互为根，肾阳虚衰，必致肾阴亦亏，故又重用甘寒之楮实滋肾益阴以助阳，并制约辛热之品重劫阴液之弊。阳衰寒盛，寒则血泣，以致面色青白，因而方中还配一味牛膝活血通脉，兼引诸

药下行。五药配伍，功专效宏，可迅速挽回欲绝之真阳，真阳复，则一身阳气皆旺，而生命活动得以延续，故方名"续命汤"。

本方可用于急性心衰、休克、心肌梗死等病属阳衰阴盛者，临床以四肢厥逆，面色青白，神衰自汗，舌淡苔白，脉沉伏等为辨证要点。

十 二 画

384　楮实丸 (《太平圣惠方》卷九十八)

【组成】楮实（水淘，去浮者，微妙，捣如泥）一升　牛膝（去苗）半斤　干姜（炮裂，锉）三两　桂心五两　附子（炮裂，去皮脐）　石斛（去根，锉）　巴戟　麋角屑（酥拌，微炒）各二两。

【制剂】上件药，捣罗为末，炼蜜和捣一二千杵，丸如梧桐子大。

【服法】每日空心，以温酒下三十丸　渐加到四十丸。

【功用】补暖下元。

【主治】下元虚冷惫极。

【按语】楮实、石斛俱为甘寒质润之品，善滋肾益精，强壮筋骨，与诸温补肾阳药配伍，寒热兼顾，刚柔相济，补阳不伤阴，益阴以助阳，使阳得阴助而生化无穷，乃"阴中求阳"之意。全方具有补肾壮阳，强壮筋骨作用，适用于肾阳虚衰，精血亏虚所致阳痿精冷，女子宫寒不孕，腰膝酸痛，神疲乏力等症。

楮实，古代记载具有抗衰老作用。《名医别录》云："楮实……久服，不饥不老，轻身。"著名的抗衰老方剂杨氏还少丹中，就有楮实，故此方也可用老年肾亏者，具有补肾抗衰功效。原书注本方能"益阳道，久立不倦，年八十服之，面皮舒展，乳母服之，令孩子肥白"。

385　椒红丸 (方1《太平圣惠方》卷九十八)

【组成】川椒红（微炒）　附子（炮裂，去皮脐）桂心肉苁蓉（酒浸一宿，刮去皱毛，炙干）　菟丝子（酒浸三日，曝干，别捣为末）　磁石（烧，醋淬七遍，细研，水飞过）鹿茸（去毛，涂酥，炙微黄）各二两　石斛（去根，锉）　吴茱萸（汤浸七遍，焙干，微炒）　巴戟　木香　硫黄（细研，水飞过）各一两

【制剂】上件药，捣罗为末，入研了药合匀，炼蜜和捣三二百杵，丸如梧桐子大。

【服法】每日空心，以盐汤下三十丸。

【功用】暖下元，壮腰脚，明耳目。

【主治】下元虚冷。

【按语】方中川椒红（即花椒）、附子、桂心、吴茱萸温肾助阳，散寒止痛；鹿茸、巴戟天、肉苁蓉、菟丝子、硫黄补肾阳，壮脚膝；石斛补肾益精强腰；磁石咸寒入肾，可重镇潜降，善"治肾家诸病，而通耳明目"（《纲目》）；木香辛温，行气止痛，诸药配伍，共奏补暖下元，散寒止痛，强壮腰膝，聪耳明目之功。适用于下元虚冷所致腹胁冷痛、腰脚酸软乏力、头晕、目昏、耳鸣等症。

386　椒红丸 （方 2《太平圣惠方》卷九十八）

【组成】川椒红（微炒）　附子（炮裂，去皮脐）各二两干姜（炮裂，锉）一两

【制剂】上件药，捣罗为末，用猪肾三对，去脂膜薄切，摊于纸上，去血，然后铺一重肾，着一重药末，以尽为度。却以三五重湿纸裹，于塘火内烧，待告熟取出纸，烂研，若稍硬，更点少许。炼蜜和丸，如梧桐子大。

【服法】每日空心，以温酒下二十丸，渐加至三十丸。

【功用】补暖下元，散寒止痛。

【主治】下元虚冷，脐腹冷痛，小便滑数。

【按语】方中三味药均为大辛大热之品，其温肾暖脾，散寒止痛之功颇著，另加猪肾，取其咸平入肾，既能补肾，又能

作引经之用。全方药物不多，但效专力宏，治疗下元虚冷，阴寒内盛所致的脐腹冷痛、小便滑数有捷效。

387　椒红丸 （方3《圣济总录》卷九十二）

【组成】蜀椒（取红）　补骨脂（炒）　楝实（去皮、核，炒）各等分

【制剂】上三味，捣罗为末，炼蜜和丸，如梧桐子大。

【服法】每服十丸至二十丸，空心温酒下。

【功用】补肾温阳，散寒止痛。

【主治】虚劳元脏久冷，小便滑数，精神恍惚，四肢无力，骨节疼痛。

【按语】本方以椒红温肾助阳，散寒止痛为君药；臣以辛温之补骨脂，补肾壮阳，强腰固精；又佐苦寒之楝实（即川楝子），一则增强全方止痛之效，二则制约君臣药温燥之性。三药配伍，补肾温阳，散寒止痛，使肾阳复阴寒散，则下元得固，神有所养，筋骨得充，而诸症可除。

　　本方有较好的散寒止痛之效，故腹胁疼痛、疝痛等属下元虚寒者都可选用，并随症加味。

388　椒附丸 （方1《圣济总录》卷一八五）

【组成】蜀椒（去目及闭口者，用醋浸一宿，取出，却用酒一升炒干，为末）四两　白羯羊肾（切，焙干为末）二对　附子（炮裂，去皮脐）　青盐　巴戟天（去心）　蒺藜子（炒，去角）　肉苁蓉（酒浸，切，焙干）　蘹香子（炒）各一两

【制剂】上八味，捣罗为细末，用生羊肾二对，去脂膜细切研如面，搜药末熟，丸如梧桐子大。

【服法】每服三十丸，温酒下，盐汤亦得。

【功用】补壮元阳。

【主治】元阳虚衰，腰膝酸冷疼痛，阳痿精冷，或腹胁冷痛，或尿频等症。

【按语】这是一首治疗元阳虚寒证的方剂。方中蜀椒、附子、茴香温暖下元，散寒止痛；白羖羊肾（羖羊，即阉割过的公羊）、巴戟天、肉苁蓉补肾益精壮阳；蒺藜子味辛气香，善开通宣滞，"搜肾脏风气"（《本经逢原》），与青盐一起并作引经之用。诸药配伍，补壮元阳之功颇著。

389　椒附丸 （方2《重订严氏济生方》）

【组成】椒红（炒出汗）　桑螵蛸（酒炙）　龙骨（生用）　山茱萸（取肉）　附子（炮，去皮）　鹿茸（酒蒸，焙）各等分

【制剂】上药研细末，酒糊为丸，约梧桐子大。

【服法】每服七十丸，空心，盐汤送下。

【功用】补肾温阳，涩精止遗。

【主治】小肠虚冷，小便频多。

【按语】此为温补固摄之剂。方中椒红、附子与鹿茸相配，以温补肾阳为主，并用桑螵蛸、山茱萸、龙骨补肾涩精。诸药配伍，标本兼顾，用于下元虚冷、固摄无权所致的遗尿、小便频数，或阳痿、遗精等症。

390　椒肾丸 （《太平圣惠方》卷二十九）

【组成】汉椒（去目及闭口者，微炒去汗）　白龙骨　鹿茸（去毛，涂酥，炙微黄）　鸡头实（生者）各二两　白术　肉桂（去皱皮）　白矾灰　桑螵蛸（微炒）　补骨脂（微炒）　干姜（炮裂，锉）各一两半

【制剂】上件药，捣罗为末，入盐花二两，研令匀，用獖猪肾十只，切去脂膜，研令烂，以酒二升渐入，熬成膏，次入药末，和捣三二百杵，丸如梧桐子大。

【服法】每于食前，以暖酒下三十丸。

【功用】补肾暖脾固涩。

【主治】虚劳内伤，肾气虚冷，小便遗沥，精气滑泄。

【按语】本方除具有补肾温阳、涩精止遗作用，治疗肾阳虚衰之尿频、遗精外，其中鸡头实（即芡实）、补骨脂、干姜等配伍，并善温中补脾止泻；白矾灰（即白矾末），可燥湿止泻，故肾阳虚衰、火不暖土所致的泄泻等症，亦堪胜任。

汉椒，即川椒；猯猪，即阉割过的公猪。

391　椒黄酒 （《魏氏藏方》卷四）

【组成】台椒（去目及闭口者，炒令汗出）　熟干地黄（洗）

【制剂】上大约各一掬锉碎，用生绢袋盛，酒浸一宿。

【服法】只饮酒，药味淡则换新药，二味熬干亦可。

【功用】补暖下元。

【主治】下元虚冷证。

【按语】台椒（即川椒），辛热燥烈，"能入右肾命门，补相火元阳"（《本草经疏》）；熟干地黄味甘质腻，能滋肾益精，又"为阴中之阳，故能补肾中元气"（《摄生众妙方》），"以之加入温补肾经药中颇为得宜"（《纲目》）。两药配伍，温补结合，阴阳兼顾，刚柔相济，以发挥补肾暖下元之功，更用酒浸，以行药势。

本方适用于下元虚冷之证，以腰膝酸冷乏力、头晕耳鸣、遗精，或腹冷痛等为辨证要点，具体应用时，还可酌配其他药物。

392　棘刺丸 （《鸡峰普济方》卷九）

【组成】棘刺　葳蕤　石斛　牛膝　厚朴　龙齿　远志各一两　干姜　薯蓣　石龙芮　枸杞子　巴戟　桂心各三分　萆薢　天门冬各一两半　乌头　甘草　防风　细辛各半两　菟丝子二两

【制剂】上为细末，炼蜜和捣三五百杵，丸如梧桐子大。

【服法】食前，以温酒下三十丸。

【功用】补肾气，固下元。

【主治】虚劳，肾气不足，梦泄。

【按语】棘刺（即棘针），《别录》云可"补肾气，益精髓"，"疗丈夫虚损，阳痿精自出"，本方用为君药。臣以巴戟天、菟丝子、乌头、桂心、细辛、干姜等补肾助阳散寒；葳蕤（即玉竹）、石斛、薯蓣（即山药）、枸杞子、天门冬等滋肾养阴益精，以助阳化气，其中菟丝子、薯蓣兼可补肾固精。用龙齿、远志安神定志，交通心肾；防风、萆薢、厚朴、石龙芮祛风除湿，行气逐瘀，以泻助补，共为佐药。使以甘草调和诸药。全方补阳兼滋阴，扶正兼祛邪，温而不燥，滋而不腻，补不敛邪，泄不伤正，使肾气充复，心肾交通，精气固密，而梦泄可除。

本方适用于虚劳久伤，肾气不足，下元失固之梦遗、滑泄。

393　硫黄丸 (方1《太平圣惠方》卷七)

【组成】硫黄（细研）　硇砂（细研）　荜澄茄　蘹香子　补骨脂　石斛（去根）　木香　肉豆蔻（去壳）　桂心　当归（锉，微炒）　吴茱萸（汤浸七遍，焙干，微炒）各一两　何首乌一两半　麝香（细研）半两

【制剂】上件药，捣细罗为末，入研了药令匀，以酒煮面糊，和捣三二百杵，丸如梧桐子大。

【服法】每服，不计时候，以温酒下十五丸。

【功用】补火助阳，温中散寒，行气止痛。

【主治】肾脏虚冷，气攻腹胁胀满，发歇疼痛，足胫逆冷，骨节酸疼，食少无力。

【按语】此方以硫黄为主药，并配合补骨脂、桂心、小茴香等以补火助阳；石斛、何首乌、当归补肾益精养血，以阴中求阳，且可缓诸阳药温燥之性；复加荜澄茄、丁香、木香、麝香、肉豆蔻、吴茱萸、槟榔、硇砂等温中逐寒，行气止痛。诸

药配伍，温而不燥，共奏补火助阳，温中逐寒，行气止痛之功，适用于肾阳虚衰，阴寒凝结，气机阻滞之证。症可见腰膝足胫酸冷、腹胁胀满冷痛、食少乏力等。

本方温而不燥，且硫黄、当归、何首乌皆有通便之功，故老人肾阳不足、阴寒内盛所致之虚冷便秘亦可应用。

394　硫黄丸 (方2《太平圣惠方》卷九十八)

【组成】硫黄（酒煮，令黑色，细研）　天雄黄（炮裂，去皮脐）各四两　雄雀儿（取肉，研）五十只　阿魏（面裹煨，令面熟为度）　硼砂（细研）　桂心各二两　远志（去心）三两　菟丝子（酒浸三日，曝干，别捣为末）二分半　晚蚕砂（醋浸一日，曝干）二合半

【制剂】上件药，捣罗为末，入研了药令匀，炼蜜和捣三五百杵，丸如梧桐子大。

【服法】空心盐汤或温酒下二十丸。

【功用】暖下元，益精髓，壮筋骨。

【主治】虚损。

【按语】此方以硫黄、雄雀儿、天雄、桂心、菟丝子等补肾温阳，益精壮骨为主；另配远志益肾强志，晚蚕砂舒筋活络，阿魏、硼砂一温一凉，消积祛邪。临床可用于肾阳不足、精血亏虚，腰膝酸软，瘦弱无力等。原书云："久服轻身倍力，耐寒暑，悦颜色。"

方中硫黄、雄黄均有毒，用时宜慎。

395　硫黄散 (《普济方》卷三十二)

【组成】硫黄（细研，水飞过）　白石英（细研，飞过）白马茎（涂酥炙）　鹿茸（去毛，涂酥炙）　远志（去心）各二两　菟丝子（酒浸三宿，焙，为末）　天雄（炮，去皮脐）一两　雄蚕（炒）　蛇床子各一两　女萎二两　五味子　石南各一两半

【制剂】上为散。

【服法】每服二钱，空心及晚食前用温酒调服。

【功用】壮肾阳，强腰膝。

【主治】肾脏衰乏，阳气痿弱，腰脚无力。

【按语】此方集硫黄、白石英、蛇床子、菟丝子、白马茎（即白马阴茎）、鹿茸、雄蚕诸温补之品于一方，其补肾壮阳作用颇峻；复配五味子、远志益肾养心，安神定志，以交心肾；石南辛苦平，祛风通络益肾；女萎辛温，散寒通络止痛。全方具有壮肾阳、强腰膝之功，肾阳虚衰所致之阳痿、脚弱患者服之，"助阳神效"，可起阳痿，强腰膝。

但本方温热有余，阴柔不够，只适用于阳虚火衰之证。阴虚有火者忌用；若需久服，宜酌配甘润滋养阴血之品，如熟地、石斛等，以防温燥太过，耗伤阴液。

396　硫黄玉粉丸 （《普济方》卷二二〇）

【组成】大猪肚一枚　硫黄（打碎）一斤　新桑根白皮（碎，锉）一斤

【制剂】上以猪肚洗净，纳入硫黄缝定，于大锅内入桑根白皮，添水，慢火同煮，如水耗更添熟汤，煮一伏时漉出。猪肚下冷水中淘，弃却猪肚，入干盆内晒干，研细为玉粉。

【服法】每服空心，茶、酒任调半钱；或以糯米粥和丸，如绿豆大，每服以温酒下五丸，妇人产后温酒服之亦良。

【功用】补暖下元。

【主治】一切风冷气。

【按语】方中硫黄性热，善补火助阳，为君药；猪肚甘温，"补中益气"（《别录》），以助肾中精气之化生，而为臣药；桑根白皮甘寒，泻肺行水，"下一切风气水气"（孟诜），并可缓君、臣药温热之性，作为佐使药。三者配伍，温而不燥，补中有泻，共奏补暖下元，益气行水之功，适用于肾阳不足，水气内停之证，症见腰膝酸痛，畏寒肢冷，尿少浮肿，或

咳喘等。原书云："此无毒也，服之尤佳。"临床上急、慢性肾炎属阳虚水停者，可用本方化裁治疗。

397　紫金丸 (《圣济总录》卷九十六)

【组成】沉香（锉）　木香　肉豆蔻仁　芎䓖　没药（研）　乌药　荜澄茄　檀香（锉）各一两　槟榔（锉）　蘹香子（炒）各二两　腽肭脐（酒浸，炙，锉）　麝香（研）　桂（去粗皮）各半两　丹砂（研）二两半　苏合香（酒研）三分

【制剂】上一十五味，除苏合香外，捣研为末，合和，酒煮面糊和丸，如梧桐子大。

【服法】每服二十丸，至三十丸，食前温酒下，米饮亦得。

【功用】温肾暖脾，行气止痛。

【主治】元气虚冷，小便频滑，腰脊疼痛。

【按语】本方除用腽肭脐、肉桂、小茴香、乌药等温肾助阳散寒外，又配肉豆蔻、荜澄茄、沉香、木香、檀香、麝香、苏合香、槟榔等温中行气止痛，川芎、没药行气活血止痛，丹砂镇心安神，交通心肾。诸药合用，温肾暖脾，行气止痛，适用于脾肾阳虚，寒凝气滞之证，临床除见小便频滑、腰脊疼痛外，尚可出现脘腹胀满冷痛、大便溏泄等症。

398　赐方腽肭脐丸 (《杨氏家藏方》卷九)

【组成】腽肭脐（慢火酒炙，令熟）一对　精羊肉（熟，细切碎，烂研）　羊髓（取汁）各一个　沉香（锉为末）　神曲（炒为末）各四两　酒（同上药于银器内，慢火）一斗　肉苁蓉（净洗片子，切，焙干）四两　附子（炮，去皮脐用青盐半钱，水一斗五升煮，候水尽切，焙干）半斤　肉桂（去粗皮）　槟榔　大腹子　沙苑蒺藜（炒）各二两半　巴戟（去心）　荜澄茄　舶上茴香（炒）　木香　丁香　肉豆蔻（面

裹煨熟）　紫苏子（炒）　胡芦巴　川芎　人参（去芦头）　青橘皮（去白）　天麻（去苗）枳壳（麸炒，去瓤）　补骨脂（酒炒）　成炼钟乳粉　阳起石（用浆水煮一日，细研，飞过，焙干用）各二两　山药一两半　白豆蔻（去壳）一两

【制剂】上件为细末，入前膏子内搜成剂，于臼内捣千余下，丸如梧桐子大。

【服法】每服三十丸，空心温酒下，盐汤亦得。

【功用】补虚壮元，温暖下元，益精髓，调脾胃。

【主治】五劳七伤，真气虚惫，脐腹冷痛，肢体酸疼，腰背拘急，脚膝缓弱，面色黧黑，肌肉消瘦，目暗耳鸣，口苦舌干，腹中虚鸣，胁下刺痛，饮食无味，心常惨戚，夜多异梦，昼少精神，小便滑数，时有遗沥，房室不举，或梦交通，及一切风虚痼冷，并宜服之。

【按语】本方组成药物颇多，按功效大致可分为三组：一是腽肭脐、精羊肉、羊髓、肉苁蓉、巴戟天、胡芦巴、阳起石、补骨脂、钟乳粉、山药、沙苑蒺藜、人参等，壮元阳，益精髓，补元气，以补为主；二是附子、肉桂、肉豆蔻、茴香、丁香、荜澄茄等，温肾暖脾，助阳散寒，重在温散；三是木香、青皮、枳壳、川芎、白豆蔻、槟榔、紫苏子等，行气和中止痛，以行为主。三组药物配伍，补、温、行并举，补以壮阳益气，温以助阳散寒，行以和中止痛，合而成为一首壮元气、益精髓、调脾胃之方，适用于元阳虚惫，精髓亏乏，脾胃虚弱诸证。临床应用时，可酌情化裁、加减。

399　黑锡丹（《太平惠民和剂局方》卷五引桑君方）

【组成】黑锡（去滓，称）　硫黄（透明者，结砂子）各二两　沉香（镑）　附子（炮，去皮脐）　胡芦巴（酒浸，炒）　阳起石（研细，水飞）　茴香（舶上者，炒）　破故纸（酒浸，炒）　肉豆蔻（面裹，煨）　金铃子（蒸，去皮，核）木香各一两　肉桂（去皮）半两

【制剂】上用黑盏，或新铁铫内，如常法结黑锡硫黄砂子，地上出火毒，研令极细，余药并杵罗为细末，都一处和匀入研，自朝至暮，以黑光色为度，酒糊丸如梧桐子大，阴干入布袋内擦令光莹。

【服法】每服三四十粒，空心姜盐汤或枣汤下，妇人艾醋汤下。

【功用】温补下元，扶阳镇逆。

【主治】肾阳衰微，肾不纳气，胸中痰壅，上气喘促，四肢厥逆，冷汗不止，脉沉微；或奔豚，气上冲胸，胁腹胀满；或寒疝腹痛，肠鸣滑泄；或男子阳痿精冷，女子血海虚寒，带下清稀等。

【按语】本方治证属上盛下虚，本虚标实，治当从温补肾阳，降逆定喘立法，标本兼顾。方中以黑锡（即铅）、硫黄温补肾阳，且黑锡又能镇降浮阳，而为主药；辅以肉桂、附子、胡芦巴、阳起石、补骨脂等温壮肾阳，逐散寒湿；木香、肉豆蔻温中行气，兼以固下；沉香平冲降逆，纳气归肾；又加一味苦寒之川楝子，行气止痛，在大量温药中作为反佐。诸药合用，标本兼顾，温而不燥，补而不滞，使肾阳充足而阴寒自散，下元得固而冲逆自平。喻嘉言赞誉曰："凡遇真阳暴脱，气喘痰鸣之急证，舍此药更无他法可施。"临床上凡真阳衰微欲脱，上盛下虚，痰壅气喘，汗出肢冷，脉沉微者，可用本方治疗。如遇真阳暴脱，病势危急者，用人参汤和服则效更佳。

本方药多重坠温燥，孕妇及下焦阴亏者禁用；本品乃温降镇摄救急之剂，并非久病缓治之方，一般只能连服二三次，不可持续服用，多服、久服有铅中毒之虞。

《类编朱氏集验方》中有一同名方，较本方少肉桂、胡芦巴、阳起石三味药，故补肾壮阳之力稍弱。临床可酌情选用。

400　温补药（《普济方》卷二二四）

【组成】乳香　没药　木香　沉香　当归（酒浸）　肉苁

蓉（酒浸）　破故纸（酒浸）　川续断（酒浸）　半夏　茴香
白茯苓　天麻　官桂　琥珀各一两　杜仲二两　麝香　辰砂
（为衣）各一钱

【制剂】上为细末，酒糊为丸，如梧桐子大。

【服法】每服五六十丸，空心温酒或盐汤下，干物压之。

【功用】温补下元，壮筋骨，安神定志，祛痰驱风。

【主治】下元虚冷，腰膝酸冷疼痛，头晕心悸。

【按语】本方用肉苁蓉、补骨脂、续断、杜仲补肾阳，强
筋骨；官桂、茴香温肾助阳散寒；木香、沉香、乳香、没药、
麝香行气活血止痛；茯苓、琥珀、辰砂宁心安神定志；半夏、
天麻化痰祛风。诸药合用，共奏温补下元，强壮筋骨，安神定
志，化痰祛风之功，适用于下元虚冷、风痰上扰之证，症可见
腰膝酸冷，软弱无力，头晕目眩，心悸等。

401　温肾散（《三因极一病证方论》卷八）

【组成】熟干地黄一斤　苁蓉（酒浸）　麦门冬（去心）
牛膝（酒浸）　五味子　巴戟天（去心）　甘草（炙）各八两
茯神（去木）　干姜（炮）各五两　杜仲（去粗皮，锉，姜汁
淹，炒丝断）三两

【制剂】上为末。

【服法】每服二钱，温酒调下，空心，日二三服。

【功用】温补肾阳。

【主治】肾虚寒，阳痿，腰脊痛，身重，足腰不可以按，
语音混浊，阳气顿绝。

【按语】本方所治乃肾阳虚衰之证。肾阳虚衰，命火不
足，宗筋无力，腰府、筋骨失养，则阳痿不举、腰脊足胫疼
痛；"清阳出上窍"，"清阳实四肢"，肾阳既衰，清阳不振，
上窍不充，四肢失养，以致声音低怯、混浊不清，身重缓弱。
治当以温补肾阳为主。方中用肉苁蓉、巴戟天、杜仲、牛膝等
壮肾阳，强腰膝；又重用熟地黄，并配麦门冬滋肾益阴，以

"阴中求阳";五味子、茯神益肾养心安神,以交通心肾;干姜合甘草温中补脾,顾后天以充先天。诸药配伍,共奏温肾壮阳、益精强腰之功。

402 温髓汤 (《圣济总录》卷五十三)

【组成】附子(炮裂,去皮脐) 人参 黄芪 细辛(去苗、叶) 桂(去粗皮)各一两

【制剂】上五味,锉如麻豆。

【服法】每服三钱匕,水一盏,煎至七分,去滓,空心食前温服。

【功用】温补肾阳,散寒止痛。

【主治】髓虚骨寒,脑痛不安,身常清栗。

【按语】肾藏精,主骨,生髓,脑为髓之海。肾阳不足,精气亏虚,髓虚骨寒,以致脑痛不安,身常清栗。治宜温补肾阳,散寒止痛。方以附子、肉桂温肾助阳散寒;人参、黄芪补元气,益脾肺,以助肾中精气之化生;细辛辛温走窜,"能上达巅顶"(《本草正义》)而散寒止痛。五药合之,使肾阳振,精气旺,阴寒散,髓充骨暖则诸症可除。临床上可用于贫血、神经官能症、脑震荡后遗症等原因引起的头痛,属肾阳虚弱者。

十三　画

403　暖肾丸（《丹溪心法》卷三）

【组成】胡芦巴（炒）　故纸（炒）　川楝（用牡蛎炒，去牡蛎）　熟地黄　益智　鹿茸（酒炙）　山茱萸　代赭（烧，醋淬七次，另研）　赤石脂各七钱半　龙骨　海螵蛸　熟艾（醋拌，炙焦）　丁香　沉香　乳香各五钱　禹余粮（煅，醋淬）七钱半

【制剂】上为末，糯米粥丸，如梧桐子大。

【服法】每服五十丸，煎菖蒲汤，空心送下。

【功用】暖肾固涩。

【主治】肾虚多尿，或小便不禁而浊。

【按语】这是一首温补固涩方剂。方中胡芦巴、鹿茸、益智仁、熟地黄、山茱萸温补肾阳，固精止遗；丁香、沉香、补骨脂、熟艾温肾助阳；代赭石、龙骨、赤石脂、禹余粮、海螵蛸固脬缩尿；乳香、川楝子合沉香、丁香等，以助膀胱之气化。诸药配伍，温补肾阳、固精缩尿之功颇强，用菖蒲汤送服，取其泄浊利窍，交通心肾，以加强固摄之功。临床可用于遗尿、尿浊等属肾阳虚衰、下元不固者，以及老人肾亏夜尿频多者。

404　暖肾脏方（《宋人医方三种·史载之方》卷上）

【组成】牛膝（酒浸一宿）　巴戟（去心）　萆薢（盐水煮）　川芎各半两　续断　茯苓　附子（炮）　当归　细辛　五味子　菟丝子（酒浸二宿）各一分

【制剂】上为末。炼蜜为丸，如梧桐子大。

【服法】空心，米汤下七十丸。

【功用】暖肾助阳，散寒化饮。

【主治】肾阳虚衰，水饮泛滥，寒战，冷汗自出，心下悸动不安，甚则仆倒，脉微细而沉。

【按语】本方所治属肾阳虚衰，阴寒内盛，水邪泛滥之证。阳虚寒甚，可见寒战、冷汗自出、脉微细而沉；阳虚水泛，水气凌心，神失所主，以致心下悸动不安，甚则仆倒。治疗当以温肾回阳，散寒化饮为先。方中以附子大辛大热，上助心阳以通脉，下可温肾以散寒，力挽衰竭之元阳；巴戟天、菟丝子、续断温补肾阳；石斛补肾益精助阳，合之以振奋肾阳。细辛温里散寒化饮，茯苓、萆薢利水除饮，茯苓兼可安心神。阳虚易致寒凝血瘀，故又加川芎、当归、牛膝行气活血，以助阳气之恢复；五味子酸温，既可补肾宁心，又能固涩止汗，与诸辛温行散药配伍，使散中有收，行中有止，诸药配伍，温肾助阳，散寒化饮，标本兼顾。

本方临床上可用于充血性心力衰竭属阳虚水泛者。

405　腽肭脐丸 （方1《太平圣惠方》卷九十八）

【组成】腽肭脐（酒刷，炙微黄）鹿茸（去毛，涂酥，炙微黄）　熟干地黄　肉苁蓉（酒浸一宿，刮去皱皮，炙干）菟丝子（酒浸三日，曝干，别杵为末）各一两　附子（炮裂，去皮脐）　石斛（去根，锉）　牛膝（去苗）　肉豆蔻（去壳）山茱萸　沉香　覆盆子　槟榔　木香　巴戟　补骨脂（微炒）各三分　桂心　人参（去芦头）　白茯苓　蛇床子　黄芪（锉）　泽泻　吴茱萸（汤浸七遍，焙干，微炒）各半两

【制剂】上件药，捣罗为末，炼蜜和捣三五百杵，丸如梧桐子大。

【服法】每日空心，以温酒下三十丸，渐加至五十丸。

【功用】温补下元，益气暖中，行气止痛。

【主治】脏腑虚弱，肌体羸瘦，下元冷惫，腰膝疼痹，心

腹胀满，脾气虚弱，不思饮食，面无颜色，虚损不足。

【按语】 本方在以腽肭脐（即海狗肾）为首的大队温肾壮阳，益精补髓药中，又配伍人参、黄芪、茯苓、肉豆蔻、沉香、木香、槟榔等药，以补气健脾，温中行气止痛。诸药相合，具有温补下元，益气暖中，行气止痛之功。适用于脾肾阳虚，寒凝气滞之证。

406　腽肭脐丸 （方2《圣济总录》卷一八六）

【组成】 腽肭脐（酒浸，微炙）　鹿茸（去毛，酥炙）肉苁蓉（酒浸，切，焙）　牛膝（酒浸，切，焙）　人参　木香　独活（去芦头）　天麻　白术　防风（去叉）　巴戟天（去心）　麝香（研）　铁粉（研）　五味子各一两　石斛（去根）　沉香（锉）　白茯苓（去黑皮）　远志（去心）　菖蒲（米泔浸，切，焙）　山芋　荜澄茄　丁香　肉豆蔻（去壳）诃黎勒皮各三分　槟榔（锉）　熟干地黄（焙）　草薢　松花各一两半　丹砂（研）　赤石脂（研）　各二两

【制剂】 上三十味，捣研为细末，同罗令匀，炼蜜和捣丸，如梧桐子大。

【服法】 每服二十丸，至三十丸，空心食前温酒下，粟米饮亦得。

【功用】 温补下元。

【主治】 元脏虚冷，腰膝无力疼痛。

【按语】 这是一首补肾为主，兼顾心脾，补泻并施之方。方以腽肭脐、鹿茸、肉苁蓉、巴戟天、熟地、石斛、牛膝、五味子、补骨脂等补肾壮阳，益精强腰；人参、白术、山药、茯苓补气健脾助运；铁粉、丹砂、远志、菖蒲合五味子、茯苓宁心安神定志。诸药配伍，温阳益气安神，补肾健脾宁心。又配沉香、丁香、麝香、木香、肉豆蔻、荜澄茄、槟榔、诃子等温里散寒，行气止痛；防风、松花（即松花粉）、独活、天麻、草薢等祛风除湿；牛膝合麝香活血祛瘀，与诸温补药配伍，相

反相成，以泻助补。全方肾脾心兼顾，扶正与祛邪并举。

　　根据中医学衰老理论中的精气神亏耗学说，人体衰老的根本原因在于精耗、气衰、神伤，而精气神亏耗之实质即是肾精亏耗，脾气衰弱，心神伤乱，且由于精气神亏耗，脏腑机能减退而易产生湿停、血瘀、气滞等病理因素。本方具有补肾养精、健脾益气、宁心安神作用，并兼散寒、除湿、行气、祛瘀之功，无疑有利于防老抗衰。故本方不仅适用于肾阳虚衰之证，而且可用于年老体衰或未老先衰者，久服可防老抗衰，"滋润肌肤，悦泽颜色"。

407　腽肭脐丸（方3《类编朱氏集验医方》卷八）

　　【组成】腽肭脐（酒煮烂用）一对　大附子（炮，去皮脐）　五味子　川乌（炮）　菟丝子（酒浸，焙干）各二两　鹿茸（蜜炙）　麋茸　鹿角胶各一两半　沉香　青盐（别研）　阳起石（煅）　胡芦巴（炒）　钟乳粉各一两　麝香一钱

　　【制剂】上为末，用腽肭脐杵烂和药，将所煮腽肭脐、酒煮山药末为糊，丸如梧桐子大。

　　【服法】每服七十丸，空心酒服。

　　【功用】补真助阳，益壮根本。

　　【主治】真阳衰惫。

　　【按语】真阳，即肾阳，乃一身阳气之根本。真阳虚衰，则一身阳气皆弱。本方集腽肭脐、鹿茸、麋茸、鹿角胶等血肉情之品于一方，并配伍阳起石、胡芦巴、菟丝子、五味子等药，旨在补壮真阳，益精填髓。阳衰则阴寒内盛，故方中又加附子、川乌温肾助阳，驱散阴寒。麝香辛温香窜，以散凝滞之阴寒，与五味子相配，散中有收，而无耗气之虞。真阳虚衰，则根本不固，气纳无权，可致气短息促，故配钟乳粉、沉香合五味子，以补肾温阳，纳气归元；青盐味咸，引药入肾。诸药配伍，峻补真阳，逐散阴寒，以益壮根本。真阳充，根本固，则诸疾可除。

本方适用于肾阳虚衰，精气亏乏之证。临床可见畏寒肢冷，气怯神萎，腰膝冷痛，或阳痿早泄、精冷，或女子宫冷不孕，或喘息动则尤甚。

本方一派温热之品，温补之力甚强，但多用、久用极易耗伤阴精，故在具体应用时，可酌配熟地、石斛等甘寒养阴之品，使补阳不伤阴，益阴以助阳，防药性之偏。

408　膃肭脐丸 （方4《类编朱氏集验医方》卷八）

【组成】膃肭脐一对　鹿角胶　鹿角霜　麇茸各二两　乳香　胡芦巴　菟丝子　巴戟天（去心）钟乳粉　熟地黄　当归　牛膝　苁蓉　茴香　天雄　附子各一两　沉香　朱砂各二钱　麝香一钱

【制剂】上先将膃肭脐酒浸一宿，煮烂杵成膏。将浸药酒化鹿角胶，同为膏子，次下乳香、麝香、没药、朱砂、乳粉研为末，将余药修事了研为细末。再于干钵内同研千百下，别用羊白腰子三对，羊白脊骨五条，酒煮熟烂，研为膏。用膃肭脐、麝鹿角胶搜拌药末，成剂得所。若稍干，打酒糊些小，同搜成剂，入白杵三五千杵，丸如梧桐子大，窨一宿，慢火上焙干，用无油罐子盛，纸密封上。

【服法】每服三五十丸，空心，温酒下。

【功用】温壮肾阳。

【主治】真阳衰惫。

【按语】本方功用、主治及主要组成药物，均与方3相似，只是本方加入了乳香、当归、牛膝等药。肾阳虚衰，温煦失职，推动无力，必致气血运行不畅，故本方配伍活血之品，意在通行血脉，消散瘀血，并有助于阳气之恢复，使补中有泻，以泻助补。

409　膃肭脐丸 （方5《类编朱氏集验医方》卷八）

【组成】膃肭脐一对　麇茸（去毛，酒浸一宿，炙）鹿茸（去毛，酒浸一宿，炙）　苁蓉（酒浸一宿）　菟丝子（净酒浸一宿）各五两　当归　茯神（去皮心）　朱砂（蜜煮）牛膝（酒浸一宿）　五味子　巴戟天（去心）　附子（炮，去皮脐）各三两　青盐（炒）一两　阳起石（酒煮一日）　沉香各二两

【制剂】上为细末，用膃肭脐并鹿角胶为膏子，丸如梧桐子大。

【服法】每服七十丸至一百丸，盐、酒汤下，食前。

【功用】温肾壮阳，宁心安神。

【主治】真阳虚惫。

【按语】方3、方4与方5在功用、主治及主要药物组成均相似。所不同的是：方3纯阳无阴；方4配伍了熟地、当归滋阴养血，使"阴中求阳"，并有乳香、牛膝合当归行气活血，使补中有泻，以泻助补；方5温补之力亦较强，并加茯神、朱砂合五味子，以宁心安神，与补肾药配伍，可交通心肾，适用于肾阳虚衰，而兼心神不宁者。临床上可酌情选用。

410　膃肭脐丸（方6《重订严氏济生方》）

【组成】膃肭脐（酒蒸熟，打和后药）一对　天雄（炮，去皮）　附子（炮，去皮脐）　川乌（炮，去皮尖）　阳起石（煅）　钟乳粉各二两　独体朱砂（研极细）　人参　沉香（不见火，别研）　鹿茸（酒蒸）一两

【制剂】上为细末，用膃肭脐膏，入少酒，臼内杵，和为丸，如桐子大。

【服法】每服七十丸，空心，盐酒、盐汤任下。

【功用】温壮真阳，逐散阴寒。

【主治】五劳七伤，真阳衰惫，脐腹冷痛，肢体酸疼，腰背拘急，脚膝缓弱，面色黧黑，肌肉消瘦，目眩耳鸣，口苦舌干，饮食无味，腹中虚鸣，胁下刺痛，心常惨戚，夜多异梦，昼少精神，小便滑数，大便溏泄，时有遗沥，阳事不举，但是

风虚痼冷，皆宜服之。

【按语】原方主治病证颇多，但其因皆缘于真阳衰惫，阴寒凝滞。真阳即肾阳，乃一身阳气之根本，一旦肾阳虚衰，则一身阳气皆弱，脏腑功能减退而诸症迭见。治宜温壮真阳为主，以治其本。方中以腽肭脐、鹿茸、阳起石补肾壮阳益精；天雄、附子、川乌、沉香温肾助阳散寒；人参益脾肺，补元气，以助肾阳之化生；钟乳粉温肺肾，纳气归元；朱砂镇心神，交通心肾。诸药配伍，温壮真阳，逐散阴寒，真阳壮，阴寒散，根本固，则一身阳气皆旺而诸症悉除。临床上凡属肾阳虚衰，阴寒内盛者，"皆宜服之"。

十四 画

411　槟榔汤 (《圣济总录》卷五十二)

【组成】槟榔（生，锉）　木香各半两　庵䕡子　桔梗（炒）各二两　桂（去粗皮）　附子（炮裂，去皮脐）各一两。

【制剂】上六味，哎咀如麻豆。

【服法】每服三钱匕，水一盏，煎至七分，去滓温服。

【功用】温肾散寒，行气止痛。

【主治】肾脏虚冷，气攻腹胁胀满疼痛。

【按语】本方治证乃肾阳虚衰，阴寒凝结，气机阻滞所致，治宜温肾散寒，行气止痛。槟榔苦辛温，"苦以破滞，辛以散邪，专破滞气上行"（《用药心法》），用作君药；臣以附子、肉桂温肾助阳散寒；又配木香行气止痛，庵䕡子"行血散结"（《本草经疏》），桔梗辛散上行，开通肺气，与槟榔相合，一升一降，调畅气机，三者共为佐药。诸药配伍，温中有行，降中有升，使肾阳充，阴寒散，气机畅而诸症自除。

412　槟榔散 (《太平圣惠方》卷七)

【组成】槟榔　蘹香子　桂心　当归（微炒）　川芎　白豆蔻（去皮）　木香　青橘皮（汤浸，去白瓤、焙）各三分　丁香　吴茱萸（汤浸七遍，焙干，微炒）各半两　附子一两

【制剂】上件药，捣粗罗为散。

【服法】每服四钱，水一中盏，入枣三枚，煎至六分去滓，不计时候，热服。

【功用】温肾逐寒，行气止痛。

【主治】肾脏虚冷，气攻心腹疼痛，两胁胀满。

【按语】此方功用、主治与上方相似，药物组成较上方少庵蘭子、桔梗，而多小茴香、吴茱萸、丁香、青皮、白豆蔻、当归、川芎，因此，其温里散寒，行气止痛作用比上方强，适用于阴寒凝结，气机阻滞较甚，胀满、疼痛明显者。寒疝腹痛亦颇适宜。

413　酸枣仁散 (《太平圣惠方》卷二十六)

【组成】酸枣仁（微炒）八两　虎胫骨（涂酥炙，令黄）熟干地黄各八两　杜仲（去粗皮，炙令黄）　牛膝（去苗）各三两　桂心三两

【制剂】上件药，细锉，以清酒一斗五升，浸经三日，曝干后入酒又浸三日，曝干。如此浸令酒尽，捣细罗为散。

【服法】每于食前，以温酒调下二钱，

【功用】暖下元，补肝肾，强筋骨。

【主治】骨极，肾虚，腰膝骨髓酸痛。

【按语】酸枣仁甘平质润，能"益肝气，坚筋骨"（《别录》），"主筋骨风"（《药性论》），本方重用为君药；臣以虎胫骨、杜仲、牛膝、熟地补肝肾、益精血、强筋骨；桂心温肾助阳散寒；更以温酒调服，取其通血脉，御风寒，行药势之功，而为佐使药。全方具有暖下元，补肝肾，强筋骨之功，适用于肾虚骨极，腰膝足胫冷痛，痿软无力等。临床上痹证、痿证属下元虚冷，肝肾亏虚者，均可用本方治疗。虎胫骨药源紧张，可用狗骨、豹骨、猪骨等代替。

414　磁石丸 (方1《太平圣惠方》卷九十八)

【组成】磁石（烧，醋淬七遍，细研，水飞过）三两　雄黄（细研，水飞过）二两　桂心一两　菟丝子（酒浸三日，曝干，别捣为末）二两　雄雀粪一分　牛酥一分

【制剂】上件药，将磁石、雄黄二味，取鸡子二枚，打破小头，作孔，出白调和二味令匀，却入于鸡子壳内。以数重纸

糊定后，即与鸡同抱之。二十日后取出，细研，并菟丝子、桂心二味，入牛酥等，以蜜和丸，如绿豆大。

【服法】每日空心，以温酒下三丸，或五丸。

【功用】暖腰肾，壮筋骨，明耳目，利腰膝。

【主治】肾阳虚弱，精血不足，腰膝酸冷，软弱无力，耳鸣耳聋，头昏目眩，或目翳。

【按语】磁石咸寒质重，善潜虚阳，聪耳明目，本方用作君药；臣以菟丝子、桂心温补肾阳；雄黄辛温有毒，"辛能散结滞，温能通血脉……故能搜剔百节中大风积聚也"（《本草经疏》），雄雀粪（即白丁香）性善消散，能"磨翳退雾"（《滇南本草》）而明目，牛酥甘微寒，善补五脏，益精血，既可助肾中阳气之化生，又能缓桂心、雄黄等药的温燥之性，三者共为佐使药。诸药配伍，补中有泻，温而不燥，具有补暖下元，通耳明目之功，适用于肾阳虚弱，精血亏虚所致之腰膝酸冷，耳鸣耳聋，头晕目昏，或目翳等。

方中雄黄有大毒，用之宜慎，不可过量或久服，以免中毒。

415　磁石丸（方2《太平圣惠方》卷九十八）

【组成】磁石（大火烧令赤，投于醋中淬之七度，细研，水飞过，以好酒一升，煎如糖）十两　肉苁蓉（酒浸一宿，刮去皱皮，炙干）二两　木香　补骨脂（微炒）　槟榔　肉豆蔻（去壳）　蛇床子各二两

【制剂】上件药，捣罗为末，与磁石煎相合，丸如梧桐子大。

【服法】每日空心，以温酒下二十丸。

【功用】补暖水脏，强益气力，明耳目，利腰膝。

【主治】肾阳虚弱，腰膝酸冷疼痛，神萎乏力，头晕目眩，耳鸣，或脘腹冷痛。

【按语】此方重用磁石潜虚阳，明耳目为君药；肉苁蓉、

补骨脂、蛇床子补肾阳、强腰膝为臣药；佐以肉豆蔻、木香、槟榔温中行气，合而成为一首温补下元、强腰膝、明耳目之方，临床适用于肾阳虚弱，头晕目眩，耳鸣，神疲乏力，腰膝酸冷，或脘腹冷痛。

416　磁石丸 （方3《圣济总录》卷五十一）

【组成】磁石（火煅，醋淬，研） 附子（破裂，去皮脐） 补骨脂（炒） 肉苁蓉（酒浸，去皱皮，焙） 桂（去皮）各一两 续断 柴胡（去苗） 巴戟天（去心） 桃仁（汤浸，去双仁、尖） 白茯苓（去黑皮） 人参 山芋 木香 厚朴（去粗皮，姜汁炙） 远志（去心） 当归（切，焙） 牛膝（酒浸一宿，切，焙） 黄芪（锉）各三分 羊肾（去筋膜，盐水煮熟，切，焙）一对 白蒺藜（炒，去角） 蜀椒（去目并闭口者，炒出汗） 枳壳（去瓤，麸炒）各半两 槟榔（锉）一枚

【制剂】上二十三味，捣罗为末，炼蜜和丸，如梧桐子大。

【服法】每服二十丸，温酒下，空心、午前各一服。

【功用】补肾温阳，健脾益气。

【主治】肾经虚惫，四肢无力，面体少色，恶风寒，手足冷，骨节痛，耳内蝉鸣。

【按语】本方组成药物按功效大致可分为四组：一是补骨脂、肉苁蓉、续断、巴戟天、羊肾、附子、肉桂、蜀椒等温补肾阳，强壮筋骨；二是人参、黄芪、山药、茯苓等，补气健脾，以助先天；三是磁石、远志合茯苓安神定志，交通心肾，聪耳明目；四是木香、厚朴、枳壳、柴胡、白蒺藜、槟榔、当归、牛膝、桃仁等，行气活血，以行助补。诸药合用，共奏补肾温阳，益气健脾之功。

417　磁石汤 (方1《圣济总录》卷五十二)

【组成】磁石（火煅，醋淬二七遍）二两　附子（炮裂，去皮脐）一两　黄芪（锉，炒）　五味子　白术　地骨皮　桂（去粗皮）　牡蛎（火煅）　泽泻　白茯苓（去黑皮）人参　熟干地黄（焙）各三分

【制剂】上一十二味，㕮咀如麻豆。

【服法】每服三钱匕。先以水二盏，羊肾一具，去筋膜切开，煮取一盏，去羊肾入药，并生姜三片，大枣二枚劈破，再煎至七分，去滓通口服，食前。

【功用】温肾益精，补气升清。

【主治】肾脏虚损，骨髓枯竭，小便滑数，腰背拘急，耳鸣色黯，阳气痿弱。

【按语】本方所治属肾阳虚弱，精血亏乏之证。肾阳虚弱，下元不固，腰府失养，则小便滑数、腰背拘急；阳衰阴盛，浊阴弥漫，则面色黧黑晦暗；阳衰精亏，清阳不充，以致耳鸣。治宜温肾阳，益精气。方中羊肾、附子、肉桂、生姜温肾助阳散寒；熟地黄滋肾益精养血；人参、黄芪、白术、茯苓、大枣补气健脾，升发清阳；磁石、五味子、牡蛎合茯苓安神定志聪耳；五味子、牡蛎兼可固涩下元；泽泻渗利湿浊；又配一味地骨皮，取其甘寒，"直入下焦肝肾"（《藏府药式补正》），"能裕真阴之化源，而不伤元阳"（《本草述钩元》），与地黄、磁石相配，可滋养阴精，清降虚阳，并制约附、桂等药的温燥之性。诸药配伍，可温阳益精，补气升清，肾阳复，精血盈，下元固，清阳充，则腰痛尿数、色黯耳鸣诸症得除。

418　磁石汤 (方2《圣济总录》卷八十六)

【组成】磁石（煅，醋淬五七遍）一两半　黄芪（锉）三分　杜仲（去粗皮，炙）一两　白石英（碎）一两一分　五味子（炒）一两　白茯苓（去黑皮）三分　白术一两半

【制剂】上七味，粗捣筛。

【服法】每服五钱匕，水一盏半，煎至一盏，去滓，食前温服，日再。

【功用】补肾温阳，健脾益气。

【主治】肾劳虚寒，饥不饮食，面色黧黑。

【按语】此方用杜仲、白石英补肾温阳，黄芪、白术、茯苓益气健脾，五味子、磁石合白石英益肾宁心，以交心肾。合而成为一首补肾温阳，健脾益气之方。适用于肾阳虚弱，脾气不足之证，症见腰膝酸冷、面色黧黑、神倦乏力、心悸耳鸣、不思饮食等。

419　磁石酒 （《备急千金要方》卷十九）

【组成】磁石　石斛　泽泻　防风各五两　杜仲　桂心各四两　天雄　桑寄生　黄芪　天门冬各三两　石南二两　狗脊八两。

【制剂】上十二味哎咀，酒四斗浸之。

【服法】服三合，渐加至五合，日再服。

【功用】温补肝肾，祛风寒湿。

【主治】丈夫虚劳冷，骨中疼痛，阳气不足，阴下痛热。

【按语】此为治疗肾阳不足、寒湿痹阻所致骨中疼痛的方剂。磁石味咸入肾，《本经》云："主周痹风湿，肢节中痛，不可持物。"《别录》亦谓，可"养肾脏，强骨气，以通关节"，故本方用作君药；另配杜仲、狗脊、桑寄生补肝肾、强筋骨、祛风湿；石斛、天冬滋肾益精养阴；黄芪补元气，益脾肺，共助肾阳之化生；防风、石南、桂心、天雄祛风通络、散寒止痛。诸药配伍，共同发挥温补肝肾，强壮筋骨，祛风寒湿，通络止痛作用。以酒浸之，更增祛风寒、通血脉之功。

本方临床上可用于寒湿痹痛日久，元阳不足，肝肾亏虚之证，症见腰膝酸冷，肢体关节疼痛，屈伸不利等。

磁石为天然磁铁矿石，咸寒质重，兼入心、肝、肾三经，能镇心安神，潜阳纳气。其虽为金石类药，但"性禀冲和，无猛悍之气"（《本草经疏》），因而温补肾阳方中亦常配伍应用，尤其是肾阳虚衰，清阳不充而致耳鸣耳聋、头晕目眩等症，取其潜降虚阳，通耳明目之功。正如前人所云"磁石治肾家诸病，而通耳明目"（《纲目》）。因其性寒，与温补肾阳药配伍，还可起制约作用，不使温热太过，耗伤阴津。

由于本品不易消化，作丸、散剂用时，不宜多服。

420　磁石散（方1《太平圣惠方》卷七）

【组成】磁石（捣碎，水淘，去赤汁）二两　五味子　羚羊角屑　黄芪（锉）　玄参　丹参　白茯苓　泽泻　桂心　枳实（麸炒微黄）各三分　熟干地黄一两　麦门冬（去心）一两。

【制剂】上件药，捣粗罗为散。

【服法】每服四钱，水一中盏，入生姜半分，煎至六分，去滓，食前温服之。

【功用】滋阴助阳，补益肾气。

【主治】肾气不足，胸中少气，目常晄晄，小腹胀疼，腰背急痛，阳气衰弱，两耳虚鸣，心烦咽干，饮食无味。

【按语】此方所治属肾气不足，阴阳两虚之证，治宜补益肾气，阴阳兼顾。方中以桂心温肾补火助阳，熟地、玄参、麦冬滋肾益精养阴，合之则可微微生火，鼓舞肾气；黄芪、茯苓益气健脾，补后天以充先天；五味子补肾益心安神；磁石潜虚阳，安心神，"明目聪耳"（《纲目》）；羚羊角屑咸寒，既可清肝热明目，又能安心神除烦；枳实、丹参、泽泻行气、祛瘀、泄浊，以泻助补。诸药配伍，滋阴助阳，补益肾气，宁心安神。阴阳复，肾气充，心神安，则诸症尽瘥。

421　磁石散（方2《普济方》卷四十二）。

【组成】磁石（捣碎，水淘去赤汁）　白石英（细研入）

各二两　黄芪（锉）　杜仲（去粗皮，炙微黄，锉）五味子
白茯苓　白术　当归（锉，微妙）沉香各一两

【制剂】上件药，捣筛为散。

【服法】每服五钱，以水一大盏，入生姜半分，枣五枚，
煎至五分，去滓，食前温服。

【功用】温补肾阳，益气健脾。

【主治】膀胱虚冷，饥不欲食，面色萎黑，腰胁疼痛。

【按语】本方用白石英、杜仲温补肾阳，强壮筋骨；五味
子、磁石益肾宁心，交通心肾；黄芪、白术、茯苓补气健脾助
运；当归养血和血；沉香温肾助阳，散寒行气。合之，以温补
肾阳，益气健脾，宁心安神，适用于肾阳不足，脾气虚弱之
证，临床可见腰胁疼痛，头晕耳鸣，心悸，面色萎黄，不思饮
食等。

422　獐骨丸（《太平圣惠方》卷九十八）

【组成】獐骨（涂酥，炙微黄）四两　桑螵蛸（微炒）
钟乳粉各二两　石斛（去根，锉）　肉苁蓉（以酒浸一宿，刮
去皱皮，炙干）鹿茸（去毛，涂酥，炙微黄）　菟丝子（酒浸
三日，曝干，别捣为末）　龙骨　黄芪（锉）　五味子　牡蛎
粉　巴戟　防风（去芦头）诃黎勒皮　附子（炮裂，去皮脐）
桂心　羚羊角各一两。

【制剂】上件药，捣罗为末，入研了药令匀，炼蜜和捣三
五百杵，丸如梧桐子大。

【服法】每服三十丸，空心温酒下，渐加至四十丸。

【功用】补肾壮阳，填精补髓。

【主治】男子水脏虚冷，诸虚不足。

【按语】獐骨甘温，可"益精髓"（《日华子本草》），"主
虚损泄精"（《别录》），本方重用为君药；臣以鹿茸、肉苁蓉、
菟丝子、巴戟天、钟乳粉、石斛等壮肾阳，益精髓；附子、桂
心温肾助阳；黄芪补元气，益脾肺，以助生化；佐以五味子、

龙骨、牡蛎、桑螵蛸、诃子固涩精气，其中五味子、诃子合钟乳粉，又可敛肺纳肾，止咳平喘；防风、羚羊角祛邪，以泻助补，羚羊角兼缓诸阳药温燥之性。诸药配伍，壮肾阳，益精髓为主，兼顾脾肺，肾阳复，精髓充，脾肺旺，先后天充盛，则"诸虚不足"皆可愈。适用于下无虚冷，精髓亏乏，腰膝酸软，神萎乏力，面色黧黑，头晕耳鸣，阳痿早泄，或喘咳息促，动则尤甚等。

十五　画

423　熟地黄丸 (《太平圣惠方》卷九十八)

【组成】熟干地黄三两　牛膝（去苗）　远志（去心）
巴戟　石斛（去根，锉）　桂心　车前子　菟丝子（酒浸三
日，曝干，别捣为末）　覆盆子　天门冬（去心，焙）　何首
乌　白茯苓　黄芪（锉）　鹿茸（去毛，涂酥，炙微黄）　附
子（炮裂，去皮脐）　沉香各二两

【制剂】上药十六味，捣筛为末，和蜜为丸，如梧桐
子大。

【服法】每日空心服五十丸，以温酒下。

【功用】补暖下元，强健腰膝。

【主治】下元虚冷，腰脚无力。

【按语】本方重用熟地黄为君药，并配以何首乌、石斛、
天冬等滋肾养阴益精；鹿茸、巴戟、菟丝子、覆盆子补肾壮阳
固精；黄芪补脾肺，益元气，以助肾中精气之化生，合之，滋
阴补阳，以壮下元。又加附子、肉桂、沉香温肾助阳散寒，牛
膝增加补肾强腰之力，茯苓、远志安神定志，车前子合茯苓渗
利湿浊，以泻助补。诸药合用，阴阳兼顾，补泻并施，温而不
燥，补而不腻，泻不伤正，使下元充，筋骨壮，而诸症除，适
用于下元虚冷，精血亏乏，腰脚无力，面色黧黑，畏寒肢冷，
阳痿精冷，或遗精早泄等。久服可"益颜色，美髭鬓"。

424　熟干地黄丸 (《普济方》卷一八六)。

【组成】熟地黄（切，焙）　肉苁蓉（酒浸，切，焙）
磁石（煨，醋淬）　鹿茸（去毛，酥炙）　菟丝子（酒浸，另

捣）各二两　山茱萸　石南　白茯苓（去黑心）泽泻　黄芪
（锉）　覆盆子　远志（去心）　萆薢　巴戟天（去心）各三
分　桂（去皮）　附子（炮，去皮脐）　牛膝（酒浸，切，
焙）　石斛（去根）　补骨脂（炒）　杜仲（去皮，锉）　白龙
骨各一两　山芋　五味子各三钱。

【制剂】上为末，炼蜜和捣数百下，丸如梧桐子大。

【服法】每服三十丸，空心温酒下，日三服。

【功用】补肾益精，强腰固涩，祛邪蠲痹。

【主治】肾虚骨痹，面色萎黑，足冷耳鸣，四肢羸瘦，脚
膝缓弱，小便滑数。

【按语】《素问·长刺节论》云："病在骨，骨重不可举，
骨髓酸痛，寒气至，名曰骨痹。"良由风寒湿邪乘虚侵袭骨脉
而成。本方所治则为骨痹日久，邪气渐衰，而肾阳亦虚，精血
亏乏之证。故方中集熟地、山茱萸、石斛、鹿茸、肉苁蓉、巴
戟天、菟丝子、补骨脂、杜仲、牛膝、附子、肉桂等诸多温补
之品，以补肾阳、益精血、强筋骨；又配黄芪、山药、茯苓益
气健脾，以充先天；五味子、远志、龙骨、磁石安神定志，交
通心肾，利窍聪耳；覆盆子合山茱萸、菟丝子、五味子、龙骨
等益肾固精止遗；另加石南、萆薢、泽泻祛风除湿通络，合附
子、肉桂以蠲除痹邪。全方以补肾益精、强腰固肾为主，兼以
祛邪蠲痹。临床可用于痹证或痿证属肾阳虚衰，精血亏乏者。

425　熟干地黄散 （方1《太平圣惠方》卷七）

【组成】熟干地黄　天门冬（去心）　附予（炮裂去皮
脐）　沉香　磁石（捣碎，水淘去赤汁）各一两　五味子　当
归（锉，微炒）　黄芪（锉）　桂心　山茱萸　石斛（去根）
各三分

【制剂】上件药，捣粗罗为散。

【服法】每服四钱，小一中盏，入生姜半分，煎至六分，
去滓，食前温服之。

【功用】补肾气，散阴寒，升清阳。

【主治】肾气不足，胸胁时痛，目常眩眩，耳不审听，背膂拘急，体重嗜卧。

【按语】"阳气者，精则养神，柔则养筋"（《素问·生气通天论》），"清阳出上窍，……清阳实四肢"（《素问·阴阳应象大论》），肾阳虚衰，阴寒内盛，清阳不振，温煦濡养失职，以致背脊拘急、体重嗜卧、目昏耳聋诸症遂发。本方以熟地黄、山茱萸、石斛、天冬滋肾养阴益精，附子、肉桂、沉香温肾助阳散寒，合之滋阴助阳，以鼓舞肾气；黄芪补元气，升清阳；五味子、磁石益肾宁心，交通心肾，聪耳明目；当归、川芎行气血，散阴寒，其中川芎性善升散，能上行头目，助清阳。诸药配伍，使肾气充，阴寒散，清阳振而诸症可除。

426　熟干地黄散 （方2《太平圣惠方》卷三十六）

【组成】熟干地黄　桂心各一两半　磁石（捣碎，水淘去赤汁）　人参（去芦头）　蔓荆子　当归（锉，微炒）白茯苓各一两　附子（炮裂，去皮脐）　牡丹皮　芎劳各半两。

【制剂】上件药，捣筛为散。

【服法】每服，先以水一大盏半，入羊肾一对，去脂膜，切，煎至一盏，去肾，入药五钱，枣三枚，生姜半分，同煎至五分，去滓，每于食前温服。

【功用】温养肾气，升发清阳。

【主治】劳聋，肾气不足，耳无所闻。

【按语】此方所治劳聋，良由肾气不足，清阳不充使然，治当以温养肾气，升发清阳为法。熟地黄味甘微温，"为阴中之阳，故能补肾中元气"（《本经逢原》），本方重用为君药，臣以附子，桂心温肾助阳，人参、茯苓补气健脾，升发清阳；佐以川芎、蔓荆，性善升散，可助清阳之升发，磁石咸寒沉降，善入肾聪耳；当归行血散寒；又使以牡丹皮合茯苓，降火泄湿，使滋补而不碍邪，降泄而不伤正。诸药配伍，补中有泻，升中有降，使肾气充足，浊降清升，则聋耳可聪。临床可用于神经性耳聋，或其他原因所致耳鸣耳聋属肾气亏虚，清阳不充者。

十六　画

427　薯蓣丸（方1《太平圣惠方》卷二十九）

【组成】薯蓣　韭子（微炒）　菟丝子（酒浸一宿，曝干，别捣为末）　桂心　附子（炮裂，去皮脐）　五味子　白茯苓　石斛（去根）　牛膝（去苗）各一两　车前子　山茱萸　牡丹皮各三份　肉苁蓉（酒浸，刮去粗皮，炙干）三两　熟干地黄二两　白龙骨一两半

【制剂】上件药，捣罗为末，炼蜜和捣三二百杵，丸如梧桐子大。

【服法】每服三十丸，食前以暖酒下。

【功用】温补肾阳，固精强腰

【主治】虚劳，肾脏衰弱，小便白浊，腿膝无力。

【按语】本方是在《金匮》肾气丸基础上，以车前子易泽泻，又加韭子、菟丝子、五味子、石斛、肉苁蓉、牛膝、龙骨而成，其温补、固精、强腰之功均较肾气丸为强，适用于肾阳虚衰，下元不固所致的小便白浊、腿膝无力等症。

428　薯蓣丸（方2《太平圣惠方》卷三十六）

【组成】薯蓣　熟干地黄　附子（炮裂去皮脐）　桂心　石斛（去根，锉）　人参（去芦头）　肉苁蓉（酒浸一宿，刮去皱皮，炙干）　鹿茸（去毛，涂酥，炙微黄）　白茯苓　菟丝子（酒浸三日，曝干，锉，捣）　磁石（烧令赤，醋淬七遍，捣碎，细研，水飞过）各一两　天门冬（去心，焙）一两半　远志（去心）半两　钟乳粉二两

【制剂】上件药，捣罗为末，入研了药令匀，炼蜜和捣五

七百杵，丸如梧桐子大。

【服法】每服三十丸，温酒下，晚食前再服。

【功用】补肾聪耳。

【主治】劳聋，脏腑久虚，肾气不足，肌体羸瘦，腰脚无力。

【按语】此方以山药、熟地、石斛、天冬滋肾养阴，鹿茸、菟丝子、肉苁蓉、钟乳粉、附子、桂心温肾补阳，合之则益阴补阳，以振奋肾气；人参、茯苓合山药健脾补气，以充养肾气；磁石、远志安神定志，利窍聪耳。诸药配伍，温养肾气，使肾气充，清阳振，则耳聋可愈。

429　薯蓣丸 （方3《太平圣惠方》卷九十八）

【组成】薯蓣二两　石斛（去根，锉）　牛膝（去苗）鹿茸（去毛，涂酥，炙令微黄）　肉苁蓉（酒浸一宿，刮去皱皮，炙干）　茯神　五味子　续断　巴戟　附子（炮裂，去皮脐）　山茱萸　人参（去芦头）　桂心　熟干地黄　泽泻　杜仲（去粗皮，炙微黄，锉）　蛇床子　远志（去心）　菟丝子（酒浸三日，曝干，别捣为末）　覆盆子各一两

【制法】上件药，捣罗为末，炼蜜和捣三五百杵，丸如梧桐子大。

【服法】每服三十丸，空心以温酒下，渐加至四十丸。

【功用】温补下元。

【主治】男子五劳七伤，久虚损，羸瘦，腰脚无力，颜色萎悴，下元衰惫，脾胃气寒，饮食无味，诸虚不足。

【按语】此方在《金匮》肾气丸基础上（仅少一味丹皮），又加鹿茸、肉苁蓉、蛇床子、杜仲、续断、菟丝子、覆盆子、石斛诸药，因而温补下元之力大增。此外，还用人参与山药、茯苓配伍，以补气健脾；五味子合远志益肾宁心，安神定志，交通心肾。全方以温补下元为主，兼以补气安神，治疗虚劳，下元衰惫之证。

430　赞育丹 (《景岳全书》卷五十一)

【组成】熟地 (蒸，捣) 八两　白术八两　当归　枸杞各六两　杜仲 (酒炒)　仙茅 (酒蒸一日)　巴戟肉 (甘草汤炒)　山茱萸　淫羊藿 (羊脂拌炒)　肉苁蓉 (酒洗，去甲)　韭子 (炒黄) 各四两　蛇床子 (微炒)　附子 (制)　肉桂各二两

【制剂】上炼蜜丸。

【服法】食前服。

【功用】补肾壮阳。

【主治】阳痿精衰，虚寒无子等证。

【按语】此方所治阳痿，乃因肾阳虚衰，命火不足，宗筋弛纵无力而成，治当以补肾壮阳为法。方中集附子、肉桂、肉苁蓉、巴戟天、淫羊藿、蛇床子、仙茅、韭子、杜仲诸温补之品于一方，其补肾壮阳作用颇强；复配熟地、山茱萸、当归、枸杞滋肾益精养阴，以"阴中求阳"。阳明 (胃) 总宗筋之会，"虚则宗筋纵" (《素问·痿论》)，故方中又重用一味白术补气健运脾胃，运化精微，以充肾精，则宗筋弛纵自会好转。诸药合用，补肾壮阳益精，对命门火衰，虚寒无子之证，确有赞助生育之功，故名"赞育丹"。原方加减"或加人参、鹿茸亦妙"。临床可用于阳痿、精冷、不育等属命门火衰者。

十七　画

431　麋角丸 （方1《太平圣惠方》卷九十八）

【组成】麋角屑（入牛乳拌令匀，用银器内盛封闭，以大麦六斗盖覆，蒸一复时） 蘹香子　肉苁蓉（酒浸一宿，刮去皱皮，炙干） 桂心　荜茇　木香　附子（炮裂，去皮脐） 柏子仁　肉豆蔻各二两　槟榔三两

【制剂】上件药，捣罗为末，炼蜜和丸，如梧桐子大。

【服法】每服三十丸，空心以温酒下。

【功用】补暖下元，强壮腰膝，散寒行气。

【主治】虚冷气。

【按语】麋角屑，其性甘温，补阳益精，强壮筋骨，功胜鹿角，本方重用为君药；臣以肉苁蓉补肾阳，益精血，暖腰膝；附子、桂心温肾助阳散寒；又配小茴香、荜茇、木香、肉豆蔻、槟榔温里散寒，行气止痛；柏子仁甘平质润，养心安神，并缓诸药温燥之性，共为佐使药。全方具有补暖下元，强壮腰膝，散寒行气功效，适用于下元虚冷，阴寒凝滞之证，症见腰膝酸冷、痿软无力、脘腹冷痛等。

432　麋角丸 （方2《太平圣惠方》卷九十八）

【组成】麋角屑（酥拌，微炒） 肉豆蔻（去壳）各三两　巴戟　槟榔各二两　当归（锉，微炒） 干姜（炮裂，锉） 硫黄（细研，水飞过）各一两

【制剂】上件药，捣罗为末，入硫黄同研令匀，炼蜜和捣三五百杵，丸如梧桐子大。

【服法】每服三十丸，空心温酒下。

【功用】补暖下焦，壮筋骨。

【主治】风虚。

【按语】本方以麋角屑、巴戟天、硫黄补肾阳，壮筋骨；干姜、肉豆蔻、槟榔温中散寒，行气止痛；当归甘温质润，养血行血，散寒止痛，兼可缓诸阳药之燥性，使全方温而不燥，共奏补肾阳，壮筋骨，散寒行气之功。用于下焦虚寒，腰膝冷痛无力，或脐腹冷痛等证。

433　麋角丸 (方3《太平圣惠方》卷九十八)

【组成】麋角屑（酥拌，炒微黄）五两　硫黄（细研，水飞过）腽肭脐（酒炙微黄）合二两　木香　肉苁蓉（酒浸一宿，刮去皱皮，炙干）　补骨脂（微炒）各三两

【制剂】上件药，捣罗为末，入硫黄同研令匀。以无灰酒一斗，于银锅内，先入药末一半，煎令稠，和上件药末，捣三二百杵，丸如梧桐子大。

【服法】每服三十丸，空心温酒下。

【功用】温补下元。

【主治】下元积冷。

【按语】本方重用麋角屑，并配腽肭脐（即海狗肾）、肉苁蓉、补骨脂、硫黄以补肾阳，益精髓，强腰膝；又加木香行气宣滞。全方药虽不多，但均为温补之品，功专效宏，适用于下元虚冷，腰膝酸痛，软弱乏力，神萎面黑，或阳痿早泄，服之"令人强壮，益颜色"。

由于本方药物偏于温燥，若需久服，宜配一些甘寒养阴之品，既可"阴中求阳"，又能防温燥太多，耗伤阴液。

434　麋角丸 (方4《太平圣惠方》卷九十八)

【组成】麋角屑（以酥拌，炒令黄）三两　肉苁蓉（酒浸一宿，刮去皱皮，炙干）　硫黄（细研，水飞过）补骨脂（微炒）　附子（炮裂，去皮脐）　巴戟各二两　蘹香子　木香

桂心　龙骨各一两

【制剂】上件药，捣罗为末，入硫黄同研令匀，炼蜜和捣三二百杵，丸如梧桐子大。

【服法】每服三十丸，空心以盐汤下。

【功用】补暖下元，温中行气。

【主治】久积虚冷。

【按语】本方药物组成与方3相比，少一味腽肭脐，而多巴戟天、附子、桂心、小茴香、龙骨，因此，其补暖下元，温中行气作用更强，且兼固涩之功，适用于久积虚冷，腰膝酸软，畏寒肢冷，脘腹冷痛，或阳痿早泄，或遗精等。

435　麋角丸 (方5《太平圣惠方》卷九十八)。

【组成】麋角屑（以酥拌，炒令微黄）五两　菟丝子（酒浸三日，曝干，别捣为末）三两　肉苁蓉（酒浸一宿，刮去皱皮，炙干）　桂心　附子（炮裂，去皮脐）　钟乳粉　石斛（去根，锉）各二两　干姜（炮裂，锉）　薯蓣　巴戟　牛膝（去苗）各一两

【制剂】上件药，捣罗为末，炼蜜和捣五七百杵，丸如梧桐子大。

【服法】每服四十丸，空心以温酒下，晚食前再服。

【功用】补暖下元，填精髓，强气力。

【主治】下元虚冷，精髓亏乏，腰膝酸软，神萎乏力，阳痿。

【按语】此方除用较多的温补之品，以补暖下元，益精髓，强筋骨外，又配味甘质润之山药、石斛，一则可养阴益精以助阳气；再则可缓其他药物的温燥之性，使全方温而不燥，补阳不伤阴，益阴以助阳，因而可以久服。

436　麋角霜丸 (《圣经总录》卷一八五)

【组成】麋角（用水浸七日，刮去皱皮，镑为屑，盛在一

银瓶内，以牛乳浸一日，如乳耗，更添，直候不耗，于麋角屑上乳深二寸，用油单数重密封瓶口，别用大麦一斗，安在甑内，约厚三寸，上安瓶，更用大麦周围填实，露瓶口，不住火蒸一复时，如锅内水耗，即旋添热汤，须频取角屑看烂加面相似，即住火取出，用细筛子漉去乳，焙干，每料用干角屑八两）一副　附子（炮裂，去皮脐）　山芋各三两

【制剂】 上三味，捣罗为末，以枣肉和丸，梧桐子大。

【服法】 每日空心，温盐酒下十五丸至二十丸。

【功用】 补暖元脏，驻颜。

【主治】 元脏虚冷，腰膝酸软，神萎乏力，面色黧黑，头晕耳鸣，畏寒怕冷。

【按语】 麋角甘温，补肾阳，益精髓，强筋骨；附子辛热，温肾助阳散寒；山药甘平质润，补脾益肾固涩，三者配伍，补温结合，脾肾兼顾，温而不燥，共奏补暖元脏之功，元脏壮，则一身脏腑功能皆旺，而可"驻颜"防老抗衰。

十八　画

437　覆盆子丸 (方1《备急千金要方》卷十九)

【组成】覆盆子二十分　苁蓉　巴戟天　白龙骨　五味子　鹿茸　茯苓　天雄　续断　薯蓣　白石英各十分　干地黄八分　菟丝子十二分　蛇床子五分　远志　干姜各六分

【制剂】上十六味末之，蜜丸如梧子。

【服法】酒服十五丸，日再，细细加至三十丸，慎生冷陈臭。

【功用】补肾壮阳，益精固摄。

【主治】五劳七伤，羸瘦。

【按语】覆盆子甘酸微温，既能补肾助阳，又善收敛固涩，前人誉之"起阳治痿，固精摄溺，强肾而无燥热之偏，固精而无凝涩之害，金玉之品也"，本方重用为君药；同时辅以较多的温补固涩之品，以加强壮阳、益精、固摄之功；又配茯苓、远志合五味子、龙骨等，益肾宁心，安神定志，以交心肾，固下元。全方温补固摄之力较强，服之"令人充健"，适用于肾阳虚衰，精血亏耗，下元不固之证，临床主要表现为腰膝酸软，羸瘦乏力，畏寒肢冷，阳痿不举，或遗精滑泄，或尿频遗尿等。

438　覆盆子丸 (方2《太平圣惠方》卷九十八)

【组成】覆盆子　薯蓣　石斛（去根，锉）　熟干地黄　牛膝（去苗）　阳起石（酒煮半日，细研，水飞过）桂心　巴戟　肉苁蓉（酒浸一宿，刮去皱皮，炙干）　菟丝子　（酒浸三日，曝干，别捣为末）　蛇床子　山茱萸　枸杞子　五味子

人参（去芦头）　赤石脂　泽泻　鹿茸（去毛涂酥，炙令微黄）　白茯苓　远志（去心）各一两

【制剂】上件药，捣罗为末，炼蜜和捣五七百杵，丸如梧桐子大。

【服法】每日空心，以温酒下二十丸，渐加至三十丸。

【功用】温壮肾阳，补益精气，固涩下元。

【主治】五劳七伤。

【按语】此方在药物组成上与方 1 相比少白石英、续断、天雄、干姜、龙骨，而多阳起石、附子、桂心、人参、山茱萸、石斛、枸杞子、牛膝、赤石脂、泽泻等，因此，其温壮肾阳，补益精气作用较方 1 为强，原书云本方可"强力益气，补虚损，壮腰脚，安五脏，驻颜色"。其适应病证与方 1 相似，临床可酌情选用。

439　覆盆子丸 （方 3《太平圣惠方》卷九十八）

【组成】覆盆子　五粒松各半斤　枸杞子六两　秦皮四两　川升麻三两　苣胜　楮实（水淘去浮者，曝干，微炒）各五两

【制剂】上件药，捣罗为末，以生地黄汁六升，好醋半升，蜜半升，酥七两，先煎地黄汁等十余沸，入药末和丸，如梧桐子大。

【服法】每服三十丸，食后温酒下。如不饮酒，以浆水下，切不得食白青蒿、荏子、萝卜、蒜等物。

【功用】益阴助阳，补暖下元。

【主治】下元不足。

【按语】这是一首益阴助阳，补暖下元，抗衰防老之方。方中覆盆子甘酸微温，能"强阴健阳"（《开宝本草》），固涩精气，且"强肾无燥热之偏，固精无凝涩之害"（《本草图经》），用作君药；五粒松，应为五鬣松，《西阳杂俎，广动植之三》曰："松凡言两粒、五粒，粒当言鬣"（是指海松之一

丛五叶者），即海松子，其味甘性温质润，亦能益阴助阳，生地、枸杞子、巨胜子（即黑脂麻）、楮实、秦皮以补肾阴，益精血，明耳目，乌须发，共为臣药。"大抵人年五十以后，其气消者多，长者少，降者多，升者少……《素问》云，阴精所奉其人寿，阳精所降其人天"（《纲目》），故又配伍一味升麻，以升发清阳之气。诸药配伍，益精血，助阳气，以充下元。下元充，五脏六腑皆健，而能乌白发，明耳目，防老抗衰。故本方适用于中老年人，阴亏阳弱，下元不足头晕目昏，健忘耳鸣，须发早白，腰膝酸冷，尿频，遗精，或大便干结等。

二十一　画

440　麝茸续断散 （《鸡峰普济方》卷七）

【组成】肉苁蓉　钟乳粉　鹿茸各三两　远志　续断　天雄　石龙芮　蛇床子各一两　菟丝子一两半

【制剂】上为细末。

【服法】每服二钱，食前温酒调下。

【功用】补肾壮阳。

【主治】肾气虚衰，阳道不振。

【按语】这是一首治疗火衰阳痿证的方剂。方中以鹿茸、续断、蛇床子、肉苁蓉、菟丝子、钟乳粉、天雄壮肾阳、益精血、起阳痿为主；辅以远志安神定志，石龙芮性寒，制约诸药温热之性。

从方名看，本方组成药物中还应有一味麝香，可借其辛温芳香走窜之性，畅气血，兴阳气，引药透达。原书未载，恐系遗漏。

441　麝香鹿茸丸 （《太平惠民和剂局方》卷五）

【组成】鹿茸（火燎去毛，酒浸，炙）七十两　熟干地黄（净洗，酒浸，蒸，焙）十斤　附子（炮，去皮脐）一百四十个　牛膝（去苗，酒浸一宿，焙）一斤四两　杜仲（去粗皮，炒去丝）三斤半　五味子二斤　山药四斤　肉苁蓉（酒浸一宿）三斤

【制剂】上为末，炼蜜为丸，如梧桐子大，每一斤丸子，用麝香末一钱为衣。

【服法】每服二十粒，温酒下，盐汤亦得，食前服。

【功用】益真气，补虚惫。

【主治】下焦伤竭，脐腹绞痛，两胁胀满，饮食减少，肢节烦疼，手足麻痹，腰腿沉重，行步艰难，目视眈眈，夜梦鬼交，遗泄失精，神情不爽，阳事不举，小便滑数，气虚肠鸣，大便自利，虚烦盗汗，津液内燥，并宜服之。

【按语】本方主治证颇多，然其因不外真阳虚衰，精血亏耗，温煦濡润失职，封藏固摄无权所致，治当以温补真阳，益精固摄为法。方中用鹿茸、肉苁蓉、杜仲、附子、牛膝、熟地等温壮肾阳，补益精血，强健筋骨；五味子、山药益肾固摄；又以麝香为衣，取其芳香气烈，通关透窍，引药透达。诸药配伍，温补、固涩并举，温而不燥，服之可使真阳充，精血足，下元固，而诸症皆除。

二十二　画

442　蘹香丸 (《太平圣惠方》卷七)

【组成】蘹香子　桃仁（汤浸，去皮尖、双仁，别研如膏）　桂心　蓬莪术　槟榔各三分　木香一分　罗卜子（微炒）　青橘皮（汤浸，去白瓤，焙）各半两　厚朴（去粗皮，涂生姜汁，炙令香熟）一两半

【制剂】上件药，捣罗为末，以醋煮面和丸，如梧桐子大。

【服法】每服三十丸，不计时候，以熟酒下。

【功用】温肾助阳散寒，行气降逆止痛。

【主治】肾脏虚冷，气攻两胁胀满，腹内疼痛，四肢不和。

【按语】方中茴香，桂心温肾助阳，散寒止痛；木香、青皮、槟榔、桃仁、莪术行气活血以止疼痛，罗卜子（即莱菔子）、厚朴下气降逆以消胀满。诸药相伍，温肾助阳散寒，行气降逆止痛，使肾阳充，阴寒散，逆气平，瘀滞消，而胀满、疼痛诸症自除。

本方用于下元虚寒，阴寒内凝所致腹痛，以及虚寒疝痛、虫积等。

443　蘹香子丸 (方1《太平圣惠方》卷七)

【组成】蘹香子　木香　桃仁（汤浸，去皮尖，双仁，麸炒微黄）附子（炮裂，去皮脐）　桂心　安息香各一两　胡芦巴　青橘皮（汤浸，去白瓤，微炒）各半两

【制剂】上件药，捣细罗为末，以酒煮面糊和丸，如梧桐

子大。

【服法】每服二十丸，不计时候，热生姜酒下。

【功用】温补肾阳，散寒行气。

【主治】膀胱虚冷，气攻腹胁，胀满疼痛。

【按语】本方功用、主治与上方相似，但本方有附子、安息香、胡芦巴等药，补肾温阳散寒能力强，而上方行气降逆消胀之功胜，临床可根据具体病症分别选用。

444　蘹香子丸 (方2《太平圣惠方》卷九十八)

【组成】蘹香子　桂心　巴戟　附子（炮裂，去皮脐）补骨脂（微炒）　干姜（炮裂，锉）各一两

【制剂】上件药，捣罗为末，用羊肾二对，切去筋膜，以酒二升，煮令酒尽，烂研，和诸药末，更捣三二百杵，丸如梧桐子大。

【服法】每日空心，生姜酒下三十丸，晚食前服。

【功用】温补肾阳，强壮腰膝，散寒止痛。

【主治】下元虚寒，腰膝疼痛，肌肉消瘦，渐加无力。

【按语】方中茴香、桂心、附子、干姜温肾助阳，散寒止痛；巴戟天、补骨脂、羊肾补肾壮阳，强健腰膝。诸药相合，则温补肾阳，强壮腰膝，散寒止痛。用于肾阳虚弱，腰府失养所致腰膝疼痛证。

附篇一　古代补肾壮阳名方 444 首统计分析

统计方法与步骤：首先对 444 首补肾壮阳方剂的组成药物，按《中药学》〔（供中医、中药、针灸专业用）高等医药院校教材 84 年版〕、《中药大辞典》等为主进行功用分类；继则采用计数资料统计分析方法对补肾壮阳方组方药物类别和单味药作使用频率统计，并将组方药物频率最高者，分别与使用频率处于第二、第三位……的药物由高至低地按序两两作为处理条件，把每一具体方剂作为观察对象，进行配对计数资料的卡方检验，若 P >0. 05 者，则可能是补肾壮阳方构成中的基本要素，由此形成了基本构成；把 P <0. 05，使用频率 >40% 者，定为主要配伍形式；单味药使用频率 >20% 者作为常用优选药物。

表 1　　　　　　补肾壮阳方主要组成药物使用频率

药物类别	方剂数	使用频率（%）
补阳药	378	85. 14
温里药	365	82. 21
养阴药	206	46. 40
补气药	198	44. 59
活血药	197	44. 37
收涩药	195	43. 92
理气药	188	42. 34
利湿药	185	41. 67
安神药	179	40. 32

表 2　　　　补肾壮阳方中补阳药与温里药使用次数比较

补阳药	温里药		合　计
	用	不用	
用	310	70	380
不用	55	9	64
合计	365	79	444

P >0. 05

表3　　　　　　补肾壮阳方常用药物使用频率

药物类别	药物名称	使用次数	使用频率（%）
补阳药	肉苁蓉	179	47.23
	巴戟天	145	38.26
	菟丝子	142	37.47
	鹿茸	121	31.92
	补骨脂	115	30.34
	杜仲	77	20.31
温里药	附子	256	70.32
	肉桂	186	51.10
	茴香	109	29.86
养阴药	熟（干）地黄	108	52.43
	石斛	99	48.06
	山萸肉	86	41.75
补气药	人参	88	44.44
	黄芪	78	39.39
	山药	77	38.89
	白术	55	27.78
	甘草	40	20.21
活血药	牛膝	142	72.08
收涩药	五味子	120	61.53
理气药	木香	79	42.02
	沉香	75	39.89
利湿药	茯苓	139	75.13
	泽泻	50	27.03
	萆薢	40	21.62
安神药	龙骨	65	36.31
	远志	59	32.95
	磁石	49	27.37

附篇二　古代补肾壮阳方组方结构的理论探讨

统计结果表明，古代补肾壮阳方的基本组方结构是：补阳药与温里药为基本构成要素；养阴、补气、活血、收涩、理气、利湿及安神药是主要配伍形式。这一组方结构，契合中医药理论体系，并具有一定的科学性和合理性。

一、补温结合——基本构成体现虚寒的治疗大法

"阳虚则寒"，由于肾阳命火为人体一身阳气之根本，"五脏之阳气，非此不能发"（《景岳全书》）。故肾阳不足，命门火衰，不仅肾本身的生理功能（主生殖、水液代谢）衰退，同时由于阳不制阴，阴寒内生，呈现明显的全身寒象。"虚"与"寒"即成为肾阳不足证的两个最基本的，且互为因果的病理变化。现代对"肾"本质的研究表明：肾阳虚证患者不仅具有下丘脑－垂体及三个靶腺轴不同环节、不同程度的功能紊乱，而且都有明显的物质能量代谢的降低。温补肾阳方以补肾阳药与温里药作为基本构成要素，即是针对肾阳虚证的主要病理环节，充分体现了"虚则补之"、"寒者热之"、"阳虚者，宜补而兼暖"等治疗大法。

肾藏精，精可化气，肾中之精气是肾阴肾阳之物质基础，肾阳虚衰实质上是肾中精气不足的表现形式，因此补肾阳不应离开肾之精气，如张景岳所说："其有气因精而虚者，自当补精以化气。"常用药肉苁蓉、巴戟天、菟丝子、鹿茸、补骨脂等大都具有不同程度的补益精血作用，为"阳中之阴药"。如肉苁蓉甘温质润，乃"滋肾补精血之要药也"（《本草经疏》）；巴戟天性润不燥，能"强阴益精"（《本草求真》）；而鹿茸"生精补髓，养血益阳"（《本草纲目》）。它们正是通过补益肾中精血，以温养肾之阳气。

附子、肉桂等常用温里药，也有一定的补火益肾作用。如陈嘉谟云"非附子，不能补下焦阳虚"；王好古称肉桂"补命

门不足，益火消阴"。现代药理实验也表明：肉苁蓉、巴戟天等补肾阳药与温里之附子、肉桂在调整肾阳虚证患者神经内分泌、免疫等功能紊乱方面，具有许多相似的药理效应。然而附、桂毕竟味辛大热，为"阳中之阳"（《汤液本草》），主要是凭借其辛热之性温助阳气，祛散阴寒，具有退阴回阳之功。有人分别研究了附子、肉桂、肉苁蓉、仙灵脾四味药对皮质激素耗竭的"阳虚"证型动物肝脾 DNA 合成率的作用，结果补肾阳药肉苁蓉、仙灵脾可使合成率增高，而附子、肉桂则无明显作用；还有人观察了仙灵脾、肉苁蓉、附子、肉桂四味药的有效成分对阳虚动物体液和细胞免疫功能的作用，结果也发现，前二味有显著增加作用，而后二味则相对无效。我们对小鼠耐寒试验结果显示：附桂组小鼠耐寒时间远较肉苁蓉、巴戟天组为长。这些都从不同角度表明了补肾阳药与温里药功用之间存在的差异，前者以补为主，而后者重在温里，两者配伍，补温结合，既可益精养阳，又能助阳散寒，则肾精得充，阴寒得散，而肾阳可复。本书所载的 444 首温补肾阳方中，温补合用之方有 310 首，占总数的 69.82%。如天仙丸中，胡芦巴、补骨脂、巴戟天与附子、肉桂同用，巴戟丸（方 9）中肉苁蓉、菟丝子、巴戟等与附子、肉桂同用。实验结果显示：补肾阳之肉苁蓉、巴戟天与温里之附子、肉桂组合对小鼠耐寒抗冷能力与大鼠 LDH 同工酶活性改变具有显著的协同增效作用，为温补肾阳基本构成提供了有力的实验依据。

二、补中有泻——主要配伍围绕肾之生理病理

1. 阴中求阳，配补阴药

肾为"水火之宅"，内寓元阴、元阳，而"阴阳又各互为根，阳根于阴，阴根于阳，无阳则阴无以生，无阴则阳无以化"（《医贯砭·阴阳论》），"阳不能自立，必得阴而后立"（《医原·阴阳互根论》）。肾之阴阳都是以肾中精气为物质基础的，肾之阳气虚衰，精气亏损，必然累及到肾阴，加之肾阳虚又系慢性疾病的证候，往往阴阳俱虚，只是以阳虚较为突

出。这时由于它的内环境高度不稳定，并对各种变化极度敏感，饮食、环境和药物都能使体内阴阳发生变化。补肾阳药和温里药大都是辛温之品，尤其是附子、肉桂辛热燥烈，如单用或过用，极易因温热太过而耗伤体内原已不足之阴精，出现舌红、心烦、脉细数等阴虚火旺之象，转化为阴阳两虚证，这在临床上是屡见不鲜的。故温补肾阳方配伍补阴之品，一方面滋阴益精，使阳得阴助，有所依附而生化无穷，即"阴中求阳"；同时藉阴药之滋润，以制阳药之温燥，防止药性之偏，如此温柔兼顾，刚柔相济，补阳而不伤阴，益阴又可助阳，阴阳既济，恢复正常的动态平衡。

　　临床研究表明：肾阳虚患者的垂体与肾上腺皮质功能都是低下的，处于一种低水平的平衡。这种病人如用激素，虽也有效，但由于抑制了垂体功能，造成肾上腺皮质功能更为降低，破坏了垂体与肾上腺的平衡，从而出现面色泛红、头痛失眠等阳亢火旺现象，若单用或偏用温阳药（大多具有激素样作用）治疗，也会出现阴虚火旺症状。而采用温补肾阳法（即扶阳以配阴）则非但不会出现阴阳转化现象，疾病症状也可得到缓解，ACTH 兴奋试验由原来不正常转为正常，说明温补肾阳法的作用在于提高患者自身固有的调节能力。这就为阴阳配伍理论提供了一定的科学依据。常用药物熟干地黄，味甘滋润，乃"补肾家之要药，益阴血之上品"（《本草经疏》）。其中熟地，其性微温，"为阴中之阳，故能补肾中元气"（《本经逢原》），"以之加入温补肾经药中颇为得宜"（《神农本草经百种录》）；石斛"为肾药"（《本草思辨录》），有"补肾积精之功"（《重修政和经史证类备急本草》）；山萸肉"滋阴养血"（《药品化义》）。方如右归饮配合熟地、山茱萸，腽肭脐丸（方 4）配伍熟地等。

　　2. 资助先天，配补气药

　　元气根于肾，与肾阳一样，赖肾中精气所化生，起着温煦、激发全身各个脏腑、经络等组织器官生理活动的作用。肾阳虚衰，精气亏损，常常造成元气不足，导致脾、肺等脏腑功能的低下。此外，肺主一身之气，脾为后天之本，气血生化之源，肾之精气还须后天之气（即呼吸之气、水谷之气）的不断培育和充养。因此，温补肾阳方配补气药，一是补已亏虚之元气，恢复脏腑功能，而更主要的是通过补脾肺之气，有助于培育肾之精气，以化生阳气，"所谓补肾气，实际上是促进对后天之气的贮藏、转化和利用"。常用药物如人参、黄芪等都具有较好的补气健脾益肺作用，并可补养元气，益一身之气，方如硇砂丸（方4）配人参、白术；肉苁蓉散配人参、黄芪等。

3. 封藏失司，配收涩药

"肾者主蛰，封藏之本，精之处也"（《素问·六节藏象论》）。肾之阳气虚弱，封藏固摄无权，则精气外泄、亏耗，而阳气更无所依，化生乏源，故温补肾阳方配收涩药，以固涩精气，防止耗泄，"下元虚弱，精神荡溢而遗者，此肾衰不摄，玉关无约，而精乃妄泄，治当君以补肾，佐以涩精也"（《红炉点雪》）；"精盛则阴强，收涩则真气归元"（《本草经疏》）。药物则首选兼具补、涩之功者，如补肾阳之菟丝子、鹿茸、补骨脂等；补肾阴之山萸肉，都具有不同程度的固精作用；而作为收涩的常用药物五味子，"酸咸入肝补肾"（《本草纲目》），"入肾有益精养髓之功"（《本草汇言》）。现代药理也表明：五味子不仅能使大脑皮层的兴奋和抑制过程趋于平衡，提高大脑的调节功能，而且直接具有增强肾上腺皮质功能的作用。如五子衍宗丸配五味子、覆盆子；巴戟丸（方7）配五味子等。

4. 血行不畅，配活血药

人身之气血全赖阳气的温煦、推动而运行不息，通畅无阻。肾阳乃一身阳气之本，肾阳虚弱，温煦失职，推动无力，必致气血运行不畅；阳虚生寒，寒则血泣。此外，肾阳虚损，气化失司，水湿内聚，阻遏气机，亦可郁而致瘀，因而肾阳虚证患者常兼瘀血。有人统计54例慢性肾炎阳气虚证患者，兼有瘀血者占27.5％；观察肾阳虚证患者甲皱微循环的情况，发现其微血管数明显减少，微血管口径明显缩小，甲皱微循环瓣开放数目减少，提示肾阳虚患者微循环存在障碍。故温补肾阳方常配伍活血化瘀药，以通行血脉，消散瘀血，同时有助于阳气之恢复。常用药物如牛膝"走而能补，性善下行，故入肝肾"（《本草经疏》），既能活血通经，又可补肝肾，强筋骨。现代研究也表明：血瘀证与机体免疫功能障碍、体液调节和内分泌功能紊乱密切相关，而后者也正是肾阳虚患者常见的病理变化，不少活血祛瘀药能调整和纠正机休的免疫功能及内分泌功能障碍和紊乱。方如地黄丸（方2）配牛膝、干漆；补肾巴戟丸配牛膝、当归等。

5. 水湿内停，配利湿药

"肾者水脏，主津液"（《素问·逆调论》）。肾阳不足，气化失常，关门不利，则水液停聚而成水湿。水为阴邪，易损伤阳气，阻碍气机，故温补肾阳方配利水渗湿之品，通利水道，使水湿从小便而去，有助于肾阳之恢复，气机之通畅。常用药物如茯苓、泽泻等，不仅具有较好的利湿作用，而且茯苓能够显著增加脾脏和胸腺的重量，促进机体的免疫功能；泽泻有"养五脏、益气力"（《重修政和经史证类备急本草》）之功。方如鸡肠散配茯苓；十补丸（方2）配茯苓、泽泻等。

6. 气机不畅，配理气药

肾阳不足，不仅会造成血瘀、湿阻，而且易发生气滞。肾阳不足，阳气虚弱，脏腑功能低下，气机运行不畅，可导致气机阻滞，而寒凝湿阻，又可加重气滞。因此温补肾阳方适当加入理气之品，以调畅气机，促进脏腑功能的恢复，并有助于利湿、活血、散寒。这样，理气、活血、利湿与温、补之品相配，相辅相成，补中有泻，以泻助补，共奏祛邪扶正之功。常用药物如木香、沉香等。方如天真丹用沉香，天雄丸（方3）用木香、沉香等。

7. 心神不宁，配安神药

心主神明，为"五脏六腑之大主"（《灵枢·邪客》），肾藏精气，乃"真元之根本"（《医学正传》），两者密切相关，生理上"心肾相交"，保持着生理功能的协调，阴阳水火之平衡。肾阳不足，精气亏耗，则破坏了两者的阴阳平衡，导致生理功能的失调而心神不宁。温补肾阳方配伍安神药，在于安定心神，并和其他补肾药物配伍，以协调心肾，恢复两者之间的生理功能及人体阴阳的平衡。常用药物如龙骨、远志等均入心肾二经，既可安心神，又兼有不同程度的补肾作用，有协调心肾之效。龙骨可"益肾镇惊"（《本草纲目》），"能收敛元气，镇安精神"（《医学衷中参西录》）；远志"其功专于强志益精"（《本草纲目》）。方如壮阳丹配远志、莲子；鹿茸丸（方1）配龙骨、磁石等。

附篇三　辨病（证）选方索引

120　125　171　172　180　183　184　229　227　240　250
275　277　278　287　288　315　332　323　325　334　362
367　379　384　403　426

六、尿频、遗尿　006　014　023　033　037　047　052
088　091　095　097　101　115　116　123　124　125　133
135　175　178　180　181　182　188　192　197　219　220
211　212　233　235　238　239　240　244　245　247　249
250　256　258　261　265　277　278　283　284　287　288
289　293　298　309　311　312　313　315　332　322　323
330　346　348　352　360　363　367　369　370　371　372
375　379　356　381　383　398　403

七、癃闭　010　111　267

八、腹痛（心腹痛、腹胁痛）　001　003　044　046　050
057　063　064　067　068　069　073　075　083　094　100
104　134　147　167　187　188　189　190　191　192　193
194　195　203　214　215　222　229　233　248　253　254
262　263　269　276　281　298　299　304　305　306　307
308　318　336　337　338　339　341　345　346　365　375
380　376　353　354　356　385　388　389　390　391　384
392　393　397　398　405　411　412　415　430　431　433
441　442

九、疝气　067　083　159　170　220　267　282　356　389
384　441　442

十、泄泻　001　003　064　110　134　166　209　216　235
269　276　283　314

十一、头痛　122　243　359　402

十二、眩晕　117　350　359　400

十三、耳鸣、耳聋　004　009　011　020　032　060　071
093　096　127　128　134　138　150　151　152　161　199
202　204　229　209　234　246　247　249　251　273　261
320　324　328　340　353　362　380　414　415　416　417
420　424　425　427

十四、健忘、失眠　248　249　327　330　350

十五、喘证　056　202　222　205　260　399

十六、痿、痹　009　020　035　036　038　053　057　059
061　062　065　071　072　092　096　099　107　108　117
132　139　163　197　206　221　218　211　228　232　234
237　242　268　310　316　319　321　326　335　344　351
359　366　371　395　416　421　423

十七、水肿　111　396　404

十八、崩漏、带下　156　183　196　256

十九、虚劳、虚损（肾阳虚）　005　007　019　021　023
025　026　041　048　049　055　056　072　078　081　103
105　106　119　126　130　131　143　145　148　149　152
153　154　155　157　174　186　198　200　201　210　223
212　213　226　230　255　257　262　264　294　295　324
327　331　340　342　347　348　349　351　364　366　369
374　375　377　378　394　397　407　408　409　410　417
418　419　420　426　428　435　436　437　438　440　444

二十、抗衰（美容）　060　066　079　080　103　117
118　119　130　136　148　160　168　169　185　186　193
195　221　216　279　300　301　303　326　327　329　340
349　361　362　386　394　422　435　437　438

二十一、其他　030　070（湿疹）　074（口疮）　198
（疽、痔）　243　244（脚气）　297（虚闭）　325（消渴）
330（感冒）　336　338（癥积）　082　231　272
382（亡阳证）

附篇四　古今药用度量衡比较

古代用药分量，尤其是唐代以前的方剂，和现在相差较大，这是由于古代度量衡制度在各个历史时期有所不同。古秤（汉制）以黍、铢、两、斤计量，而无分名。到了晋代，则以十黍为一铢，六铢为一分，四分为一两，十六两为一斤（即以铢、分、两、斤计量）。及至宋代，遂立两、钱、分、厘、毫之目，即以十毫为一厘，十厘为一分，十分为一钱，十钱为一两，以十进累计，积十六两为一斤。元、明以及清代，沿用宋制，很少变易，故宋、元、明、清之方，凡言分者，是分厘之分，不同于晋代的二钱半为一分之分。清代之秤量称为库平，后来通用市秤

古代容量，有斛、斗、升、合、勺之名，但其大小，历代亦多变易，考证亦有差异。例如李时珍认为"古之一两，今用一钱，古之一升，即今之二两半"（《本草纲目》）。同是明代人之张景岳则认为"古之一两，为今之六钱，古之一升，为今之三合三勺"（《景岳全书》）。至于古云"等分"者，非重量之分，是指各药斤两多少皆相等，大都用于丸、散剂，在汤、酒剂中较少应用。古代有方寸匕、钱匕、一字、刀圭等用量，多用于散剂。所谓方寸匕者，作匕正方一寸，抄散取不落为度；钱匕者，是以汉五铢钱抄药，亦以不落为度；一字者，是以唐代开元通宝钱匕（币上有开元通宝四字）抄取药末，填去一字之量；至于刀圭者，乃十分方寸匕之一。其中一方寸匕药散约合五分，约为现代的2.74ml，盛金石药末约为2克，草木药末约为1克左右。一钱匕药散约合三分，约今五分六厘，合2克强；半钱匕约今二分八钱，合1克强；钱五匕约为一钱匕的四分之一，约今一分四厘，合0.6克。一字药散约合一分。

另外，在一些方书中，或在民间用药时，对某些药性平和

无毒的药物数量，并不应用度量衡的单位，而仅用一些估计性的称谓，例如葱一把，姜三片等，在实际用量上往往出入较大。其中枚，为果实计数的单位，随品种不同，亦各有其标准；束，为草本及蔓茎类植物的标准，以拳尽量握之，切去其两端超出部分称为一束；片，将药物切开之意，如生姜一片，约计一钱为准。兹引《药剂学》（南京药学院药剂学教研室编著，人民卫生出版社，1985 年版）历代药用度量衡换算表，作为参考。

附表　历代药用度量衡换算表

	时　代	古代单位	折合米制
度	汉	新莽尺	1 莽尺 = 228 ~ 232mm
	三国两晋	梁表尺	1 尺 = 236mm
		开皇尺	1 尺 = 296mm
	唐	大尺	1 大尺 = 307 ~ 310mm
		小尺	1 大尺 = 8 小尺
	宋，元，明，清	尺	1 尺 = 319 ~ 320mm
	清	营造尺	1 尺 = 0.32m
量	汉 唐 宋、元、明、清 清	新莽嘉量	1 升 = 201.8ml
			医用小升与新莽大致相同
		大白盏	1 盏 = 200ml
		营造升	1 升 = 1.0355ml
		方寸匕	1 方寸匕 = 2.74ml
		钱匕	1 钱匕 = 1.82ml
		药升	1 药升 = 6.5ml
		鸡子大	1 鸡子大 = 40.56ml
		鸡子黄大	1 鸡子黄大 = 10.6ml
		枣大	1 枣大 = 6.00ml

续表

	时　代	古代单位	折合米制
量	清	枣核大	1 枣核大 = 0.65ml
		梧桐子大	1 梧桐子大 = 0.25ml
		大豆大	1 大豆大 = 0.22ml
		小豆大	1 小豆大 = 0.07ml
		粟大	1 粟大 = 0.025ml
		黍大	1 黍大 = 0.015ml
衡	汉	新莽嘉量	1 两 = 13.19 ~ 16.0g
		小制（用医）	1 两 = 37.61g
	唐	大制	大制 1 两 = 小制 3 两
	宋，元，明、清		1 两重与清库平 1 两相似
	清	库平	1 两 = 37.301g

根据我国国务院的指示，从 1979 年 1 月 1 日起，全国中医处方用药计量单位一律采用以"克"（g）为单位的公制。兹附十六进制与公制计量单位换算率如下：

1 斤（16 两）= 0.5kg = 500g

1 市两 = 31.25g

1 市钱 = 3.125g

1 市分 = 0.3125g

1 市厘 = 0.03125g

（注：换算时尾数可以舍去）

古今医家对于古代方剂用量，虽曾作了很多考证，但至今仍未有统一结论。由于汉、晋时代的衡量较现在为小，所以这一时期方剂的用量数字都较大。在临床使用时，应按现代中药学和参考名家医案所用剂量，并随地区、年龄、体质、气候及病情需要进行决定。

附篇五　本书选方主要参考书目

汉·张仲景《金匮要略》

晋·葛洪《肘后备急方》

唐·孙思邈《备急千金要方》

唐·王焘《外台秘要》

宋·王怀隐等《太平圣惠方》

宋·王衮《博济方》

宋·陈师文等《太平惠民和剂局方》

宋·史堪《宋人医方三种·史载之方》

宋·赵佶《圣济总录》

宋·张锐《鸡峰普济方》

宋·许叔微《续本事方》

宋·刘完素《宣明论》，见《文洲阁四库全书》

宋·陈言《三因极一病证方论》

宋·杨倓《杨氏家藏方》

宋·吴彦夔《传信适用方》

宋·朱瑞章集，徐安图补订《卫生家宝方》

宋·魏岘《魏氏家藏方》

宋·严用和《重订严氏济生方》（浙江省中医研究所，湖州中医院重订）

宋·朱佐《类编朱氏集验医方》

金·李杲《医学发明》

元·许国祯《御药院方》

元·萨谦斋《重订瑞竹堂经验方》（浙江省中医研究所、湖州中医院重订）

元·李仲南《永类钤方》

元·危亦林《世医得效方》

元·罗天益《卫生宝鉴》

元·朱震亨《丹溪心法》

明·朱棣等《普济方》

明·董宿原辑、方贤编定《奇效良方》

明·张时彻《摄生众妙方》

明·李时珍《本草纲目》

明·孙一奎《赤水玄珠全集》

明·王肯堂《证治准绳》

明·张介宾《景岳全书》

明·武之望《济阴纲目》

清·汪昂《医方集解》

清·张璐《张氏医通》

清·沈金鳌《杂病源流犀浊》

清·汪汝麟《证因方论集要》

清·景日昣《嵩崖尊生全书》

附篇六　主要参考文献

（1）全国中西医结合虚证与老年病研究专业委员会. 中医虚证辨证参考标准. 中西医结合杂志，1986，6（10）：598.

（2）上海中医学院生化教研室. 阴虚火旺与肾上腺皮质髓质激素关系的初步探讨. 上海中医药杂志，1979，(5)：8.

（3）张家庆. 助阳药对"阳虚"动物核糖核酸合成率的作用. 中医杂志，1982，23（9）：701.

（4）沈自尹. 从垂体 - 肾上腺轴讨论阴阳常阈调节论. 上海中医药杂志，1979，(5)：3.

（5）上海第一医学院脏象专题研究组，对祖国医学肾本质的探讨. 中华内科杂志，1976，2（1）：30.

（6）王鸿. 肾虚患者甲皱微循环改变的观察与探讨. 中医杂志，1980，21（9）：671.

（7）沈自尹. 中医理论现代研究. 南京：江苏科技出版社，1988.

（8）周金黄. 中药药理学. 上海：上海科技出版社，1986.

（9）陈可冀. 抗衰老中药学. 北京：中医古籍出版社，1989.

（10）刘昭纯. 论肾气. 山东中医学院研究生论文集（内部资料），1984.

（11）倪诚. 慢性原发性肾小球肾炎肾气虚肾阳虚证临床研究. 研究生论文（内部资料）.